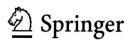

颅脑及脊柱
术后感染诊疗手册

Atlas of Infections
in Neurosurgery and Spinal Surgery

原 著：[摩洛哥] 阿里·阿卡达尔（Ali Akhaddar）

主 译：刘佰运 孙志刚 李立宏 江荣才

副主译：张 斌 李 敏 田 野

江苏凤凰科学技术出版社
南京

图书在版编目（CIP）数据

颅脑及脊柱术后感染诊疗手册 / (摩洛哥) 阿里·阿
卡达尔著；刘佰运等主译. —— 南京：江苏凤凰科学技
术出版社, 2019.12
　　ISBN 978-7-5537-9953-7

　　Ⅰ. ①颅… Ⅱ. ①阿… ②刘… Ⅲ. ①颅脑损伤 – 外
科手术 – 感染 – 诊疗 – 手册②脊柱损伤 – 外科手术 – 感染
– 诊疗 – 手册　Ⅳ. ①R651.1-53②R681.5-53

　　中国版本图书馆CIP数据核字（2018）第292105号

江苏省版权局著作权合同登记号：10-2018-241

颅脑及脊柱术后感染诊疗手册

原　　　著	［摩洛哥］阿里·阿卡达尔（Ali Akhaddar）
主　　译	刘佰运　孙志刚　李立宏　江荣才
责 任 编 辑	钱新艳
助 理 编 辑	赵晶晶
责 任 校 对	杜秋宁
责 任 监 制	刘文洋

出 版 发 行	江苏凤凰科学技术出版社
出版社地址	南京市湖南路 1 号 A 楼，邮编：210009
出版社网址	http://www.pspress.cn
制　　版	南京新华丰制版有限公司
印　　刷	江苏凤凰新华印务集团有限公司

开　　本	889mm×1194mm　1/16
印　　张	23
插　　页	4
字　　数	550 000
版　　次	2019年12月第1版
印　　次	2019年12月第1次印刷

标 准 书 号	ISBN 978-7-5537-9953-7
定　　价	258.00元（精）

图书如有印装质量问题，可随时向我社出版科调换。

译者名单

主　译　刘佰运（首都医科大学附属北京天坛医院）

　　　　孙志刚（包头市第八医院）

　　　　李立宏（空军军医大学唐都医院）

　　　　江荣才（天津医科大学总医院）

副主译　张　斌（首都医科大学附属北京天坛医院）

　　　　李　敏（空军军医大学唐都医院）

　　　　田　野（天津医科大学总医院）

译　者　（以姓氏笔画为序）

　　　　王　元（空军军医大学唐都医院）

　　　　王建村（湖南师范大学附属张家界市人民医院）

　　　　牛　非（首都医科大学附属北京天坛医院）

　　　　田润发（首都医科大学附属北京天坛医院）

　　　　白　苗（空军军医大学唐都医院）

　　　　朱雪丽（首都医科大学附属北京天坛医院）

　　　　刘伟明（首都医科大学附属北京天坛医院）

　　　　安　硕（天津医科大学总医院）

　　　　孙　健（天津医科大学总医院）

　　　　芇　翔（安徽医科大学第一附属医院）

　　　　李玉骞（空军军医大学唐都医院）

杨　凯（晋中市第一人民医院）

杨建凯（河北医科大学第二医院）

张卫民（湖南省脑科医院）

林晓宁（厦门大学附属中山医院）

郝淑煜（首都医科大学附属北京天坛医院）

胡　炜（九江市第一人民医院）

贾　颖（天津医科大学总医院）

徐晓健（首都医科大学附属北京天坛医院）

郭林月（天津医科大学总医院）

戚举星（盐城市第一人民医院）

龚之涛（天津医科大学总医院）

常　涛（空军军医大学唐都医院）

葛顺楠（空军军医大学唐都医院）

董金千（首都医科大学附属北京天坛医院）

鲁华山（空军军医大学唐都医院）

满明昊（空军军医大学唐都医院）

魏盈胜（天津医科大学总医院）

译者序

　　中枢神经系统感染是全身各感染部位中较为严重的部位之一，其致死率及致残率均较高，严重影响了患者的工作、学习及生活质量，给家庭及社会造成了严重的负担。随着显微神经外科的发展及手术技术的改进，颅脑及脊柱手术的成功率有了显著提高。然而，中枢神经系统感染仍是颅脑及脊柱外科手术术后最常见的并发症之一。虽然无菌技术、抗菌药物及现代感染诊疗技术得到不断改进，但随着耐药菌及新的病原体不断出现以及颅脑脊柱手术量的不断增加，中枢神经系统感染患者的数量逐年增加，严重影响了对原发病的治疗效果及术后患者神经功能的恢复，并引发一系列感染并发症，如癫痫、脑积水及神经功能缺损，严重者甚至危及生命。神经外科及脊柱外科医师致力于神经外科疾病的诊疗及手术水平的提高，却对中枢神经系统感染的相关知识整体欠缺，水平参差不齐。至今为止，尚无一本关于神经及脊柱外科术后中枢神经系统感染的专业书籍。

　　本书由 Ali Akhaddar 教授主编，由我牵头担任主译，多家神经外科中心联合翻译，编者及译者均为经验丰富的神经外科专家及高年资医师。

　　该书涵盖了神经外科和脊柱外科术后常见的中枢神经系统感染性疾病，包含1140张精美图片，图文并茂，内容丰富，结构合理，可以作为神经外科、脊柱外科低年资青年医师以及研究生的参考书籍。我相信此书会及时补充神经外科医师对于中枢神经系统感染诊疗的相关知识，为提高中枢神经系统感染的诊疗成功率贡献一份力量。

主任医师　教授

首都医科大学附属北京天坛医院神经外科　颅脑创伤病区　主任

2019年08月

原序一

    本书由Ali Akhaddar教授撰写，是一本关于神经外科及脊柱手术感染的综合治疗手册。在其他著作中很难看到关于神经系统感染如此全面细致的描述，本书可以作为神经外科及脊柱外科医师的教科书。本书针对涉及较广，可被应用于神经外科和脊柱外科所有相关专业以及传染科。随着时间的推移，这一领域将受到更多关注，因为精准医疗的发展将推动中枢神经系统感染诊疗成功率的提高，届时感染的治疗会基于每位患者的遗传学特点，从而实现个体化治疗。

    Akhaddar医师的贡献值得称赞，因为感染经常被神经外科医师和脊柱外科医师忽视，而留给其他专业的同事处理。这会导致神经外科的专业性下降，不利于中枢神经系统其他相关疾病的诊断和治疗。我建议所有的神经外科及脊柱外科医师都能认真学习此书的内容。神经外科住院医师学习神经外科感染相关知识也是非常有用的，因为神经系统感染无论在发展中国家还是发达国家都影响重大。神经外科招聘感染专业医师也很有必要，以便于将其他系统感染治疗的经验应用于中枢神经系统。

    这是一项非常出色的工作。

James I. Ausman，医学博士，哲学博士
美国加州大学洛杉矶分校（UCLA）神经外科 教授
前神经外科主席，亨利福特医院和伊利诺伊大学芝加哥分校
国际神经外科杂志 主编

原序二

　　此书由Akhaddar教授编写，对提高神经外科医师的感染性疾病的诊疗水平做出了重要贡献。它涵盖了一个在文献中不经常提及的领域。这种图谱加说明形式的教科书对年轻医师的教育至关重要，特别是在感染性疾病的高发地区。

　　Ali Akhaddar在此领域经验丰富，因此他能为读者突出重点。本书结构合理：每章都包含流行病学和病因学，临床表现，影像学特征，实验室检查，治疗方案和预后等小节。所有30个章节都有详尽的阐述。它不仅包含了最常见的感染，还包含了在西方国家中仅限于学术研究的罕见感染。然而，在世界的某些地区，这些感染并不罕见，并且治疗非常具有挑战性。我要祝贺并感谢Akhaddar教授为编写本书所做的努力，并推荐年轻神经外科医师以及经验不足的传染病专业医师学习此书。

Madjid Samii，医学博士

神经外科教授

德国汉诺威国际神经科学研究所主席

世界神经外科学会联合会名誉主席（WFNS）

前言

如果你想读的书还没有人写，那么你必须写出来。

——托尼·莫里森（诺贝尔文学奖得主，1993）

中枢神经系统（CNS）感染的诊疗具有挑战性。如果得不到早期诊断和充分及时治疗，这些严重的感染性疾病可导致永久性的神经功能缺失、癫痫发作、脊柱畸形，重者可导致全身性败血症和死亡。现代神经外科和脊柱外科已经得到了足够的关注，但是颅脑及脊柱感染并没有引起相应关注。认识并熟知神经系统常见及多发的各类传染病意义重大，此书从外科手术的角度阐述了中枢神经系统（包括颅脑和脊髓）感染。颅脑和脊髓感染最经典的分类是根据解剖位置分类。认识这些疾病需要对所涉及的病原体，患者的易感因素和合并症，感染源和传播机制有良好的了解。虽然神经外科感染最常见的病原体是非特异性细菌，但不应忽视其他类型的微生物感染。本书还针对术后颅脑和脊柱感染主题进行讨论。

Ubi pus, ibi evacua（"如果有脓液，就让它流出来。"）

如今，这句众所周知的拉丁语格言并不适用于所有神经外科和脊柱外科手术相关感染，原因如下：① CNS及其覆盖物的特殊解剖结构；② 抗菌药物的出现；③ CNS感染的形式及临床症状复杂多变。目前感染治疗方式从单独的抗生素治疗到外科引流与更具侵入性的外科手术相结合。

CNS感染在许多方面不同于其他器官系统。颅骨、脊柱可以保护大脑和脊髓免于感染，且周围被覆脑膜结构，这些脑膜为天然机械屏障——通过血-脑屏障的物理及化学过滤能力加强防御。脑脊液（CSF）的成分使其成为一种良好的培养基，然而，由于缺乏淋巴系统，CNS和蛛网膜下隙被认为是免疫隔离的。

虽然许多影响CNS和脊柱的感染可导致严重的后遗症甚至死亡，但预后在过去30年中得到了显著改善，这在很大程度上得益于不断改进的辅助诊断技术、现代抗菌治疗、外科手术以及重症监护设施。这些改变，尤其是过去几十年内感染性质的变化，使得神经外科和脊柱感染的治疗更具挑战性。事实上，移民增多、难民流动、国际旅行和免疫缺陷人群的增加也使得罕见感染性疾病的发生率升高，特别是在发达国家。此外，全球颅脑和脊柱手术量的增多也增加了术后感染的相对发生率，虽然其他感染途径有所减少。众所周知，严重的术后感染对神经外科及脊柱外科医师来说是一场噩梦。早期识别病原体并积极干预（有或没有进一步手术）是影响患者预后的最主要因素，适用于所有患者。

像过去一样对于许多科学家来说，新型感染仍会继续被发现。因此，有必要更新有关颅脑和脊柱感染的诊断及治疗的最新进展，特别是对于不熟悉此类疾病临床表现及影像学特点的临床医师、外科医师、神经放射学家和实验室人员。此外，当今感染性疾病的诊断和治疗主要通过检查"视觉征象"来完成。大多数神经外科和脊柱外科参考书都忽略了感染部分或只是简单地提及，但感染一直伴随颅脑和脊柱手术，外科医师必须意识到这个问题。各培训阶段的医师必须始终接触颅脑及脊柱感染，从中学习，增加诊疗经验。我们必须熟悉将来在实践中可能会碰到的各种类型的感染。

心灵不知道，则眼睛看不到——约翰·沃尔夫冈·冯·歌德

随着多学科和跨学科合作诊疗概念的引入，从外科手术的角度编写一本关于CNS和脊柱感染简明的书籍迫在眉睫。本书结合注释以及积累多年（1997—2017）的有关生物、临床、影像以及手术的相关插图，为读者呈现了全面的独一无二的颅脑感染图集。"一张图片胜过千言万语"（苔丝·弗兰德斯）。此书中的图集丰富了神经系统感染的视觉信息。每个病变都以简单易懂的方式呈现。用一种独特的方式将神经影像学和实验室检查结果与临床特征、治疗和手术方式联系在一起，形成一种简易流畅的治疗流程。神经外科医师、脊柱外科医师（包括骨科医师）、神经病学家、风湿病学家、神经放射学家、传染病专家、康复医师、微生物学家、药理学家、组织病理学家以及全球其他临床和研究人员将会发现此书是一本包含1140张图片的视觉百科全书，图片信息涵盖中枢神经系统、颅脑和脊柱感染。

本书的30章涵盖了神经外科和脊柱外科手术过程中常见的感染性疾病。本书分为5个部分：总论、脑及其附属组织感染、脊柱及其附属组织感染、颅脑和脊柱手术相关感染，以及特异性病原体感染及其他特殊感染。

此书主要目标是用最简短的语言传达比传统论著更多的信息。除了记录相关工作外，该书还具有教学价值。此书编写格式易于读者阅读，每个章节都包含此类感染的定义、流行病学和病因、临床表现、影像学特征、实验室检查、治疗及预后等内容。它将帮助读者选择最便捷的方式来查阅此书的内容。希望此书能够及时补充神经外科、脊柱外科感染的相关内容。

马拉喀什，摩洛哥Ali Akhaddar

医学博士，IFAANS

2016年12月

致谢

作者要感谢以下人员的不断支持和鼓励：

● Brigadier General Abdelkrim Mahmoudi 教授，医学博士。摩洛哥皇家武装部队卫生检查员

● Driss Aboutajdine教授，博士。摩洛哥国家科学技术研究中心（CNRST）前主任。愿上帝保佑他的灵魂

● Mohamed Adnaoui教授，医学博士。摩洛哥拉巴特穆罕默德五世大学医学与药学院院长

● Colonel Major Khalid Sair教授，医学博士。摩洛哥马拉喀什阿维森军事医院首席医疗官员

● Mohamed Boucetta教授，医学博士。摩洛哥拉巴特穆罕默德五世军事教学医院神经外科主任及导师

● Khadija Akhaddar女士，加拿大魁北克加蒂诺CPE Aux Petits Lurons行政副主任

● Redouane Abouqal教授，医学博士。摩洛哥拉巴特穆罕默德五世大学医学与药学院生物统计学，临床和流行病学研究（LBRCE）实验室主任

● Mohamed ou Ayad Kerouach教授，农业和林业工程师，拉巴特书商，以及主要国际科学书籍的摩洛哥供应商/经销商

作者还要感谢以下同事为本书提供的一些插图和图片：

● Mohamed Boucetta教授，医学博士。摩洛哥拉巴特穆罕默德五世军事教学医院神经外科前主席

● Mostafa Elouennass教授，医学博士。摩洛哥拉巴特穆罕默德五世军事教学医院微生物学系

● Mohamed Mahi教授，医学博士，以及Hassan En-nouali教授，医学博士。摩洛哥拉巴特穆罕默德五世军事教学医院放射科

● Mohamed Zalagh教授，医学博士。摩洛哥拉巴特穆罕默德五世军事教学医院耳鼻咽喉科

● Prasad Krishnan教授，医学博士。印度西孟加拉邦加尔各答国家神经科学中心神经外科

● Mohamed Lakouichmi教授，医学博士。摩洛哥马拉喀什阿维森军事医院颌面外科

● Redouane Moutaj，教授，药学博士。摩洛哥马拉喀什阿维森军事医院寄生虫学和真菌学系

● Abderrahim El Ktaibi医师，医学博士和教授，以及Issam Rharrassi教授，医学博士。摩洛哥马拉喀什阿维森军事医院组织病理学系

● Redouane Rokhssi教授，医学博士。Nabil Hammoune教授，医学博士。摩洛哥马拉喀什阿维森军事医院放射科

● Hassan Baallal医师，医学博士。摩洛哥马拉喀什阿维森军事医院神经外科

● Abad Cherif El Asri医师，医学博士。摩洛哥Guelmim第五军事医院神经外科

也非常感谢以下人员在编写文字及插图时提供的帮助：

● Saïd Mahfoud先生，摩洛哥马拉喀什英语教师

● Abrrahman Boukhira教授，药学博士。摩洛哥马拉喀什阿维森军事医院生物化学系

● Springer-Nature US团队负责协调该项目的各阶段，特别是Richard A. Hruska（美国纽约执行编辑）和Lee Klein（美国费城发展编辑）及其同事

最后，作者衷心感谢James Ausman教授及Madjid Samii教授同意为此书撰写序言。

目录

第三部分　脊柱及其附属组织感染

第四部分 颅脑及脊柱手术相关感染

第五部分 特异性病原体感染及其他特殊感染

第一部分
总论

第1章　感染的分类和起源

中枢神经系统感染性疾病分为弥漫性和局限性感染两种形式。弥漫性感染主要包括脑膜炎、脑膜脑炎、脑炎、脊髓炎、神经根脊髓炎和脑脊髓炎。局灶性感染主要包括肉芽肿、化脓性积液和囊肿。弥漫性感染主要发生于神经科诊疗操作，而局灶性感染则主要继发于神经外科手术。

颅脑和脊髓感染主要依据解剖位置进行分类（表1.1和表1.2）。颅脑感染包括头皮脓肿、颅骨骨髓炎、颅内感染（图1.1）和眶内脓肿。脊柱感染包括椎旁软组织感染（图1.2）、椎体和椎间盘感染（图1.3）以及椎管内感染（图1.4和图1.5）。大多数椎管内感染存在于硬膜外，少数发生于髓内，也可以发生于髓外硬脊膜下（称为硬脊膜下感染）。

中枢神经系统及脊柱感染可发生在健康的个体，但一些合并症及特殊的潜在致病因素可能参与颅脑或脊髓感染的发生，这些可对免疫系统造成损害的因素主要包括以下几种类型：

- 高龄
- 静脉吸毒
- 免疫系统功能缺陷
- 艾滋病毒感染
- 使用免疫抑制药物或长期应用糖皮质激素
- 糖尿病
- 器官移植
- 营养不良
- 癌症

此外，其他可疑致病因素还包括肥胖、吸烟、术前准备时间过长、金黄色葡萄球菌定植、放疗、血液透析和新生儿。

关于感染源，病原体可能通过不同的途径及扩散机制到达中枢神经系统、颅骨或脊柱，主要包括以下途径：

- 感染向邻近部位的延伸
- 创伤后或术后直接种植
- 远处感染的血源性传播

术后颅脑和脊柱感染是严重的手术并发症，它们可以导致不良的预后，并增加医疗费用。传统上，神经外科操作分为五个类别：清洁伤口、含异物清洁伤口、含污染物清洁伤口、污染伤口及严重污染伤口。神经外科术后感染危险因素主要包括ASA（美国麻醉医师协会）评分高于2分、术后监测颅内压、脑室外引流、脑脊液漏、手术时间较长、植入异物、重复或额外的手术过程、分流感染和急诊手术处理。颅脑及脊柱手术术中外源性材料在术区的不恰当残留（如止血海绵）会导致周围组织产生异物反应，可能是亚急性或慢性化脓的起因。颅脑和脊柱术后感染将在本书第四部分详细讲述，包括颅脑和脊柱植入装置术后感染。

医源性感染多发生于神经外科和脊柱手术操作过程中，即使与手术或手术技术没有直接关系。可能的感染源为：中枢神经系统；心血管系统、呼吸系统、消化系统以及泌尿生殖系统；皮肤和软组织；骨、关节及鼻窦炎；菌血症。然而，伤口感

表1.1 颅内感染位置分类

部位	解剖位置	感染类型
头皮	头皮各层	皮下脓肿
		蜂窝织炎
		帽状腱膜下脓肿
		引流窦道
颅骨	骨质	骨髓炎
	硬膜外	硬膜外脓肿
脑膜组织	硬膜下间隙	硬膜下脓肿
	静脉窦	静脉窦血栓性静脉炎
蛛网膜组织	蛛网膜	蛛网膜炎
		硬脑膜炎
	蛛网膜下隙	脑膜炎
软脑膜/脑实质	软脑膜	脑静脉血栓
	脑实质	脑脓肿
		脑炎
	脑室	脑室炎
		化脓性脑室炎
眼眶	眼眶	眶周感染

表1.2 椎管感染位置分类

部位	解剖位置	感染类型
椎旁	皮肤/皮下	皮下脓肿
		蜂窝织炎
		窦道
	椎旁肌肉组织	椎旁化脓性肌炎
脊柱	骨质	椎骨骨髓炎
	椎体间隙	椎间盘炎
	静脉窦	椎骨椎间盘炎
椎管	硬脊膜外	硬脊膜外脓肿
	硬脊膜下	硬脊膜下脓肿
	蛛网膜	蛛网膜炎
		软脑膜炎
	蛛网膜下隙	脊膜炎
	脊髓炎	脊髓脓肿
		脊髓炎

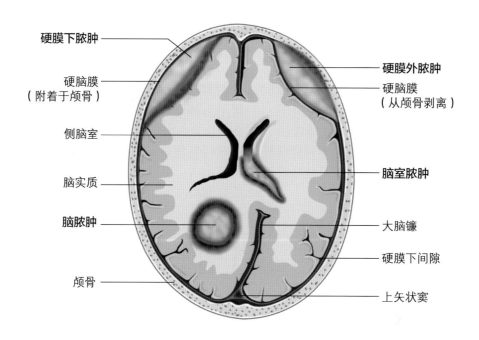

图1.1 不同类型的颅内脓肿

图1.2 椎旁感染脓肿位置分类

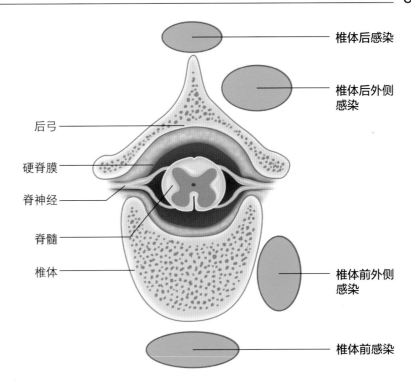

椎体后感染

椎体后外侧感染

后弓

硬脊膜

脊神经

脊髓

椎体

椎体前外侧感染

椎体前感染

图1.3 椎体感染分类

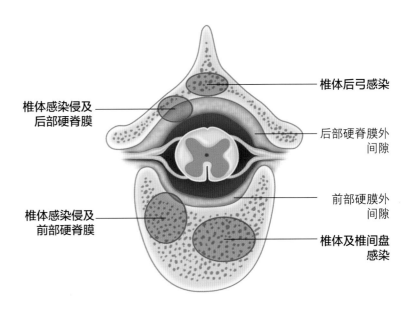

椎体后弓感染

椎体感染侵及后部硬脊膜

后部硬脊膜外间隙

前部硬膜外间隙

椎体感染侵及前部硬脊膜

椎体及椎间盘感染

染、尿路感染、肺炎和血管内导管相关感染是最常见的感染类型，不能当成小并发症而忽视或漏诊。发热通常与感染有关，但大多数患者会在神经创伤或术后的72 h内出现发热并自发地消退。表1.3列出了术后评估发烧的经典"五W"记忆法。

采用更为标准化的感染预防方案可以降低术后感染并发症，但本书对此内容不加详细叙述。

尽管神经外科感染最常见的感染源是非特异性细菌，但其他微生物感染也不容忽视。鉴于此，第五部分将详细讲述特定细菌、真菌及寄生虫等病原体感染的诊断和治疗方法，这些病原体近年来越来越受到重视。

对于弥漫性中枢神经系统感染，神经外科医师的作用是提供活检组织及脑脊液用于诊断，以及利用外科手段治疗颅内压增高。对于颅脑和脊柱局限性感染，神经外科医师发挥如下作用：

图1.4 椎管内脓肿（横断面）

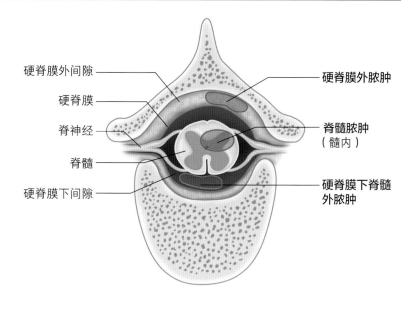

硬脊膜外间隙
硬脊膜
脊神经
脊髓
硬脊膜下间隙

硬脊膜外脓肿
脊髓脓肿（髓内）
硬脊膜下脊髓外脓肿

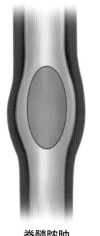
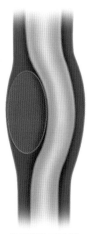
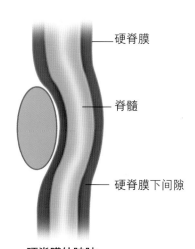

脊髓脓肿（髓内）　　硬脊膜下脓肿（硬膜下髓外）　　硬脊膜外脓肿

硬脊膜
脊髓
硬脊膜下间隙

图1.5 椎管内脓肿（纵切面）

表1.3 术后发热最常见原因"五W"记忆法（按发生顺序排列）

空气（Wind）	肺炎
	肺不张
水（Water）	泌尿道感染
	血行感染
伤口（Wound）	伤口感染
行走（Walk）	静脉血栓
药物（Wonde drugs）	药物/抗生素热
	输血反应

● 获取组织样本进行明确诊断（通过立体定向或图像引导针穿刺活检）
● 抽吸/切除占位性病变或减少其占位效应
● 神经减压（通过开颅/颅骨切除术或椎板切除术）
● CSF分流治疗症状性脑积水
● 当经过适当的抗菌治疗，感染仍然持续或恶化时，清除感染和坏死的组织
● 治疗脊柱不稳定和严重畸形

（徐晓健 译　刘佰运 校）

推荐阅读

Akhaddar A. Cranial osteomyelitis. Diagnosis and treatment.1st ed. Switzerland: Springer International Publishing; 2016.doi:10.1007/978-3-319-30268-3.

Amar AP, Ghosh S, Apuzzo ML. Treatment of central nervous system infections: a neurosurgical perspective. Neuroimaging Clin N Am. 2000;10:445–59.

Arunodaya GR. Infections in neurology and neurosurgery intensive care units. Neurol India. 2001;49(Suppl 1):51–59.

Chiang J, Kamath AS, Pottinger JM, JDW G, Howard MA, Cavanaugh JE, et al. Risk factors and outcomes associated with surgicall Classification and Sources of Infections 7 site infections after craniotomy or craniectomy. J Neurosurg.2014;120:509–21.

Cormio M, Citerio G, Portella G, Patruno A, Pesenti A. Treatment of fever in neurosurgical patients. Minerva Anestesiol. 2003;69:214–22.

Farber SH, Murphy KR, Suryadevara CM, Babu R, Yang S, Feng L,et al. Comparing outcomes of early, late, and non-surgical management of intraspinal abscess. J Clin Neurosci. 2017;36:64–71.doi:10.1016/j.jocn.2016.10.035.

Hall WA, Truwit CL. The surgical management of infections involving the cerebrum. Neurosurgery. 2008;62(Suppl 2):519–30.doi:10.1227/01.neu.0000316255.36726.5b.

Hazer DB, Ayhan S, Palaoglu S. Neurosurgical approaches to spinal infections. Neuroimaging Clin N Am. 2015;25:295–308.doi:10.1016/j.nic.2015.01.008.

Heth JA. Neurosurgical aspects of central nervous system infections. Neuroimaging Clin N Am. 2012;22:791–9. doi:10.1016/j.nic.2012.05.005.

López Pereira P, Díaz-Agero Pérez C, López Fresneña N, Las Heras Mosteiro J, Palancar Cabrera A, Rincón Carlavilla ÁL, et al.Epidemiology of surgical site infection in a neurosurgery department.Br J Neurosurg. 2017;31:10–5. doi:10.1080/02688697.2016.1260687.

Muzumdar D. Central nervous system infections and the neurosurgeon:a perspective. Int J Surg. 2011;9:113–6. doi:10.1016/j.ijsu.2010.11.001.

Narotam PK, van Dellen JR, du Trevou MD, Gouws E. Operative sepsis in neurosurgery: a method of classifying surgical cases.Neurosurgery. 1994;34:409–16.

Nathoo N, Narotam PK, Nadvi S, van Dellen JR. Taming an old enemy: a profile of intracranial suppuration. World Neurosurg.2012;77:484–90. doi:10.1016/j.wneu. 2011.04.023.

Riddell J 4th, Shuman EK. Epidemiology of central nervous system infection. Neuroimaging Clin N Am. 2012;22:543–56.doi:10.1016/j.nic.2012.05.003.

Tyagi R. Spinal infections in children: a review. J Orthop. 2016;13:254–8. doi:10.1016/j.jor.2016.06.005.

第2章 实验室标本的收集与处理

中枢神经系统及其覆盖物均可能受到各种微生物的感染，包括多种非特异性和特异性细菌、真菌及寄生虫。致病微生物感染的种类与发病年龄、发病机制、解剖部位及一些潜在的医疗状况有关。快速识别病原体对于任何传染病的成功治疗至关重要。必须竭尽全力分离鉴定越来越多的致病性病原体，考虑到这一点，标本的正确收集和转运对于分离、鉴定和描述引起颅脑或脊柱感染的微生物至关重要。脓液、可疑感染体液组织、骨质和清创材料应常规送检，行微生物和组织病理学检查，包括需氧和厌氧细菌、抗酸杆菌（AFB）和真菌培养，以及抗菌药物敏感性检测（图2.1~图2.9）。

细菌和真菌在不同培养基上具有特征性表现，其内含物的鉴定基于生化测试（图2.10~图2.20）。许多颅脑或脊柱感染是由多种微生物共同引起，而培养阴性的病例也并不少见。分子检测可能有助于鉴别在培养基上难以生长或生长缓慢的病原体。在为患者选择最合适的抗感染药物时，应将药敏试验结果与临床和神经影像学信息、经验以及当地流行病学数据相结合。组织病理学检测也可用于识别某些特定的感染，如分枝杆菌、真菌和寄生虫，并排除合并肿瘤、肉芽肿或非典型炎症的存在。

临床医师和生物学家的工作必须紧密配合。为了避免病原体失活，临床标本和手术标本应该在行任何抗菌治疗之前获取。只要有可能，细菌培养标本应该使用组织标本而不是拭子。此外，来自窦道的培养物可能会受到皮肤定植细菌和（或）真菌的污染而影响结果真实性。最好能将标本立即送往实验室并将培养和组织学检查同时进行。理想情况下，应在不同时间点连续行3次血培养。在高热或败血症期收集样品会提高培养阳性率。

重要的是要考虑到，许多颅脑和脊柱感染是由多种微生物引起的，甚至可以由厌氧和需氧菌以及混合真菌和细菌或分枝杆菌和化脓细菌导致。因此，在直接注入液体样本时，必须使用特殊的厌氧菌和真菌存储器而避免接触空气。正确的革兰染色的准备和分析是为临床医师提供初步信息的最简单快捷的方法。对临床可疑的细菌、真菌或寄生虫需及时反馈给实验室，因为使用常规微生物学检测方法可能会忽略某些病原微生物。

成功分离和鉴定病原微生物后，体外进行抗生素敏感性试验以预测体内抗生素治疗的成功率（图2.21、图2.22）。医院获得性病原体，比如耐甲氧西林金黄色葡萄球菌（MRSA）和耐万古霉素金黄色葡萄球菌（VRSA）对多种经典抗菌药物的

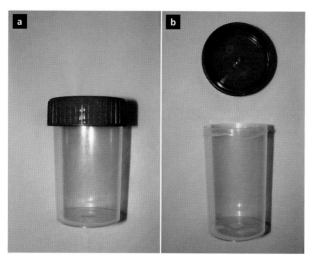

图2.1　用于转运活检组织、体液与脓液标本进行培养的通用无菌容器：关闭（a）及打开状态（b）

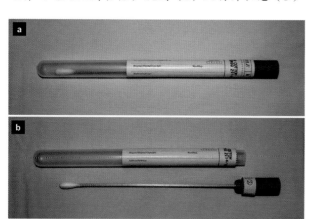

图2.2　用于采样和运输培养细菌和真菌的医疗拭子及其支架试管：关闭（a）及打开状态（b）

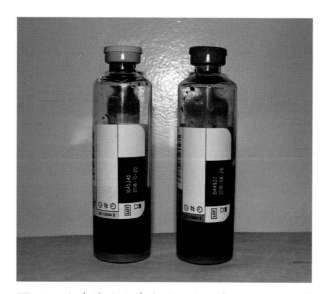

图2.3　含有特殊培养基的血液培养瓶，用于培养需氧及厌氧菌。除血液外的其他标本亦可置入此瓶中。在实验室，培养瓶放置于自动培养装置中

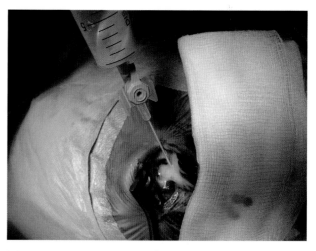

图2.4　硬膜下脓肿钻孔外引流术术中图像

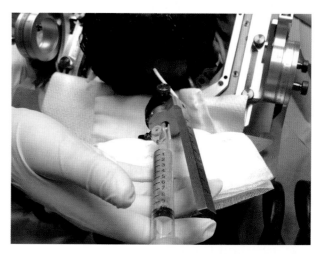

图2.5　术中图片。立体定向抽吸颅内硬膜下积脓

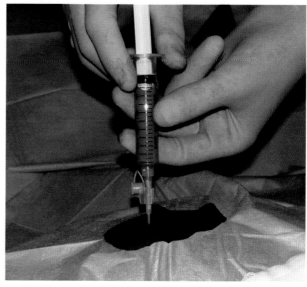

图2.6　经皮穿刺后部椎旁脓肿抽吸术

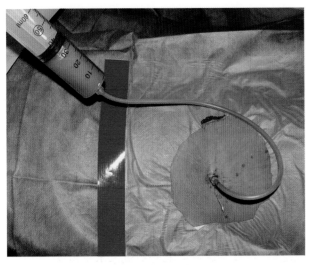

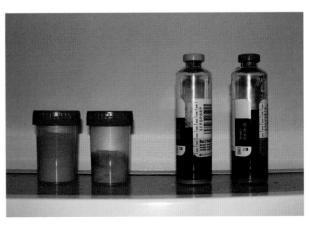

图2.9　标本与脓性物质收集并转送至实验室，放置于通用无菌容器与专用瓶中

图2.7　局部麻醉下后路经皮穿刺抽吸左侧脓肿。在培养标本中鉴定出结核分枝杆菌

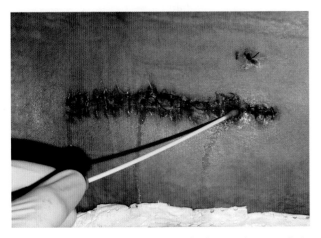

图2.8　手术后伤口感染。消毒棉签反复擦拭手术创面

耐受性越来越强。最佳药物的选择取决于抗生素在目标器官的通透性以及对致病菌的体外敏感性。在为患者选择最合适的抗生素时，应综合考虑临床表现、神经影像学结果、经验以及当地流行病学数据。治疗应在标本采集后立即开始，特别是严重脓毒症患者。一旦病原体被鉴定出来并且已知抗生素敏感性，就必须根据药敏实验结果调整抗菌药物。

筛查其他潜在的感染源也很重要。还应该对可能的原发或继发感染灶进行培养，特别是耳鼻喉、口腔、痰液、尿液、皮肤和血液的培养。与其他来源不同，通过血液传播的病原体通常是单一菌种。用于遗传分析的DNA探针或聚合酶链反应（PCR）等分子检测方法比培养更敏感，但特异性不强，且不能广泛用于常规诊断。活检标本的组织病理学研究对鉴别合并肿瘤、肉芽肿或非典型炎症过程有重要意义。组织病理学检测对于识别一些特异性感染如分枝杆菌、真菌和寄生虫感染也是非常有用的，特别是当临床信息、生物学数据和神经影像学结果不确定时（图2.23~图2.35）。

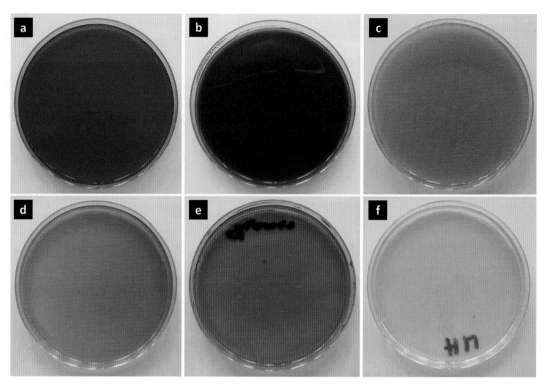

图2.10 不同的细菌培养板用于常规细菌培养。血琼脂（a），巧克力琼脂+PolyViteX（b），生色琼脂培养基（c），胱氨酸乳糖电解质–熟化（CLED）琼脂（d），甘露醇盐琼脂（Chapman培养基）（e）和Mueller–Hinton（MH）琼脂（f）

图2.11 甘露醇盐琼脂（Chapman培养基）（a）和血琼脂（b）上培养金黄色葡萄球菌（*Staphylococcus aureus*）的菌落

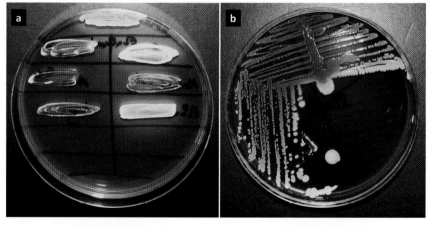

图2.12 不含甘露醇盐琼脂（Chapman培养基）（a）和血琼脂（b）的α–溶血链球菌菌落的血琼脂平板

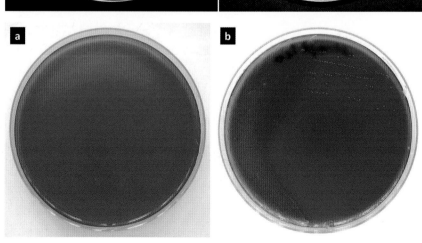

图2.13　在CLED琼脂（a）和显色培养基（b）上培养肺炎克雷伯菌菌落

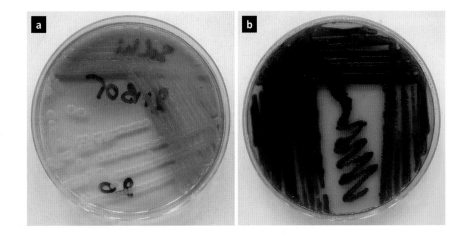

图2.14　在CLED琼脂（a）和显色培养基（b）上培养大肠埃希菌菌落

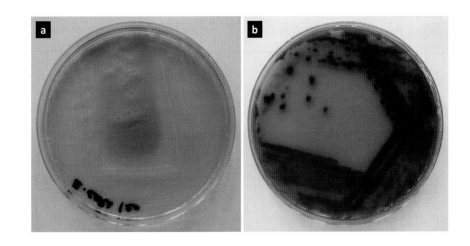

图2.15　在CLED琼脂（a）和显色培养基（b）上培养鲍曼溶血不动杆菌菌落

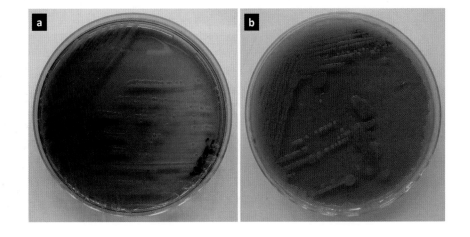

图2.16 来自头皮感染的金黄色
葡萄球菌的革兰染色（阳性）

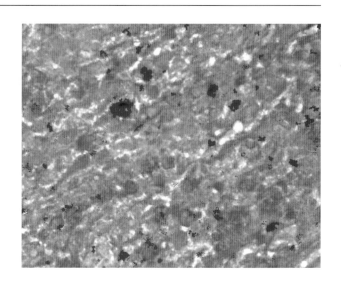

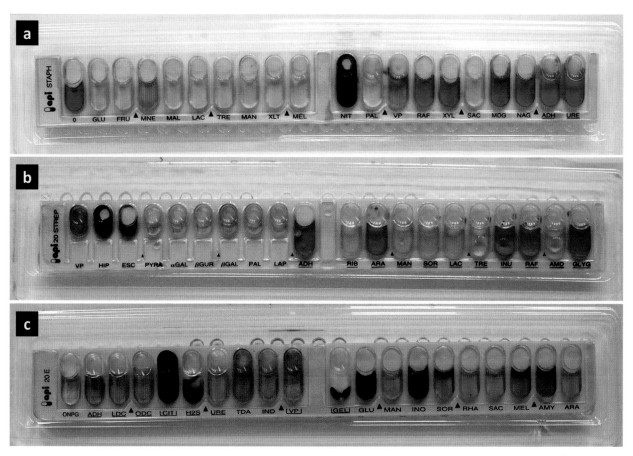

图2.17 使用分析型材指数（API®）系统库（bioMérieux，Inc.）进行细菌鉴定。该系统用于快速鉴定临床相关细菌。API®staph法鉴定葡萄球菌（a），API®20 Strep鉴定链球菌种（b），API®20E用于鉴定肠球菌种（c）

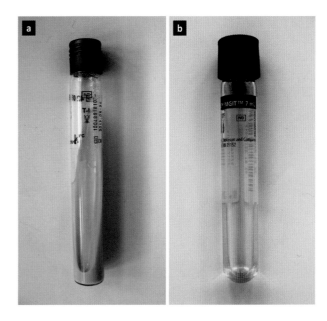

图2.18 Lowenstein-Jensen
培养基倾斜（固体培养基）
（a）和分枝杆菌生长指示管
（MGIT）（液体培养基）
（b）用于检测分枝杆菌

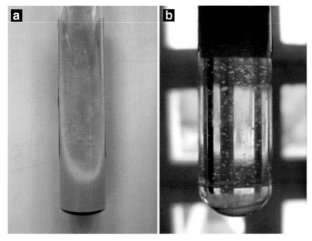

图2.19 Lowenstein-Jensen培养基上结核分枝杆菌
菌落的生长（a）。MGIT上分枝杆菌生长的宏观
表现（b）

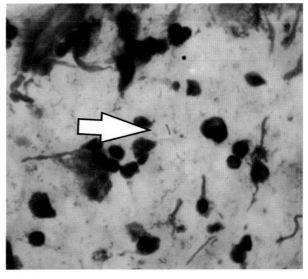

图2.20 来自骨结核的Ziehl-Neelsen染色阳性抗酸
杆菌（AFB）（箭头）

图2.21 Mueller-
Hinton琼脂上的金
黄色葡萄球菌抗生
素（抗生素灵敏度
测试）。在抗生素
片周围可见细菌生
长受抑制的区域。
抗生素片周围没有
区域（或比较小的
区域）表现出耐药
性。细菌对抗生素
的敏感性（a）和
耐药性（b）

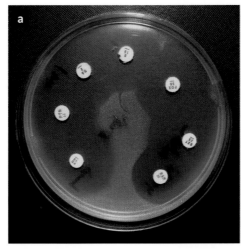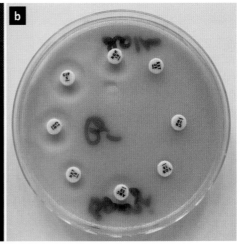

图2.22 α-溶血性链球菌灵敏度测试板（抗菌谱）。敏感度通过每个抗生素片周围的清晰区域来显示。细菌对抗生素的敏感性（a）和耐药性（b）

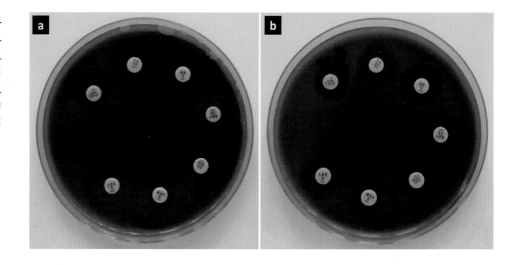

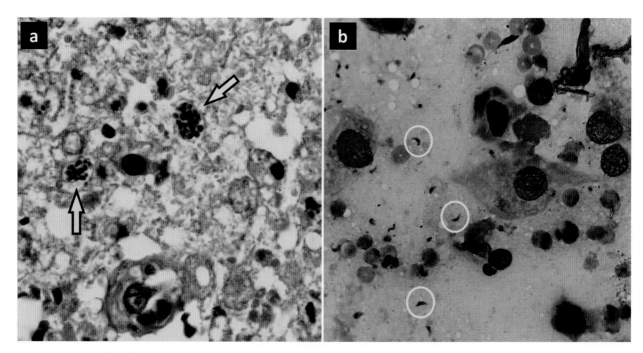

图2.23 脑肉芽肿中发现弓形体病。弓形虫的显微镜检查结果。弓形虫脑炎的组织病理学特征（a）。在中倍镜下放大（HE染色）显示的这种坏死性脑损伤中观察到几个弓形虫囊肿（箭头）。May-Grünwald Giemsa（MGG）染色的弓形虫速殖子（圆圈）（b）。中倍镜下放大（由摩洛哥Pr. Moutaj R. PharmD提供）

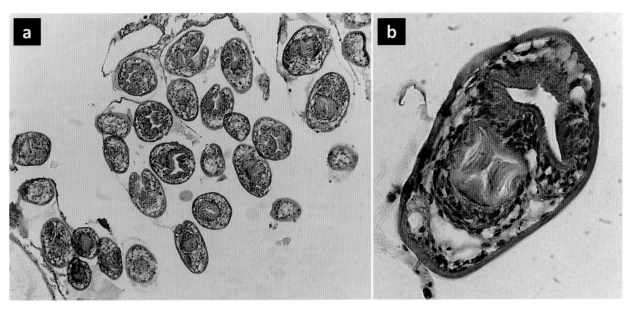

图2.24 包虫病。以中倍镜放大（a）和高倍镜放大（b）显示的细粒棘球绦虫（HE染色）的各种原头蚴（由Pr. Moutaj R. Pharm D提供）

图2.25 阿米巴病。溶组织内阿米巴，在光学显微镜下的嗜血形式（由Pr. Moutaj R. Pharm D提供）

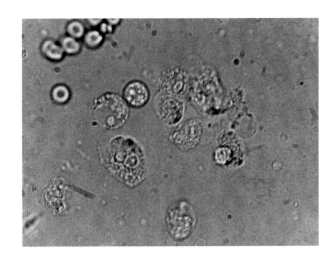

图2.26 曲霉菌病。黄曲霉（a）和烟曲霉（b）在光学显微镜下（乳酚蓝棉染色）（由Pr.Moutaj R. PharmD提供）

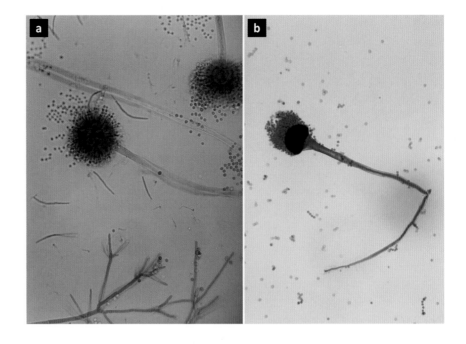

图2.27 念珠菌病。没有白色念珠菌（a）和有白色念珠菌菌落（b）的Sabouraud琼脂平板（由Pr.Moutaj R. PharmD提供）

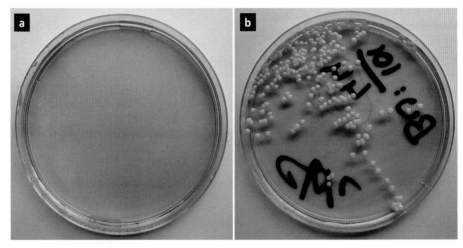

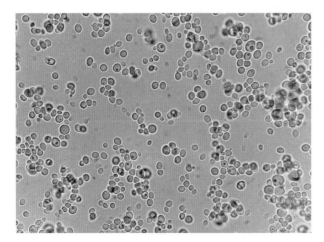

图2.28 念珠菌病。白色念珠菌孢子的光学显微镜图片（由Pr.Moutaj R. PharmD提供）

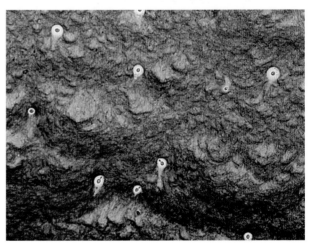

图2.29 隐球菌病。使用中国墨水染色在光学显微镜上观察来自脑脊液样本的新生隐球菌（由Pr.Moutaj R.PharmD提供）

图2.30 毛霉菌病。在沙氏琼脂上生长的米根霉（Rhizopus oryzae）的形态特征，灰色毛状菌落（a）。米根霉的显微特征（b）（Pr. Moutaj R. PharmD提供）

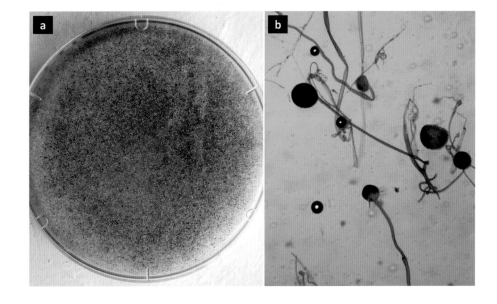

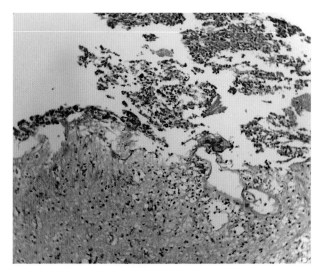

2.31 脑脓肿。标本的显微结构照片显示由炎性浸润物（脑炎）（下面）包围的脓液和坏死碎片（顶部）（中倍镜下放大的HE染色）

图2.32 脑脓肿。亚急性脑炎伴血管炎的组织病理学特征（箭头）。中倍镜下放大（HE染色）

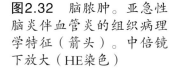

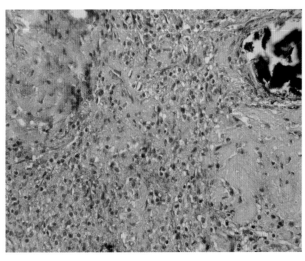

图2.33 亚急性期的脊柱骨髓炎的组织病理学特征。骨坏死伴淋巴浆细胞炎性浸润和中性粒细胞。高倍镜下放大（HE染色）

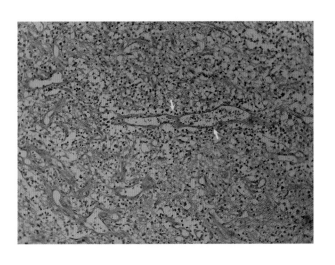

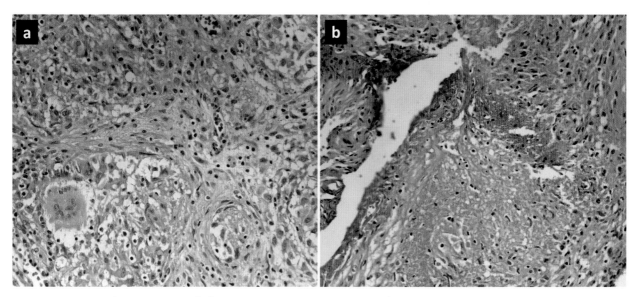

图2.34　脑结核瘤的组织病理学特征。上皮样巨细胞肉芽肿伴单核细胞浸润（a）和干酪坏死物质（b）（HE染色）

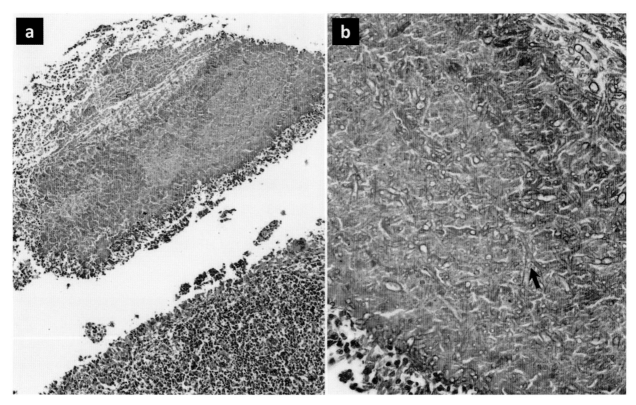

图2.35　曲霉病的组织病理学特征。（a）显示低倍镜下标本可见坏死碎片。（b）中倍镜放大约45°角度下可见（箭头）分隔和二分支，与曲霉菌种形态特点相吻合（HE染色）

（朱雪丽 译　刘佰运 校）

推荐阅读

Akhaddar A, Elouennass M, Baallal H, Boucetta M. Focal intracranial infections due to Actinomyces species in immunocompetent patients: diagnostic and therapeutic challenges. World Neurosurg. 2010;74:346–50. doi: 10.1016/j.wneu.2010.05.029.

Dorsett M, Liang SY. Diagnosis and treatment of central nervous system infections in the emergency department. Emerg Med Clin North Am. 2016;34:917–42. doi:10. 1016/j.emc.2016.06.013 .

El Azbaoui S, Sabri A, Ouraini S, Hassani A, Asermouh A, Agadr A, et al. Utility of the QuantiFERON®-TB gold in-tube assay for the diagnosis of tuberculosis in Moroccan children. Int J Tuberc Lung Dis. 2016;20:1639–46. doi:10.5588/ijtld.16.0382 .

Kourbeti IS, Papadakis JA, Neophytou C, Filippou M, Ioannou A, Karabetsos DA, et al. Infections in patients with traumatic brain injury who undergo neurosurgery. Br J Neurosurg. 2011;25:9–15. doi: 10.3109/02688697.2010.500411.

Moazzam AA, Rajagopal SM, Sedghizadeh PP, Zada G, Habibian M. Intracranial bacterial infections of oral origin. J Clin Neurosci. 2015;22:800–6. doi:10.1016/j.jocn.2014.11.015.

Mounier R, Lobo D, Cook F, Fratani A, Attias A, Martin M, et al. Clinical, biological, and microbiological pattern associated with ventriculostomy-related infection: a retrospective longitudinal study. Acta Neurochir (Wien). 2015;157:2209–17. doi: 10.1007/s00701-015-2574-6 .

Naik V, Ahmed FU, Gupta A, Garg A, Sarkar C, Sharma B, et al. Intracranial fungal granulomas: a single institutional clinicopathologic study of 66 patients and review of the literature. World Neurosurg. 2015;83:1166–72. doi: 10.1016/j.wneu.2015.01. 053.

Sáez-Llorens X, Nieto-Guevara J. Brain abscess. Handb Clin Neurol. 2013;112:1127–34. doi: 10.1016/B978-0-444-52910-7.00032-5 .

Skaf GS, Kanafani ZA, Araj GF, Kanj SS. Non-pyogenic infections of the spine. Int J Antimicrob Agents. 2010;36:99–105. doi: 10.1016/j.ijantimicag.2010.03.023 .

Stenehjem E, Armstrong WS. Central nervous system device infections. Infect Dis Clin N Am. 2012;26:89–110. doi: 10.1016/j.idc.2011.09.006 .

Tsitsopoulos PP, Iosifidis E, Antachopoulos C, Anestis DM, Karantani E, Karyoti A, et al. Nosocomial bloodstream infections in neurosurgery: a 10-year analysis in a center with high antimicrobial drug-resistance prevalence. Acta Neurochir. 2016;158:1647– 54. doi: 10.1007/s00701-016-2890-5.

Williamson PR, Nash TE, Williamson KC, Nath A. CNS infections in 2015: emerging catastrophic infections and new insights into neuroimmunological host damage. Lancet Neurol. 2016;15:17–9. doi: 10.1016/S1474-4422(15)00359-2.

Yue D, Song C, Zhang B, Liu Z, Chai J, Luo Y, Wu H. Hospital-wide comparison of health care-associated infection among 8 intensive care units: a retrospective analysis for 2010–2015. Am J Infect Control. 2017;45:e7–13. doi:10.1016/j.ajic. 2016.10. 011 .

Zanaty M, Chalouhi N, Starke RM, Chitale R, Hann S, Bovenzi CD, et al. Predictors of infections following cranioplasty: a retrospective review of a large single center study. Scientific World Journal. 2014;2014:356042. doi: 10.1155/2014/356042 .

Zohoun A, Ngoh Akwa E, El Ochi M, Oragwu N, Akhaddar A, Albouzidi A, et al. Bacteriological features of infectious spondylodiscitis at Mohammed V Military Teaching Hospital of Rabat. Braz J Microbiol. 2012;43:1327–31. doi: 10.1590/S1517-838220120004000013 .

第二部分
脑及其附属组织感染

第3章　头皮脓肿

头皮感染通常位置浅表、症状轻微且局限，但部分可以向深层蔓延，引起严重的并发症。疼痛、波动性肿胀、红肿和局部发热为其主要临床表现。有时，可见脓液形成和瘘管排脓。当诊断不明确或为评估其感染程度及蔓延层次（特别是伴随颅骨骨髓炎）时，CT扫描、MRI和超声成像可用于检查并确诊。浅表、局限的感染可单用抗生素治疗。广泛的帽状腱膜下脓肿应行引流，同时给予恰当的抗生素治疗（病例3.1，图3.1~图3.4）。长期后遗症较为罕见（尤其是慢性皮肤瘘道和瘢痕）。

流行病学和病因

头皮感染可以侵及其五层中的任何结构（头皮被分为皮肤、结缔组织、筋膜、疏松结缔组织和颅骨骨膜）。大多数感染是表浅的、轻微的、局限的，如丹毒、非坏死性蜂窝织炎、脓疱疮、疖、毛囊炎、局部头皮脓肿，但它们可以扩散并诱发更严重的并发症，如坏死性筋膜炎和颅骨骨髓炎。

头皮脓肿是罕见的化脓性感染集聚，主要涉及帽状腱膜下间隙（腱膜或头皮下）。帽状腱膜下脓肿可以是自发的，源于临近病灶扩散（通常是源于鼻旁窦感染到慢性头皮感染），血源性传播十分罕见。由创伤或者手术造成的获得性或医源性帽状腱膜下脓肿较为常见（包括留置针、胎儿头皮监测、整容手术、开颅手术）（见第21章，颅脑手术术区感染）。

临床表现

疼痛、波动性肿胀、红斑和局部发热为其主要临床表现。有时可见脓液形成，瘘口排脓或恶臭分泌物（图3.5~图3.8）。疼痛与软组织表现不相符提示颅骨骨髓炎，而非单纯头皮脓肿（见第4章，颅骨骨髓炎）。

感染的全身及局部症状均可发生，如发热、寒战、疲劳、烦躁、头痛和淋巴结肿大。如果感染进展累及深部解剖结构，如颅骨和颅内间隙，临床症状可能更为严重（可出现脑膜炎和神经系统并发症）。

影像学特征

平片可见颅外软组织肿胀及相应的颅骨骨髓炎。当诊断不明确或为评估感染及其扩散的严重程度时，可进一步行CT扫描和MRI检查（图3.9~图3.11）。主要表现为环形强化的囊性占位。CT扫描显示均匀、低密度肿块，注射增强剂后边缘强化。MRI典型表现为囊性肿块，在T_1加权像呈均匀、等或低信号，在T_2加权像上呈高信号，注射钆后边缘强化。

超声检测有助于鉴别其他软组织集聚和肿块。声像图表现为混杂的、与颅顶相邻的低回声病灶，偶伴有外周血管。

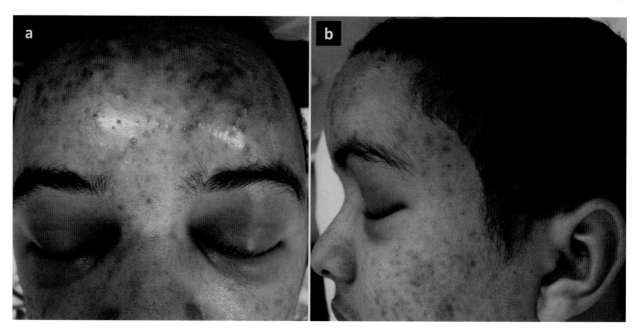

图3.1　病例3.1。一名患副鼻窦炎的15岁男性治疗前表现：双额疼痛、波动性肿胀、面部红斑和眶周蜂窝织炎。正面观（a）和侧面观（b）

实验室检查

外周血白细胞计数增高不是诊断的必要条件，炎症标志物（红细胞沉降率和C-反应蛋白水平）的表达变化较大。而降钙素原的水平更具特异性，定期复查有助诊断，但缺乏敏感性。

最常见的病原体是体表定植的革兰阳性菌群，尤其是葡萄球菌属（金黄色葡萄球菌）和链球菌属（表皮葡萄球菌）。然而，革兰阴性杆菌并不少见（尤其是新生儿大肠埃希菌）。包含厌氧菌的混合感染也常有发生。

治疗

局限于皮肤的感染性病变通常由皮肤科医师和整形外科医师治疗。表浅、局限性感染可单用抗生素治疗。

帽状腱膜下脓肿应切开引流（开放创伤后化脓伤口）。术中获取标本以便细菌培养，清除坏死组织，消毒液清洗术区，留置引流管并尽可能闭合伤口。抗生素注射治疗1~3周，改行恰当的口服药物治疗。结核性和真菌性脓肿必须用恰当的抗感染方案治疗。

预后

对感染部位进行密切观察及检测可以确保良好的治疗效果。大多数患者可以获得临床痊愈。预后与感染的严重程度（尤其是颅骨并发症和颅内扩散）和诊断延误有关。长期后遗症（尤其是慢性皮肤瘘、局部不适或面部瘢痕）罕见。

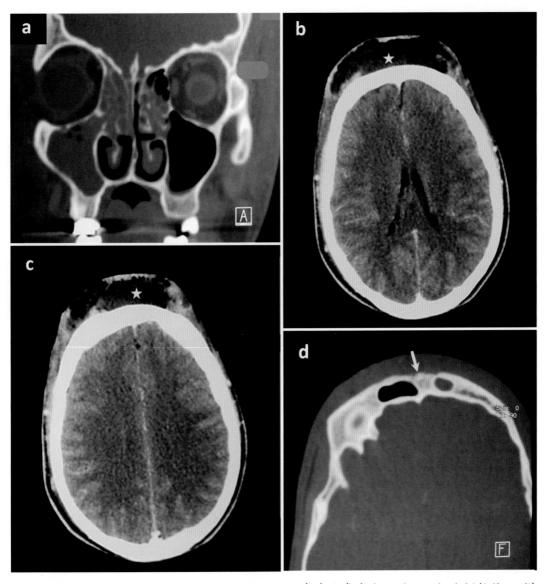

图3.2 病例3.1。（a）同一患者，颌面部冠状位CT扫描显示右鼻旁全鼻窦炎。（b，c）头颅轴位CT增强扫描显示额部帽状腱膜下脓肿（星号），积气提示有产气微生物感染。（d）注意CT骨窗显示额骨外板（箭头）被侵蚀

图3.3 病例3.1。手术图片：ENT团队进行的头皮脓肿外科引流（右侧眉部切口）

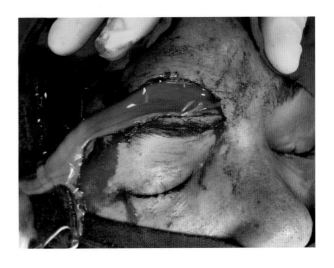

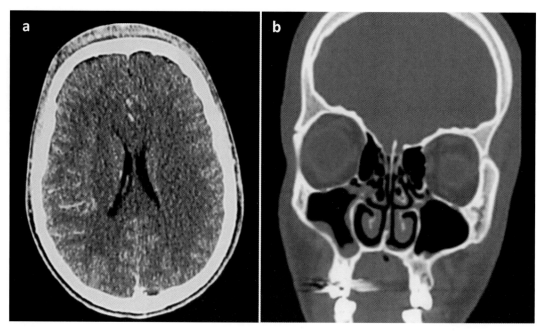

图3.4 病例3.1。3周后CT对比扫描。帽状腱膜下脓肿（a）和鼻窦炎（b）几乎完全消失

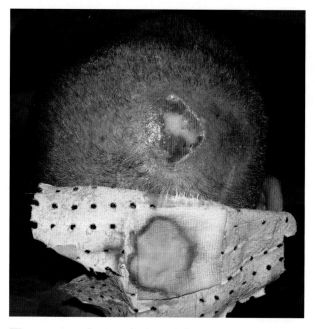

图3.5 右顶部慢性感染性难愈头皮压疮。注意敷料的脓液

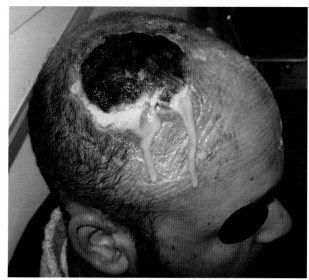

图3.6 右顶部头皮创伤后瘢痕，伴局部化脓液

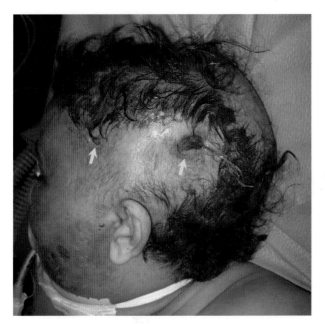

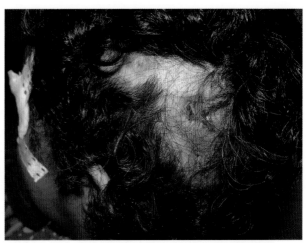

图3.8　右顶部头皮局部化脓、红肿的慢性难愈性伤口

图3.7　两窦道（箭头）和通过头皮瘘口排出的脓性分泌物。注意左侧面部广泛的蜂窝织炎［转载自Akhaddar（2016）；经授权］

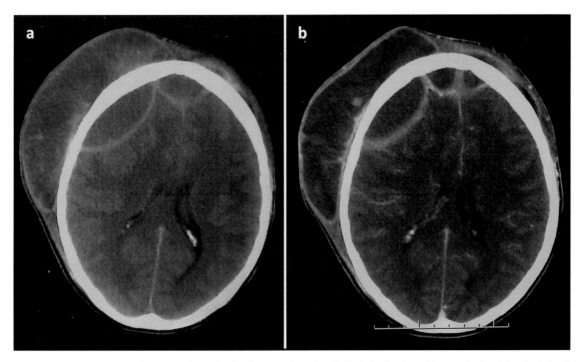

图3.9　头颅轴位CT平扫（a）和增强（b）对比。有额部副鼻窦炎史的27岁男性患者形成的巨大的额顶部帽状腱膜下脓肿。注意扩展到颅内的广泛脑膜外脓肿

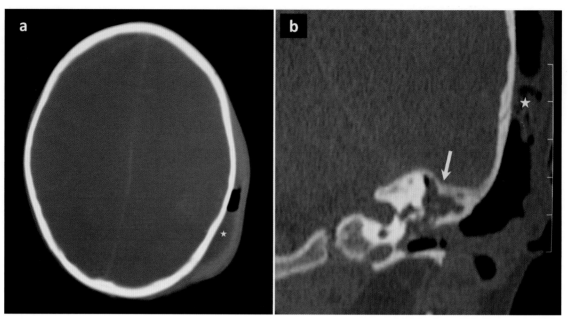

图3.10   头颅轴位（a）和冠状位（b）CT扫描显示左侧额颞顶部帽状腱膜下脓肿（星号）合并同侧隐匿性中耳炎（箭头）。注意颅外脓肿形成过程中出现气泡，提示产气微生物的存在

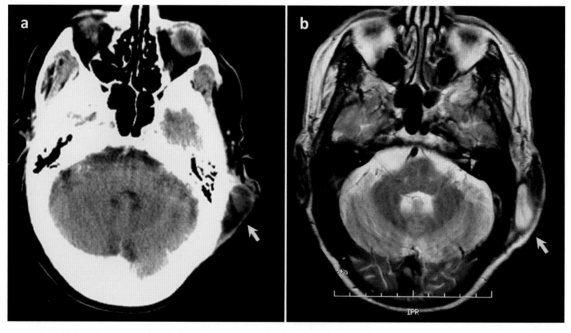

图3.11   头颅轴位增强CT扫描（a）和MR T$_2$WI（b）显示左侧颅外皮下、耳后脓肿（箭头）

（张卫民 译　胡　炜 校）

推荐阅读

Akhaddar A. Cranial osteomyelitis. Diagnosis and treatment.1st ed. Switzerland: Springer International Publishing; 2016.doi:10.1007/978-3-319-30268-3.

Badaoui A, Reygagne P, Cavelier-Balloy B, Pinquier L, Deschamps L, Crickx B, et al. Dissecting cellulitis of the scalp: a retrospective study of 51 patients and review of literature. Br J Dermatol.2016;174:421–3. doi:10.1111/bjd.13999.

Baliga S, Shenoy S, Saldanha DR, Prashanth HV. Scalp abscess due to *Salmonella typhimurium.* Indian J Pathol Microbiol. 2010;53:572–3. doi:10.4103/0377-4929.68247.

Barry J, Fridley J, Sayama C, Lam S. Infected subgaleal hematoma following blunt head trauma in a child: case report and review of the literature. Pediatr Neurosurg. 2015;50:223–8.doi:10.1159/000433442.

Brook I. Infected neonatal cephalohematomas caused by anaerobic bacteria.J Perinat Med. 2005;33:255–8.

Durand B, Poje C, Dias M. Sinusitis-associated epidural abscess presenting as posterior scalp abscess – a case report. Int J Pediatr Otorhinolaryngol. 1998;43:147–51.

Goodman SJ, Cahan L, Chow AW. Subgaleal abscess: a preventable complication of scalp trauma. West J Med. 1977;127:169–72.

Granick MS, Conklin W, Ramasastry S, Talamo TS. Devastating scalp infections. Am J Emerg Med. 1986;4:136–40.

Jones H, Trinidade A, Jaberoo MC, Lyons M. Periorbital cellulitis,subgaleal abscess and superior sagittal sinus thrombosis: a rare combination of complications arising from unilateral frontal sinusitis. J Laryngol Otol. 2012;126:1281–3. doi:10.1017/S0022215112002228.

Kadry R, Hamadah I, Al-Issa A, Field L, Alrabiah F. Multifocal scalp abscess with subcutaneous fat necrosis and scarring alopecia as a complication of scalp mesotherapy. J Drugs Dermatol. 2008;7:72–3.

Kersten CM, Moellering CM, Mato S. Spontaneous drainage of neonatal cephalohematoma: a delayed complication of scalp abscess. Clin Pediatr (Phila). 2008;47:183–5.

Nugent NF, Murphy M, Kelly J. Scalp abscess – a cautionary tale.J Plast Reconstr Aesthet Surg. 2010;63:e619–21. doi:10.1016/j.bjps.2010.02.011.

Razzouk A, Collins N, Zirkle T. Chronic extensive necrotizing abscess of the scalp. Ann Plast Surg. 1988;20:124–7.

Weiner EJ, McIntosh MS, Joseph MM, Maraqa N, Davis PG. Neonatal scalp abscess: is it a benign disease? J Emerg Med. 2011;40:e97–101. doi:10.1016/j.jemermed.2009.08.019.

Wong CS, Cheah FC. Cephalohematoma infected by Escherichia coli presenting as an extensive scalp abscess. J Pediatr Surg.2012;47:2336–40. doi:10.1016/j.jpedsurg.2012.09.029.

第4章　颅骨骨髓炎

颅骨骨髓炎是一种罕见的骨质感染，有多种致病原因，临床表现多样。局部感染是颅骨骨髓炎典型的临床特点，伴有或不伴有明确的感染征象。癫痫可以提示颅内压增高，而神经功能缺损提示颅内扩散。感染可导致生物学参数升高（无特异性）。但是，微生物学和组织病理学检查仍是诊断颅骨骨髓炎的金标准。在进行感染初期的诊断以及治疗效果的评价时，影像学检查仍是一种重要的监测工具。对感染的明确诊断通常会延误，往往需行外科清创、原发性感染灶清除以及长时程抗菌药物等综合治疗。大多数患者可达到临床痊愈。临床预后与感染的严重程度（尤其是颅内并发症和颅底骨髓炎）以及诊断的延误有关。

流行病学和病因

骨髓炎是一种伴有骨（骨炎）和骨髓（骨髓炎）的感染性炎症，主要由化脓性细菌感染所致。骨髓炎多急性发病，但是可进展为慢性感染过程。骨质感染中颅骨感染相对少见，其中颅盖骨感染居多。

一般而言，此类感染通常有以下三种主要的感染途径：

① 原发感染灶播散。

② 术后或创伤后直接感染。

③ 远处感染灶的血行播散。

在发达国家，开颅术后感染仍是引起颅骨骨髓炎的主要原因（见第21章）。然而在发展中国家，鼻旁窦及头皮感染是导致颅骨骨髓炎的主要感染源。传统来说，颅盖骨与颅外结构及颅内空间紧密毗邻，更容易解释其感染部位及其播散过程（3SO）（图4.1）。

临床表现

颅骨骨髓炎的典型临床征象可伴有或不伴有一般感染的征象。感染部位具有肿胀、脓肿形成、脓性瘘管和恶臭的特点，有时可排出坏死颅骨碎片。感染一般全身表现是发热、寒战、疲乏、嗜睡、易激惹、头痛和淋巴结肿大。出现脑膜刺激征和神经功能症状时需警惕继发性颅内感染。

慢性感染的临床症状可持续数月。持续时间少于1个月，多被认为是急性感染。

影像学特征

在颅骨骨髓炎急性期，CT扫描可发现骨质疏松和板障内骨小梁缺损，骨质脱钙、侵蚀和皮质骨变薄，以及颅外骨膜下脓肿。在感染慢性期，可见板障钙化、皮质骨增厚合并放射透亮区、皮质骨离断。死骨由多种原因导致，多伴皮质骨破坏。

MRI可以更好地显示感染在颅内的扩散，尤其是硬膜外脓肿和（或）硬膜下积脓。在颅骨骨髓炎感染急性期，MRI可显示颅骨板障脂肪被炎性组织填充、板障间隙增宽和皮质骨变薄，T_2信号增强以及T_1对比增强。在慢性感染期，可见皮质骨片段溶

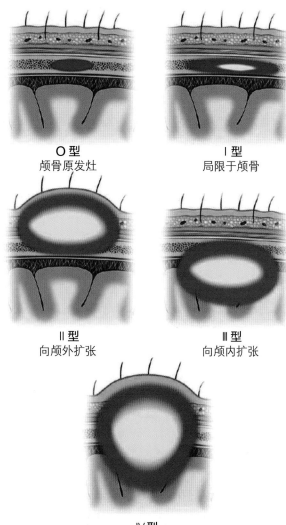

O 型
颅骨原发灶

Ⅰ型
局限于颅骨

Ⅱ型
向颅外扩张

Ⅲ型
向颅内扩张

Ⅳ型
侵及颅骨、颅外及颅内

图4.1 骨髓炎的分期（3SO）。5种主要的颅骨骨髓炎的局部感染和扩散 [摘自 Akhaddar（2016）；经授权]

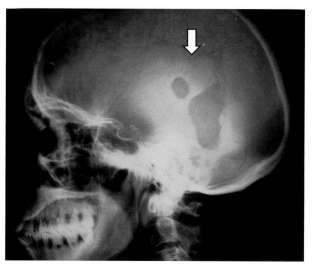

图4.2 侧方头颅X线检查可见，颞顶部溶骨性改变，边缘钙化 [摘自 Akhaddar（2016）；经授权]

解伴有死骨形成和软组织/硬膜的强化（图4.2~图4.8）。

用^{99}Tc、^{67}Ga单光子发射计算机断层扫描（SPECT）、正电子放射断层扫描（PET）以及脱氧葡萄糖-PET进行骨扫描，对于颅骨感染的诊断敏感性高（图4.9~图4.14）。局部肿块的超声检测可以协助诊断帽状腱膜下脓肿。

实验室检查

许多生物学参数如血白细胞水平、红细胞沉降率以及C-反应蛋白在颅骨骨髓炎时可升高，但这些结果变化较大，无特异性。颅骨的微生物学和组织病理学检查仍是诊断颅骨骨髓炎的金标准。

在高热时采血进行血培养，尤其是可疑血行播散时，对诊断感染会有帮助。

多种微生物（细菌、真菌、寄生虫），尤其是需氧菌和厌氧菌，是导致感染的主要病原体。最常见的病原体为链球菌、葡萄球菌、拟杆菌和梭状杆菌。这些微生物是副鼻窦空气传播和表皮定植菌的常见细菌种类。多种微生物感染也不少见。

病理检查是诊断的重要工具（图4.15）。急性骨髓炎表现为骨髓水肿、骨小梁（模糊）、骨坏死和急性炎症细胞浸润。慢性期表现为不规则的死骨片周围环绕纤维增生组织。病理检查在确诊特定的骨髓炎病原体时也有很大帮助，如分枝杆菌、真菌及寄生虫（见第2章）。

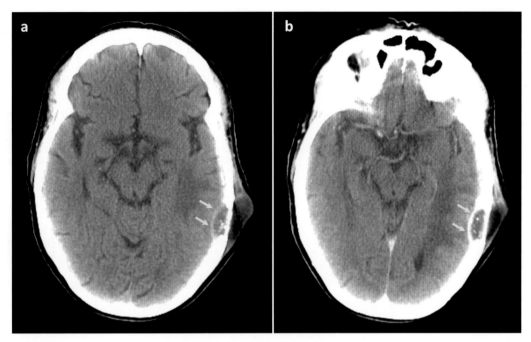

图4.3　头颅轴位平扫CT（a）、增强CT（b）显示慢性骨髓炎，伴有颞顶部骨质缺损（箭头）。注意，在溶骨区可见部分死骨片［摘自Akhaddar（2016）；经授权］

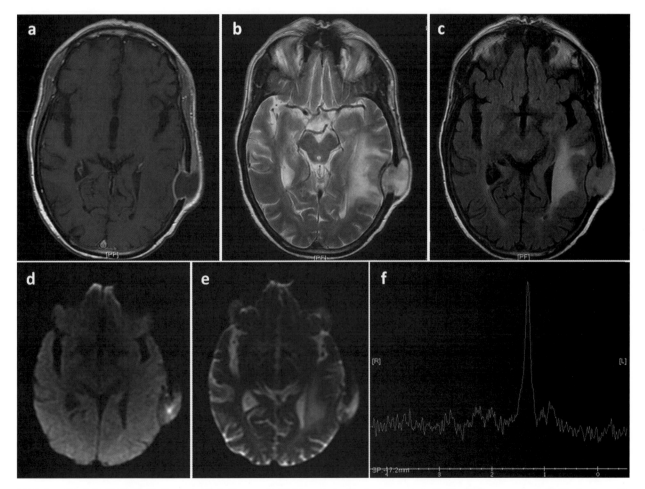

图4.4　颞顶部慢性骨髓炎。头颅轴位MR钆增强T₁加权像（a），T₂加权像（b），FLAIR序列（c），弥散加权成像（d），表观扩散系数图（e），波谱分析（f）［摘自Akhaddar（2016）；经授权］

图4.5 头颅轴位CT脑窗（a，b）和骨窗（c，d），顶骨低密度改变，向颅外扩展［摘自Akhaddar（2016）262页；经授权］

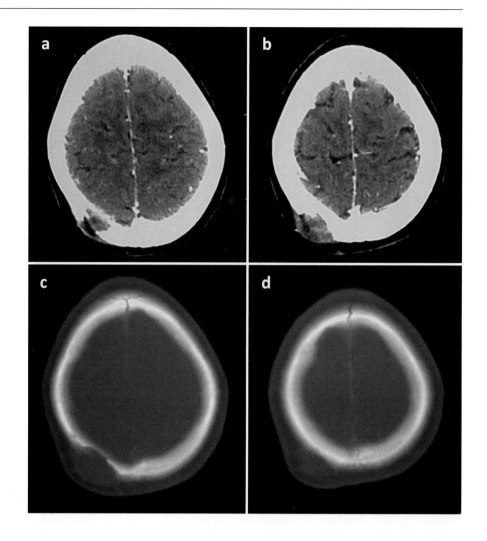

图4.6 病例4.1。患儿，女，2岁，化脓性鼻−皮肤窦道，前面观（a）和侧面观（b）

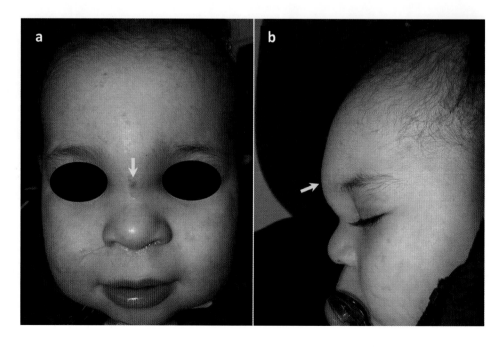

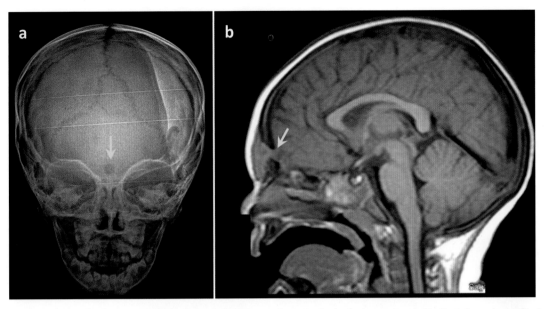

图4.7　病例4.1。额骨骨质缺损伴骨髓炎（箭头），前后位平片（a），MR矢状位平扫T$_1$加权像（b）

图4.8　病例4.1。鼻部感染性皮样囊肿（箭头）伴有额骨骨髓炎，向颅内侵袭。MR轴位平扫（a）和增强（b）T$_1$加权像，轴位T$_2$加权像（c），FLAIR序列（d），注意边缘的强化（b）

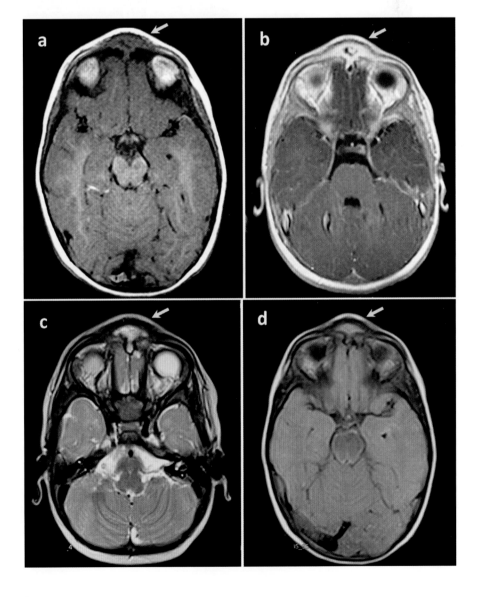

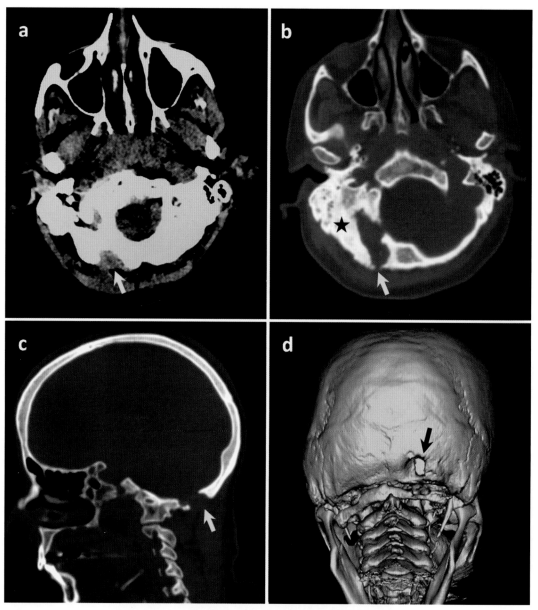

图4.9 病例4.2。女性，43岁，颞枕部颅底慢性骨髓炎。临床表现为间歇性枕部皮下肿胀10余年，伴有轻微头痛，无中耳炎病史。头颅轴位CT脑窗（a），骨窗（b），矢状面（c），三维颅骨重建（d），枕骨溶骨性改变（箭头），合并右侧乳突炎（星号）

治疗

抗菌药物治疗通常为外科的辅助治疗方式。需选择能够抗需氧或厌氧球菌、杆菌，并能够在颅骨、硬膜及脑实质内达到足够药物浓度的广谱抗生素。针对颅骨感染，抗生素使用疗程需达8周以上。伴有颅底骨髓炎和脑组织化脓感染的患者，抗

菌时程则需更长。

一般来讲，抗菌药物经验用药包括万古霉素、甲硝唑和第三代头孢类菌素。通常需考虑对葡萄球菌的抗菌活性。根据病原体的药敏试验优化治疗方案。采用合理的抗感染方案治疗结核及真菌感染。

对于颅外局部软组织感染和轻度骨髓炎可单

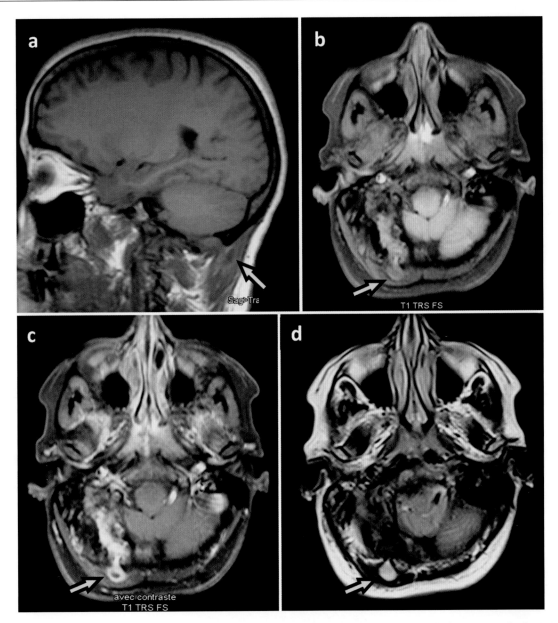

图4.10　病例4.2。颅外枕骨脓肿，向颅内播散，周围伴颅骨骨髓炎。矢状位（a）和轴位（b）平扫T$_1$加权像。轴位增强T$_1$加权像（c）和弥散加权像（d）显示脓肿环形强化（箭头），通过右枕骨缺损处向颅内播散。注意软组织及硬脑膜强化（c）

一行抗生素治疗。有时，简单的皮肤引流和头皮切开即可达到治疗目的，并可以进行标本的采集。

外科清创对于清除坏死组织和死骨同样至关重要。明确坏死的感染坏死骨需清除，然后再进行二次治疗行颅骨修补。术中可留置硬膜外闭式引流装置。在进行二次手术时，可考虑适用钛网。必要时，可进行额窦的颅骨化。

如第5章、第6章和第8章所述，治疗需兼顾颅内的化脓性感染。在治疗伴发的鼻窦炎、口腔牙龈炎或中耳炎时，需积极治疗并去除原发感染病灶。条件许可的情况下，治疗难治性感染需考虑使用高压氧辅助治疗。

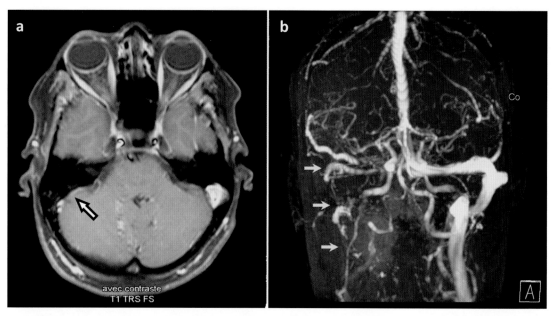

图4.11 病例4.2。轴位增强T_1加权像（a），3D MR静脉成像（前面观）（b）显示右侧静脉窦血栓形成（箭头），可能原因是颅底感染和乳突炎

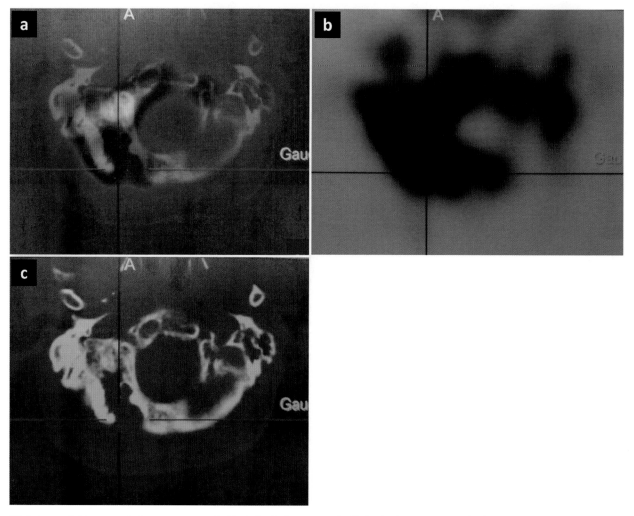

图4.12 病例4.2。通过SPECT/CT能够更准确地显示颅底感染（a），SPECT（b）和头颅CT扫描（c）

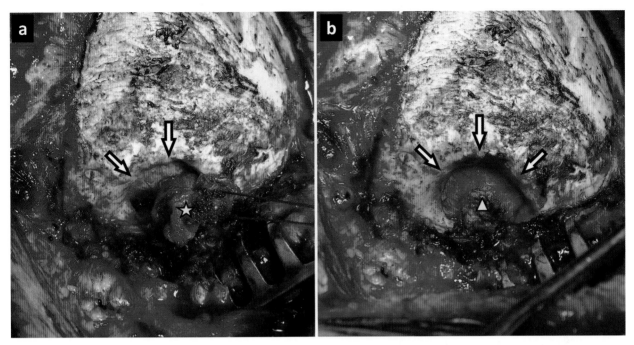

图4.13 病例4.2。术中图片，枕下入路（a，b）。扩大局部的枕骨缺损（箭头），去除厚壁型纤维包裹性脓肿（星号）。脓肿壁与硬脑膜粘连，无硬膜下扩散（b）（三角形）

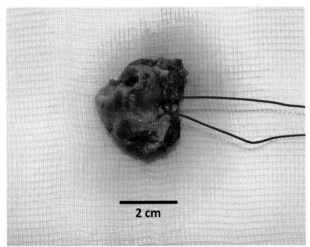

图4.14 病例4.2。包裹性脓肿完整切除的大体观，脓肿囊壁被完整切除，无并发症。脓液细菌培养显示金黄色葡萄球菌

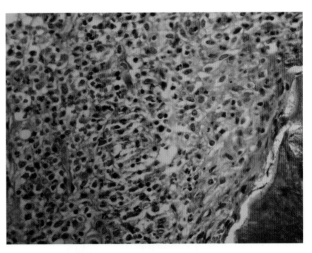

图4.15 颅骨骨髓炎亚急性期的显微照片。坏死骨伴有淋巴细胞和嗜中性粒细胞浸润（高倍镜放大，苏木精-伊红染色）

预后

治疗过程中，患者需进行密切监测（临床、生化和神经影像学）。与生物炎性标志物不同，颅骨感染愈后，CT和MRI等影像学表现需数月甚至数年才能恢复正常。

大部分患者有望达到临床痊愈。临床预后与感染的严重程度（尤其是颅内并发症和颅底骨髓炎）以及确诊的延误相关。

颅骨骨髓炎常是颅外感染或五官感染继发颅内播散的过渡期。因此，由于其潜在的致命因素，一旦颅内感染，颅骨骨髓炎可导致严重的后果。长期的后遗症状较为少见，如慢性头痛、癫痫、失语、永久性神经功能缺损、慢性骨髓炎和感染部位局部不适（瘢痕及感觉迟钝）。

（王建村 译 孙志刚 校）

推荐阅读

Akhaddar A. Cranial osteomyelitis. Diagnosis and treatment. 1st ed. Switzerland: Springer International Publishing; 2016. doi:10.1007/978-3-319-30268-3.

Akhaddar A, Albouzidi A, Elouennas M, Elmostarchid B, Boucetta M. Nonsuppurative calvarial thickening: a new form of Garré disease.J Neurosurg. 2009a;110:808. doi:10.3171/2008.3.17458.

Akhaddar A, Elmostarchid B, Boulahroud O, Elouennass M, Boucetta M. Actinomycotic brain abscess with osteomyelitis arising from frontal sinusitis. Intern Med. 2009b;48:619–20.

Anslow P. Cranial bacterial infection. Eur Radiol. 2004;14(Suppl 3): E145–54.

Chawdhary G, Hussain S, Corbridge R. Delayed diagnosis of central skull-base osteomyelitis with abscess: case report and learning points. Ann R Coll Surg Engl. 2017;99:e24–7. doi:10.1308/rcsann.2016.0283.

Corral JE, Lima S, Quezada J, Samayoa B, Arathoon E. Cryptococcal osteomyelitis of the skull. Med Mycol. 2011;49:667–71. doi:10.3109/13693786.2011.558124.

Johnson AK, Batra PS. Central skull base osteomyelitis: an emerging clinical entity. Laryngoscope. 2014;124:1083–7. doi:10.1002/lary.24440.

Katsantonis NG, Hunter JB, O'Connell BP, He J, Lewis JS Jr, Wanna GB. Temporal bone mucormycosis. Ann Otolaryngol Rhinol Laryngol. 2016;125:8503. oi:10.1177/0003489416654711.

Klinger DR, Madden C, Beshay J, White J, Gambrell K, Rickert K. Autologous and acrylic cranioplasty: a review of 10 years and 258 cases. World Neurosurg. 2014;82:e525–30. doi:10.1016/j.wneu.2013.08.005.

Pincus DJ, Armstrong MB, Thaller SR. Osteomyelitis of the craniofacial skeleton. Semin Plast Surg. 2009;23:73–9. doi:10.1055/s-0029-1214159.

Ramdurg SR, Gupta DK, Suri A, Sharma BS, Mahapatra AK. Calvarial tuberculosis: uncommon manifestation of common disease a series of 21 cases. Br J Neurosurg. 2010;24:572–7. doi:10.3109/02688697.2010.495166.

Sittitavornwong S, Morlandt AB. Reconstruction of the scalp, calvarium, and frontal sinus. Oral Maxillofac Surg Clin N Am. 2013;25:105–29. doi:10.1016/j.coms.2013.02.004.

Son C, Samples D, Brenner A, Floyd J. Osteolytic calvarial lesions as initial presentation of latent neurosyphilis. J Clin Neurosci. 2015;22:909–10. doi:10.1016/j.jocn.2014.11.014.

Thakur K, Singh DV, Goel A. Cranial vault salmonella osteomyelitis leading to extradural abscess a case report. Indian J Med Microbiol. 2002;20:219–20.

Zahed HM, Mizanur RM, Mohammad BS. Cranial hydatid abscess. Trop Dr. 2010;40:255–6. doi:10.1258/td.2010.090454.

第5章 硬膜外脓肿

硬膜外脓肿是指在硬脑膜和颅骨之间形成的一种化脓性聚集物合并颅骨骨髓炎的概率较高。在发达国家，开颅术后感染是最常见的病因，而在发展中国家，耳鼻喉和口腔感染则为主要病因。由于与脑实质相对隔离，且感染的进展较慢，使得这些脓肿在确诊时体积往往已经很大了。生物学参数可能会升高，但并非特异。影像学是初始诊断（双凸外观）及监测治疗效果的重要工具。必须抽除脓肿以根治感染，大多数患者也可用同样的手段来治疗化脓的原发部位。硬脑膜不应打开，以避免脑膜炎或脑脓肿形成。其预后与诊断的延误和感染的严重程度有关，尤其是颅内深部并发症和广泛的颅骨骨髓炎。

流行病学和病因

颅内硬膜外脓肿是由脓液聚集于颅骨和硬脑膜之间的潜在腔隙（也被称为硬膜外间隙）形成（图5.1~图5.3）。这些病变通常是局限的，并呈双凸面（透镜）的形状。硬脑膜与颅骨之间的紧密粘连可限制硬膜外脓肿的扩大。脓肿可能与颅骨感染有关（颅骨骨髓炎），但它极少扩散到蛛网膜下隙或脑实质。

硬膜外脓肿是第三大常见的局限型颅内感染，仅次于脑脓肿和硬膜下脓肿。与其他颅内化脓性感染一样，硬膜外脓肿通常主要的感染源有以下3种：

- 直接从邻近感染部位扩散
- 术后或创伤后的直接感染
- 远处感染部位的血行播散

很多患者均有未治疗或处理不当的鼻窦炎或中耳炎病史，但先天性的皮毛窦也可能与硬膜外感染有关。

硬膜外脓肿最常见于二三十岁的男性患者，因为该类人群伴有复杂性鼻窦炎的可能性最高（图5.4、图5.5）。

临床表现

患者表现为全身感染症状，有时伴有头皮脓肿和（或）颅骨骨髓炎的局部症状。头痛是最常见的症状。

当脓肿体积增大时，会出现颅内压增高的症状，并伴有精神及局部神经功能缺损（根据疾病的部位）。

相比于硬膜下积脓，硬膜外脓肿的临床表现往往更为缓慢和隐蔽。脑脓肿或硬膜下积脓患者较少有癫痫发作，脑膜炎的症状和体征也罕见。应注意并寻找原发感染灶（特别是耳鼻咽喉等部位的感染）的症状和体征。

图5.1 硬膜外脓肿定位（图片来自Esenkaya等，经授权）

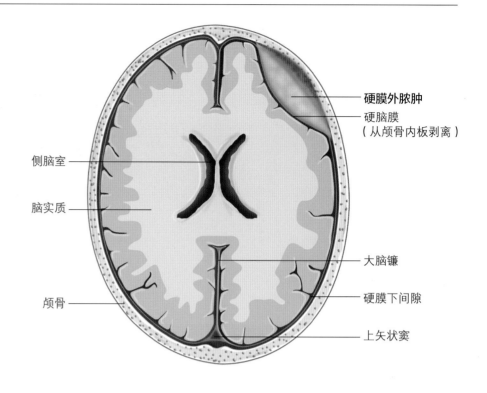

硬膜外脓肿
硬脑膜（从颅骨内板剥离）
侧脑室
脑实质
颅骨
大脑镰
硬膜下间隙
上矢状窦

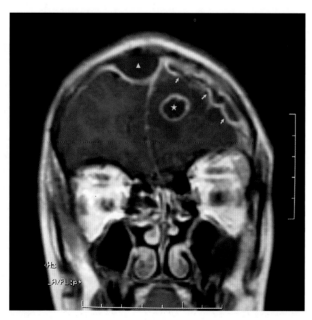

图5.2 注射钆剂后，在同一个患者颅脑冠状面MRI增强T1加权像上罕见的同时出现三种主要类型的颅内化脓性感染：脑脓肿（星号）、硬膜下积脓（箭头），以及硬膜外脓肿（三角形）（图片来自Esenkaya等，经授权）

影像学特征

在CT上，硬膜外脓肿表现为边界不清的透镜/双凸面型病变，呈低或等密度。注射对比剂后，低密度病变的内侧凸面变强化（边缘增强）（图5.6~图5.8）。小的病变可能无法看见。除非已经很大，否则硬膜外脓肿不会显著压迫脑实质。

在MRI上，病灶通常在T1加权像上呈等或低信号，T2加权像则呈高信号。弥散加权成像（DWI）的高信号提示扩散受限。钆注射后，出现增厚的脑膜强化，可用于区分化脓性与无菌性病变。表观弥散系数（ADC）图像（低信号）和磁共振波谱（MRS）（乳酸升高）可明确诊断。

实验室检查

炎症指标（C-反应蛋白、红细胞沉降率）和血常规（白细胞增多、贫血）可能有助于诊断，但缺乏特异性且表达水平易变。降钙素原指标更具特异性。

需氧菌和厌氧菌均可引起感染，常为多种细菌合并的化脓性感染。最常见的病原菌是链球菌、

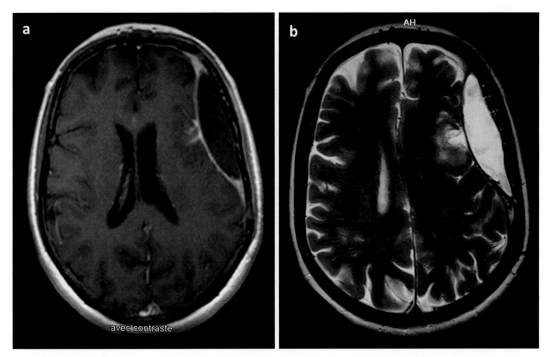

图5.3　左侧额顶部巨大硬膜外脓肿。颅脑轴位增强T_1加权像（a）和T_2加权像（b）

葡萄球菌、拟杆菌属以及梭状杆菌属。致病菌与鼻窦炎中发现的细菌种类一致。细菌培养是常用的检查手段。

治疗

外科治疗是必要的。抗菌素治疗应使用广谱抗生素以覆盖需氧和厌氧的球菌和杆菌，且能充分进入中枢神经系统和脓肿。

一般的经验性抗感染方案包括万古霉素、甲硝唑和第三代头孢菌素。针对葡糖球菌的治疗应始终要在考虑范围之内。治疗应根据病原菌药敏试验的结果来进行优化。

小的或局限的硬膜外脓肿，且无神经系统并发症的患者可以单用抗生素治疗，但多数情况下仍需要开颅钻孔来减压，进行冲洗、清创和引流。硬脑膜不要打开，以避免出现脑膜炎或深部脑脓肿。对于一些较硬含炎性肉芽肿组织的脓肿，或患者虽

经合理的静脉抗感染治疗临床症状仍未改善的，则需采用大骨瓣开颅手术。

许多患者需要同时治疗合并的鼻窦炎、口腔感染或中耳乳突炎，以便消除这些感染的原发灶。

预后

未及时进行外科手术和抗生素治疗的，其发病率和死亡率会大大升高。对于一些反复或复发的化脓性感染可能需再次手术。

密切观察及监测临床、生物学和影像学表现非常重要，可确保治疗是否有效（图5.9、图5.10）。

对大多数患者来说是可以达到临床痊愈的。预后与感染的严重程度（尤其是颅底感染和深部感染）和诊断是否延误有关。罕见有长期的后遗症（失语、癫痫、永久性神经功能障碍以及慢性骨髓炎）。

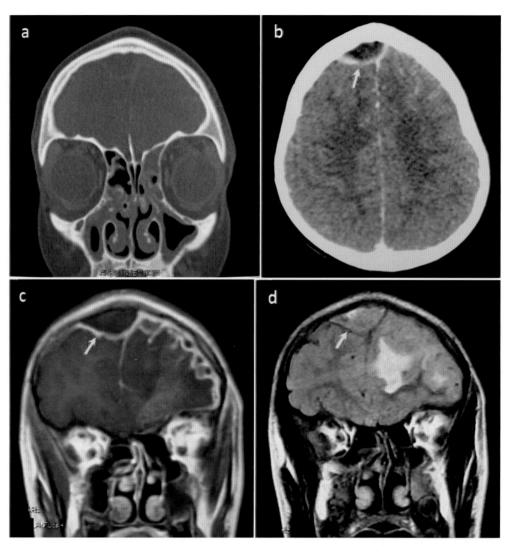

图5.4 病例5.1。男孩，硬膜外脓肿，既往有鼻窦炎处理不当病史。颌面部冠状位（a）和轴位增强CT扫描（b）显示鼻窦炎和右侧颅内硬膜外脓肿，伴有外周强化（箭头）。颅脑MR冠状位显示硬膜外脓肿位置（箭头），增强T$_1$加权像（c）和FLAIR序列（d）

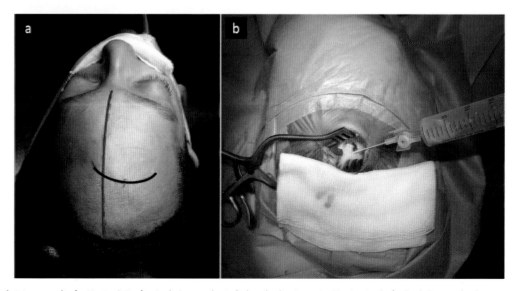

图5.5 病例5.1。术中所画的额部头皮切口（黑线）（a）和开颅钻孔硬膜外脓肿抽吸（b）

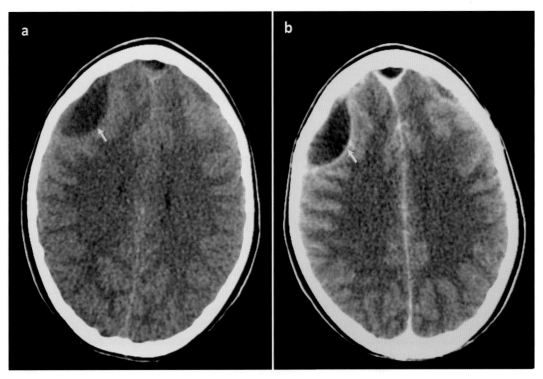

图5.6　病例5.2。颅脑轴位平扫CT（a）和增强CT（b），显示右额硬膜外一囊性病变，伴内侧囊周强化

图5.7　病例5.2。术中手术过程视图：经额开颅钻孔后抽吸硬膜外脓液

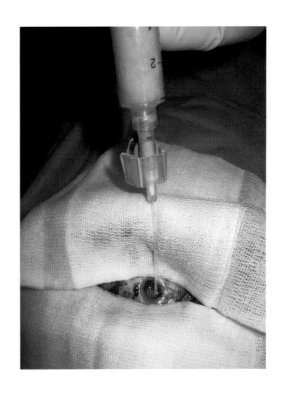

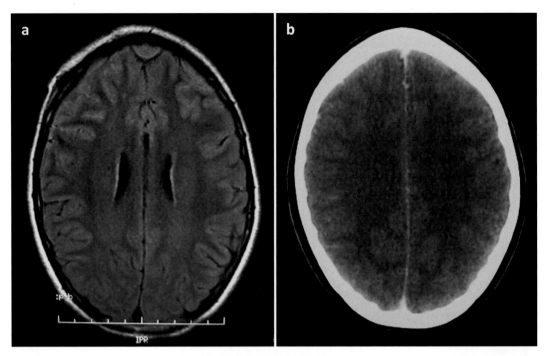

图5.8　病例5.2。术后颅脑影像学复查。颅脑MR轴位FLARI（1周后）和增强CT（1个月后）（b）

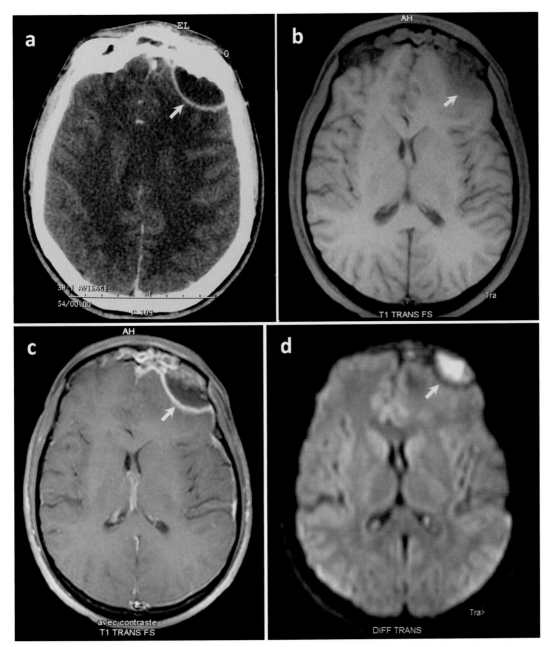

图5.9 病例5.3。青年男性，硬膜外脓肿（箭头），既往有未经治疗的额窦炎病史。颅脑轴位增强CT扫描（a），MR平扫（b）和增强（c）T₁加权像，以及弥散加权成像（d）

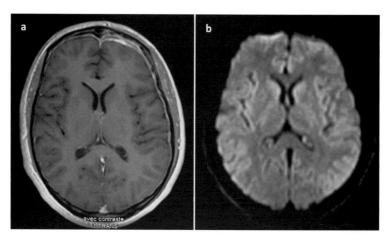

图5.10 病例5.3。术后4周颅脑MRI T₁加权增强（a）和弥散加权序列（b）轴位

（林晓宁 译 孙志刚 校）

推荐阅读

Bannon PD, McCormack RF. Pott's puffy tumor and epidural abscess arising from pansinusitis. J Emerg Med. 2011;41:616–22.doi:10.1016/j.jemermed.2008.04.050.

Bartt RE. Cranial epidural abscess and subdural empyema. Handb Clin Neurol. 2010;96:75–89. doi:10.1016/S0072-9752(09)96006-7.

Bonfield CM, Sharma J, Dobson S. Pediatric intracranial abscesses.J Inf Secur. 2015;71(Suppl 1):42–6. doi:10.1016/j.jinf.2015.04.012.

Esenkaya A, Duzgun F, Cinar C, Bozkaya H, Eraslan C, Ozgiray E,et al. Endovascular treatment of intracranial infectious aneurysms.Neuroradiology. 2016;58:277–84.

Fountas KN, Duwayri Y, Kapsalaki E, Dimopoulos VG, Johnston KW,Peppard SB, et al. Epidural intracranial abscess as a complication of frontal sinusitis: case report and review of the literature. South Med J. 2004;97:279–82.

Garin A, Thierry B, Leboulanger N, Blauwblomme T, Grevent D,Blanot S, et al. Pediatric sinogenic epidural and subdural empyema:the role of endoscopic sinus surgery. Int J Pediatr Otorhinolaryng-ol.2015;79:1752–60. doi:10.1016/j.ijporl.2015.08.007.

Gupta S, Vachhrajani S, Kulkarni AV, Taylor MD, Dirks P, Drake JM,et al. Neurosurgical management of extraaxial central nervous system infections in children. J Neurosurg Pediatr. 2011;7:441–51. doi:10.3171/2011.2.PEDS09500.

Heth JA. Neurosurgical aspects of central nervous system infections.Neuroimaging Clin N Am. 2012;22:791–9. doi:10.1016/j.nic.2012.05.005.

Kaptan H, Cakiroğlu K, Kasimcan O, KiliçC. Bilateral frontal epidural abscess. Neurocirugia (Astur). 2008;19:55–7.

Kastrup O, Wanke I, Maschke M. Neuroimaging of infections.Neuro Rx. 2005;2:324–32.Ludemann JP, Poskitt K, Singhal A. Intracranial hypertension secondary to sigmoid sinus compression by group A streptococcal epidural abscess. J Laryngol Otol. 2010;124:93–5. doi:10.1017/S0022215109990764.

Migirov L, Duvdevani S, Kronenberg J. Otogenic intracranial complications:a review of 28 cases. Acta Otolaryngol. 2005;125:819–22.Nathoo N, Nadvi SS, van Dellen JR. Cranial extradural empyema in the era of computed tomography: a review of 82 cases. Neurosurgery.1999;44:748–53.

Patel NA, Garber D, Hu S, Kamat A. Systematic review and case report: intracranial complications of pediatric sinusitis. Int J Pediatr Otorhinolaryngol. 2016;86:200–12. doi:10.1016/j.ijporl.2016.05.009.

Pradilla G, Ardila GP, Hsu W, Rigamonti D. Epidural abscesses of the CNS. Lancet Neurol. 2009;8:292–300. doi:10.1016/S1474-4422(09)70044-4.

Roos KL. Bacterial infections of the central nervous system.Contin (Minneap Minn). 2015;21:1679–91. doi:10.1212/CON.0000000000000242.

第6章 颅内硬膜下积脓

颅内硬膜下积脓是指脓液聚集在硬脑膜和蛛网膜之间（图6.1）。导致感染的病原菌种类很多，而成功进行病原菌培养是优化药物治疗的关键。相关脑膜炎的发生率不高。普遍认为所有的颅内硬膜下积脓患者都有脑膜刺激征和局灶性神经功能缺失症状。常规及生化检验参数会升高但没有特异性。影像学检查（尤其是MRI）在初步诊断（病灶表现为轴外月牙形）和观察疗效时非常重要（图6.2、图6.3）。抗生素治疗和经典的脑脓肿疗法相同。硬膜下积脓为外科急症，一旦诊断明确，必须立即开颅手术清除脓肿。一并清除原发感染灶。硬膜下积脓比硬膜外脓肿更严重和致命。最重要的后遗症包括持续性癫痫和遗留偏瘫。相关脑静脉梗死会导致死亡。

流行病学和病因

硬膜下积脓指脓性物聚集在硬膜下腔（硬脑膜和蛛网膜之间），导致相邻脑组织发生炎症和水肿、感染性血栓性静脉炎、静脉梗死，可以迅速发展到蛛网膜下隙和脑实质。

硬膜下积脓最常见的感染源主要来自化脓性鼻窦炎、中耳炎/乳突炎或牙源性感染的直接蔓延（图6.4、图6.5）。儿科患者的细菌性脑膜炎会引起硬膜下积脓。硬膜下积脓是开颅术后或创伤后少见的感染并发症，但这种化脓性疾病常继发于慢性硬膜下血肿（见第21章）。

硬膜下积脓和硬膜外脓肿一样，最常出现在20~30岁的男性，与发生耳鼻喉感染并发症概率最高的人群一致。

临床表现

这种经典的暴发型感染性疾病临床表现比颅内硬膜外脓肿更严重一些。由占位效应、脑和脑膜的炎症反应、大脑静脉和（或）硬脑膜静脉窦的血栓性静脉炎引起相关症状。头痛、发热、颈项强直（假性脑膜炎）和癫痫常见。局灶性神经功能缺失因病变的大小和位置不同而不同。通常认为所有的颅内硬膜下积脓患者都有脑膜刺激征和局灶性神经功能缺失（图6.6、图6.7）。

症状和体征常提示原发感染灶（尤其是耳鼻喉的感染）。

影像学特征

CT扫描一般表现为大脑半球表面或沿大脑镰的新月形低密度影，伴灰白质交界处和中线结构的移位。这和脓肿的位置有关。一般情况下，水肿引起的占位效应比硬膜下积脓更甚。注射造影剂后，脓肿边缘分界明显，尤其是沿着软脑膜表面的内侧缘。然而，有时候硬膜下积脓CT扫描不显影，最好的神经影像学检查是MRI（图6.8~图6.11）。

MRI T_1 加权像表现为脑外的等信号或低信号，

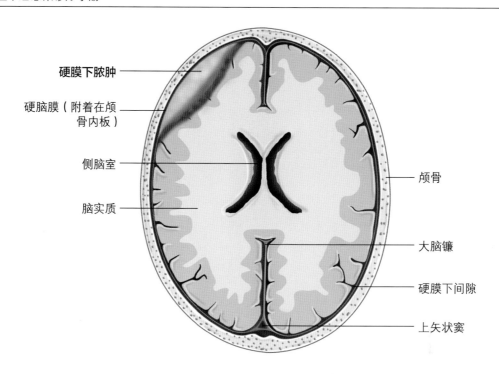

硬膜下脓肿

硬脑膜（附着在颅骨内板）

侧脑室

脑实质

颅骨

大脑镰

硬膜下间隙

上矢状窦

图6.1　硬膜下积脓的定位

T_2加权像为高信号占位影。

在弥散加权成像（DWI）上为高信号，表明弥散受限（高信号）。钆剂造影后，增厚的硬脑膜强化，可以区分脓液和无菌性积液。表观弥散系数（ADC）成像（低信号）和核磁波谱（MRS）（乳酸升高）可以明确诊断。脑水肿、脑炎、静脉梗死、占位效应以及脑脓肿MRI比CT扫描更容易显影。

核磁静脉血管成像（MRV）可以显示潜在的脑血管并发症，特别是硬脑膜静脉血栓形成。

脑电图可能显示小范围的异常，有助于排除大范围的颅内病变，如脑炎。

实验室检查

炎性指标（C-反应蛋白、红细胞沉降率）和血细胞计数（白细胞增多、贫血）有助于诊断，但是不特异、变异大。降钙素原特异性较高。

硬膜下脓肿的病原体可能是细菌（需氧菌或厌氧菌）、真菌或结核杆菌。特殊病原体的详细信息见"治疗"。常常是多种微生物的化脓性感染。最常见的单个病原菌是链球菌、葡萄球菌、类杆菌属和梭菌属。这些微生物与副鼻窦感染中的细菌种类相似。病原菌培养阴性并不罕见。流感嗜血杆菌和肺炎链球菌可能是造成婴幼儿化脓性脑膜炎后感染的原因。血培养阳性少见。

一般不建议行腰椎穿刺，因为可能存在颅内高压以及有脑疝的风险。通常只有脑膜炎才能培养出病原体。

治疗

抗生素治疗与经典的脑脓肿治疗方案相似，通常使用第三代头孢菌素和甲硝唑（有时加用万古霉素和阿米卡星）至少8周。几乎所有患硬脑膜下积脓的患者都需要手术治疗，缓解颅内压，引流脓性分泌物，鉴别致病菌。手术方式包括钻孔引流、大脑镰旁或小脑幕深部积脓立体定向引流和开颅冲

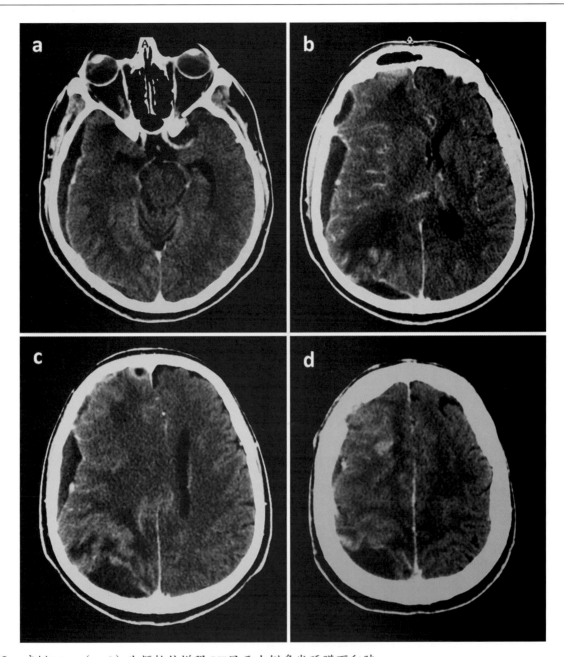

图6.2 病例6.1。（a~d）头颅轴位增强CT显示右侧多发硬膜下积脓

洗清除引流（图6.12~图6.17）。

在疾病早期，脓性物多为液态，可能更易于钻孔引流。随着时间的推移，脓肿会出现分隔，必须开颅手术。可能需要多次手术操作。一些梗阻性脑积水患者需要留置脑室外引流避免脑脊液循环障碍。随着时间的推移，逐渐退出直至拔除脑脊液引流或行分流术替代（脑脊液没有感染时）。糖皮质激素的使用尚有争议，可能对继发脑水肿导致颅内压升高的患者有效。

预后

与硬膜外脓肿相比，硬膜下脓肿更加严重、致命。最严重的后遗症包括持续性癫痫和遗留偏瘫。死亡与脑静脉梗死有关。

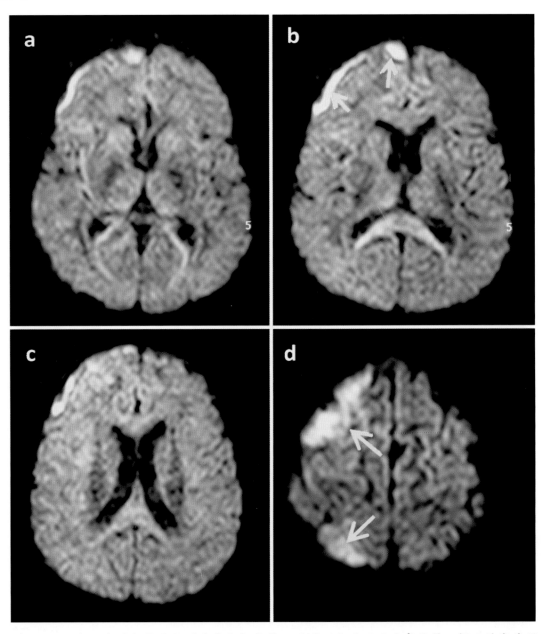

图6.3 病例6.1。（a~d）头颅轴位核磁弥散加权成像。硬膜下积脓显示为高信号，提示弥散受限（高信号）（箭头）

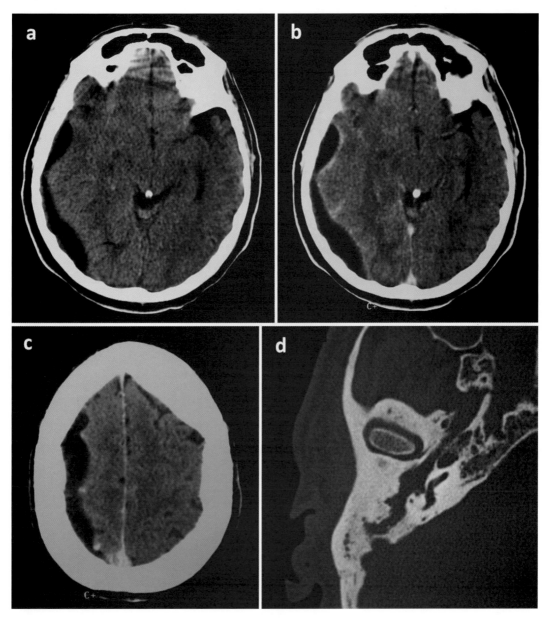

图6.4 病例6.2。头颅轴位增强CT显示右侧硬膜下积脓（a~c）。在头颅轴位CT骨窗上可以看到该患者合并同侧的慢性中耳炎（d）

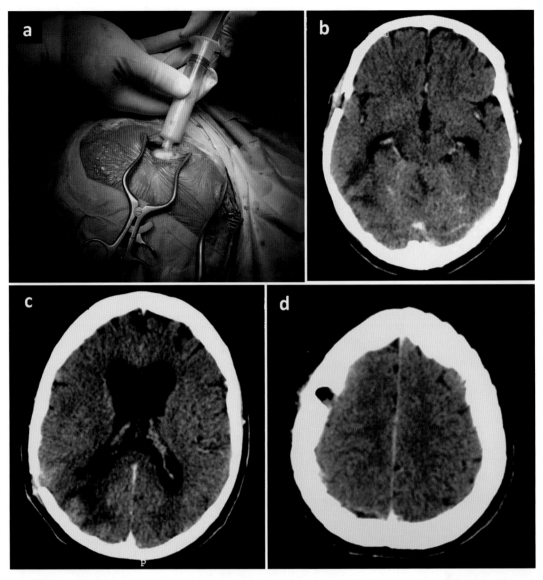

图6.5 病例6.2。术中通过两处钻孔引流硬膜下脓性物（a）。术后1个月头颅轴位增强CT（b~d）

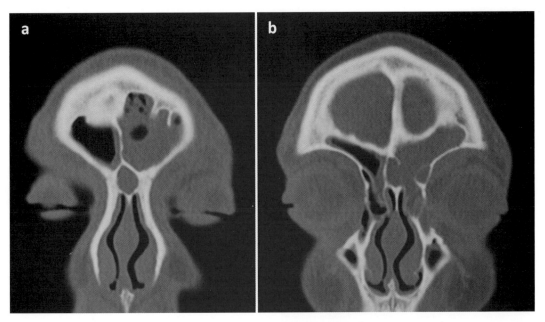

图6.6 病例6.3。一例24岁男性长期难治性鼻窦炎患者的颅面部冠状位CT（a、b）

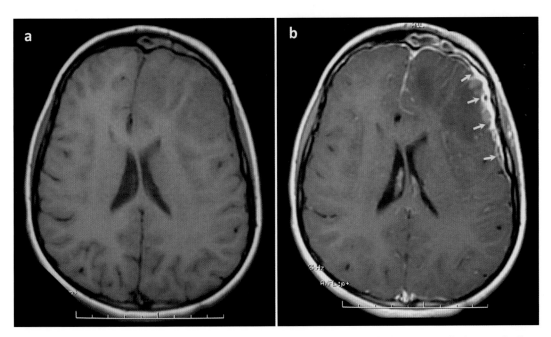

图6.7 病例6.3。该患者很快出现脑膜脑炎症状。头颅MR轴位平扫（a）和增强（b）T₁加权像显示左侧少量硬膜下积脓，合并硬脑膜炎和相邻脑组织水肿。增厚的硬脑膜强化明显（箭头）

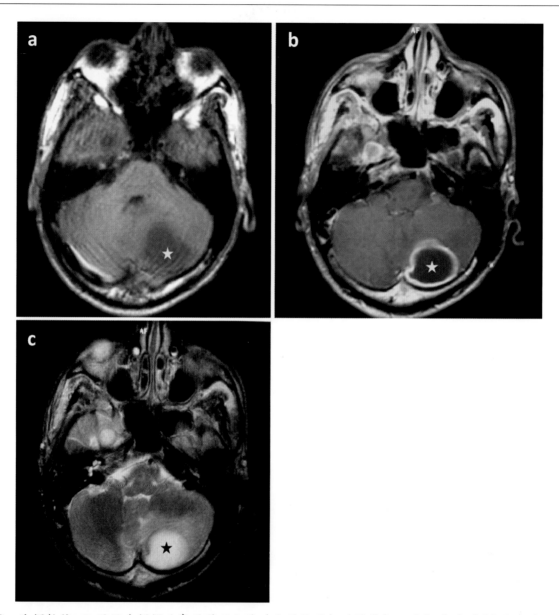

图6.8　头颅轴位MR显示左侧颅后窝硬膜下积脓（小脑凸面）（星号），平扫（a）和增强（b）T_1加权像以及T_2加权像（c）显示脓肿的形状

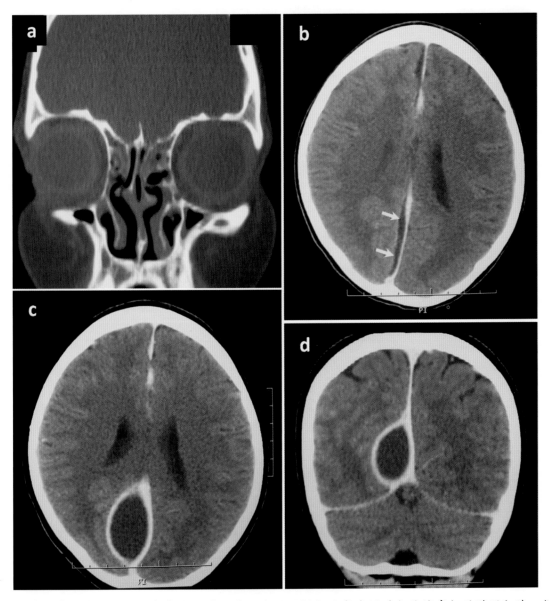

图6.9　患者14岁，女性，既往鼻窦炎规范治疗后出现两侧大脑半球间（大脑镰旁）硬膜下积脓。颅面部冠状位CT（a）和头颅轴位增强CT（b）。这例硬膜下积脓（箭头）最初使用广谱抗生素经验性治疗，但1周后患者的临床症状恶化。复查头颅CT（c、d）提示脓肿体积增大，于是行手术引流

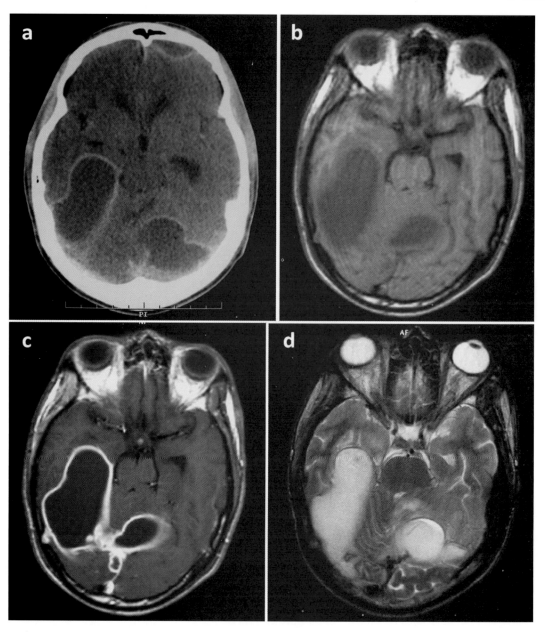

图6.10 病例6.4。轴位增强CT（a）、平扫（b）和增强（c）T_1加权像、T_2加权像（d）显示幕上（右侧）和幕下（左侧）多发硬膜下积脓，和脑内脓肿相似

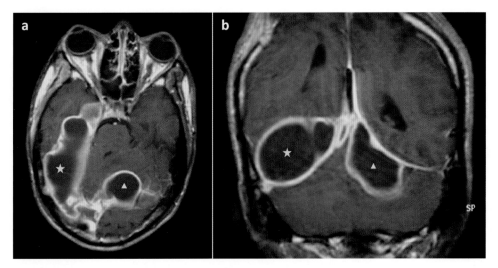

图6.11　病例6.4。轴位（a）和冠状位（b）MR增强T₁加权像显示幕上大脑镰旁（星号）和幕下（三角形）多发硬膜下积脓

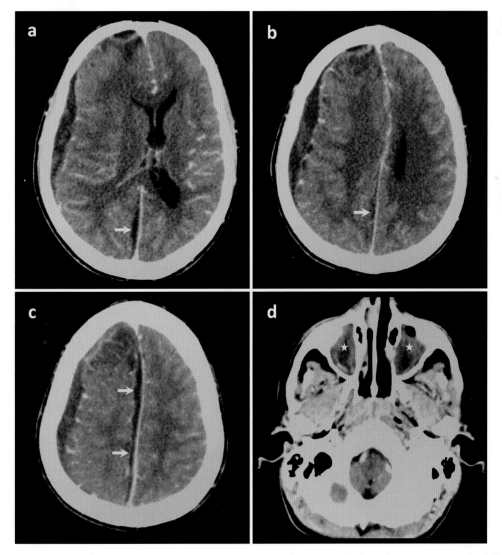

图6.12　病例6.5。（a～d）头颅轴位增强CT显示右侧额顶部和大脑半球间广泛硬膜下积脓（箭头），可见双侧上颌窦炎（星号）

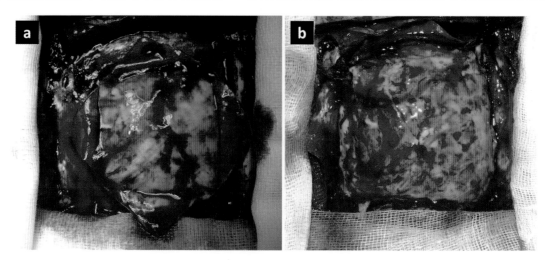

图6.13 病例6.5。术中打开硬脑膜后见硬膜下积脓（凸面）（a），冲洗、仔细清除（b）

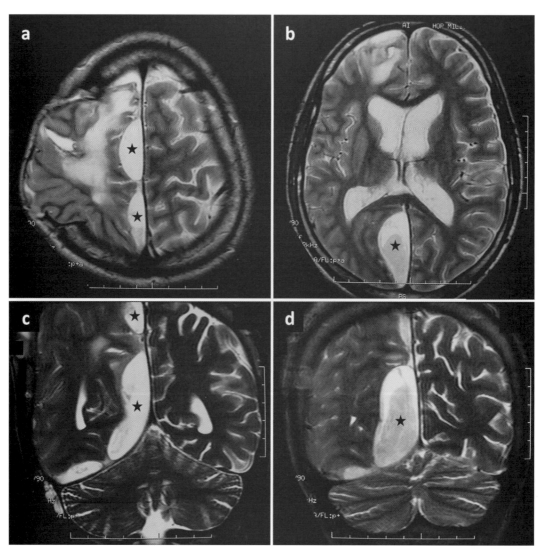

图6.14 病例6.6。额顶部硬膜下积脓患者术后（骨瓣去除）2周，轴位（a、b）和冠状位（c、d）头颅 T_2 加权像。发展为大脑半球间多发硬膜下积脓（星号）

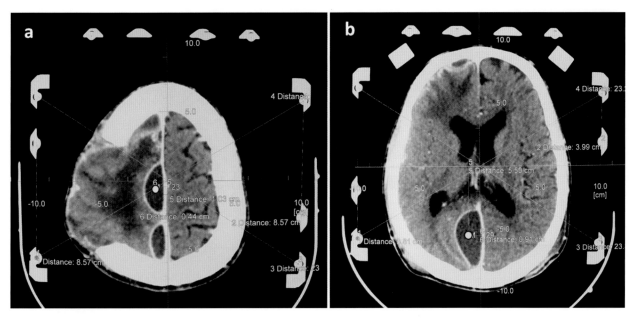

图6.15　病例6.6。（a、b）头颅轴位增强CT显示对该患者进行术前规划立体定向导航抽吸/引流硬膜下积脓（Radionics Cosman Roberts Wells CRW*框架）。黄点显示为穿刺目标

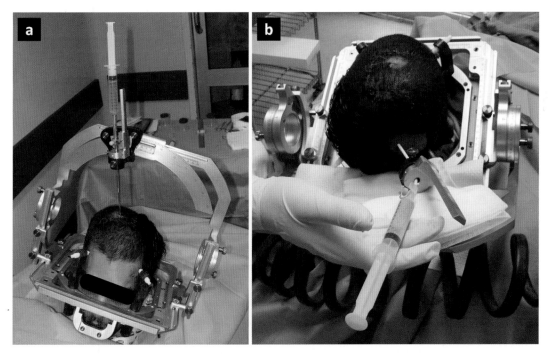

图6.16　病例6.6。右侧大脑半球间硬膜下积脓立体定向抽吸术中前部（a）和后部（b）照片。局部麻醉下缓慢抽吸，可以看到注射器中的脓液。右顶部原位留置一细软硅胶管（b）

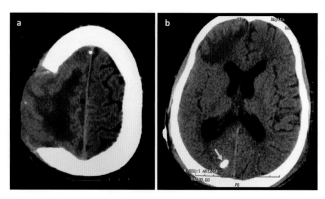

图6.17　病例6.6。（a、b）术后头颅CT显示脓性积液好转。可见引流管影（箭头）（b）

（杨　凯译 节　翔校）

推荐阅读

Akhaddar A, Elmostarchid B, Boucetta M. Primary subdural empyema after spontaneous vaginal delivery. Surg Infect. 2009;10:363–4.doi:10.1089/sur.2008.087.

Banerjee AD, Pandey P, Ambekar S, Chandramouli BA. Pediatric intracranial subdural empyema caused by mycobacterium tuberculosis–a case report and review of literature. Childs Nerv Syst.2010;26:1117–20. doi:10.1007/s00381-010-1157-3.

Barrs VR, Nicoll RG, Churcher RK, Beck JA, Beatty JA. Intracranial empyema: literature review and two novel cases in cats. J Small Anim Pract. 2007;48:449–54.

Bartt RE. Cranial epidural abscess and subdural empyema. Handb Clin Neurol. 2010;96:75–89. doi:10.1016/S0072-9752(09)96006-7.

Bockova J, Rigamonti D. Intracranial empyema. Pediatr Infect Dis J. 2000;19:735–7.

French H, Schaefer N, Keijzers G, Barison D, Olson S. Intracranial subdural empyema: a 10-year case series. Ochsner J. 2014;14:188–94.

Garin A, Thierry B, Leboulanger N, Blauwblomme T, Grevent D,Blanot S, et al. Pediatric sinogenic epidural and subdural empyema:the role of endoscopic sinus surgery. Int J Pediatr Otorhinolaryngol.2015;79:1752–60. doi:10.1016/j.ijporl.2015.08.007.

Gupta S, Vachhrajani S, Kulkarni AV, Taylor MD, Dirks P, Drake JM, et al. Neurosurgical management of extraaxial central nervous system infections in children. J Neurosurg Pediatr. 2011;7:441–51. doi:10.3171/2011.2.PEDS09500.

Jim KK, Brouwer MC, van der Ende A, van de Beek D. Subdural empyema in bacterial meningitis. Neurology. 2012;79:2133–9.doi:10.1212/WNL.0b013e3182752d0e.

Legrand M, Roujeau T, Meyer P, Carli P, Orliaguet G, Blanot S. Paediatric intracranial empyema: differences according to age.Eur J Pediatr. 2009;168:1235–41. doi:10.1007/s00431-008-0918-4.

Mat Nayan SA, Mohd Haspani MS, Abd Latiff AZ, Abdullah JM,Abdullah S. Two surgical methods used in 90 patients with intracranial subdural empyema. J Clin Neurosci. 2009;16:1567–71. doi:10.1016/j.jocn.2009.01.036.

Nathoo N, Nadvi SS, Gouws E, van Dellen JR. Craniotomy improves outcomes for cranial subdural empyemas: computed tomographyera experience with 699 patients. Neurosurgery. 2001;49:872–7.

Nickerson JP, Richner B, Santy K, Lequin MH, Poretti A, Filippi CG,et al. Neuroimaging of pediatric intracranial infection – part 1: techniques and bacterial infections. J Neuroimaging. 2012;22:e42–1. doi:10.1111/j.1552-6569.2011.00700.x.

Patel NA, Garber D, Hu S, Kamat A. Systematic review and case report: intracranial complications of pediatric sinusitis. Int J Pediatr Otorhinolaryngol. 2016;86:200–12. doi:10.1016/j.ijporl.2016.05.009.

Stephanov S, Sidani AH. Intracranial subdural empyema and its management.

A review of the literature with comment. Swiss Surg.2002;8:159–63.

第7章 外伤性脑膜炎

硬脑膜撕裂和脑脊液（cerebrospinal fluid，CSF）漏是外伤性脑膜炎的主要危险因素。颅底和鼻窦骨折是造成暂时性或持续性脑脊液漏的潜在危险因素，头颅的穿通伤伴有硬脑膜撕裂也会增加罹患脑膜炎的风险。迟发性脑膜炎一般在外伤后2周内的发病率较高，因此我们要注意早期与迟发型脑膜炎的鉴别。脑膜炎临床表现多样，大多数患者表现为头痛、发热、颈强直和精神状态的改变。仔细询问病史和临床评估对于早期识别脑脊液漏是非常重要的。尽管其他的实验室检查和影像学结果也是有益的，脑脊液革兰染色和培养是明确脑膜炎病因的重要手段。根据脑脊液细菌培养及药物敏感性实验结果，选择敏感的抗生素行静脉抗菌治疗。治疗顽固性脑脊液漏可以采用保守治疗、脑脊液外引流和修补手术（开颅手术或内镜手术）。经过积极合理地治疗，外伤性脑膜炎可无任何后遗症发生，但如果被忽视，往往会造成严重的并发症，成为脑外伤致死和致残的重要原因。

流行病学和病因

创伤性头外伤后脑膜炎并不常见，发病率低于2%。但是，当合并脑脊液漏存在时，其发病率明显增加。硬脑膜撕裂和脑脊液漏是脑膜炎发生的主要危险因素，因为病原菌很容易通过该渠道进入蛛网膜下隙。

颅底、眼眶和（或）鼻窦的骨折都有可能继发暂时性或持续性脑脊液漏。穿通性（开放性）头部外伤伴硬脑膜撕裂伤也会增加脑膜炎的发生几率，穿通伤可由高速弹射引起，也可由低速的物体引起。

脑膜炎可在头颅外伤后立即发生，也可以推迟至数月或数年后发生。不过，大多数脑膜炎的诊断是在外伤后2周内。

临床表现

外伤性脑膜炎的症状和体征变化多样，大多数患者表现为头痛、发热、畏光、颈强直和精神状态改变（意识障碍）。仔细询问病史和临床评估对于发现脑脊液漏是非常重要的，特别是有清亮的分泌物从鼻（鼻漏）或耳（耳漏）活动性流出时（图7.1、图7.2）。

新发的颅脑外伤患者，血液和脑脊液混合在一起会干扰脑脊液漏的诊断。当和单纯出血难以鉴别时，可将流出的液体滴在滤纸上，如果很快看到血迹周围有一圈被水湿润的环形红色"晕征"，即可确定混有脑脊液。然而，"晕征"也可能是假阳性结果。这时，Valsalva动作成为简单、快捷、有效的临床检查手段。

重型颅脑损伤或意识障碍患者，识别脑脊液漏和脑膜炎可能更加艰难（图7.3、图7.4）。

影像学特征

轴位CT扫描可以显示颅内积气，但是对于确定漏口位置，其准确性不高（图7.5~图7.7）。薄层CT扫描联合矢状位和冠状位成像并重建可以明

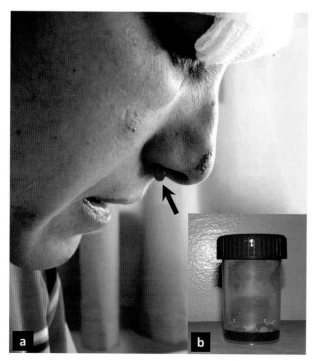

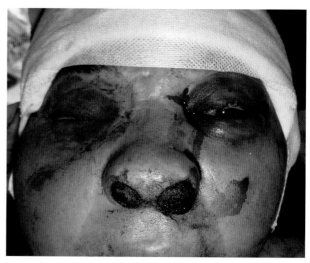

图7.3 病例7.2。颅面部钝性损伤患者的临床照片。可见眼眶周围瘀斑、面部水肿和前鼻孔填塞物以防严重鼻出血

图7.1 病例7.1。（a）患者颅面部外伤后可见颅前窝脑脊液鼻漏（箭头）。（b）收集血性脑脊液，盛放于常规无菌容器，送实验室检查

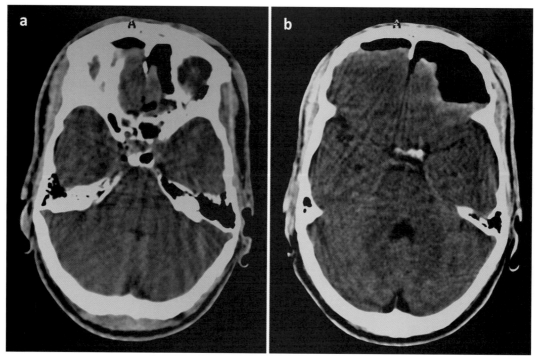

图7.2 病例7.1。（a，b）头颅轴位CT扫描显示颅内前部积气（外伤性颅内积气）

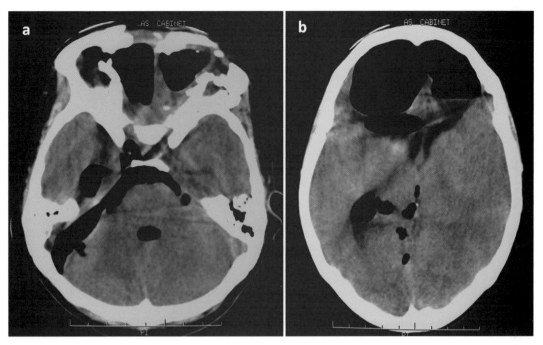

图7.4 病例7.2。（a，b）轴位CT扫描显示多发的颅眶骨折和广泛性脑内积气，该患者发生创伤性细菌性脑膜炎

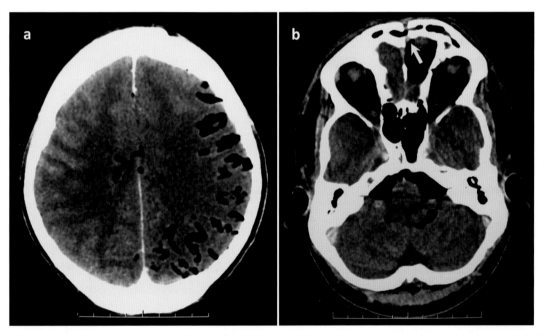

图7.5 （a，b）轴位CT扫描显示头外伤所致细菌性脑膜炎。可见上矢状窦旁以及脑叶凸面积气影，并可见额窦骨折（箭头）

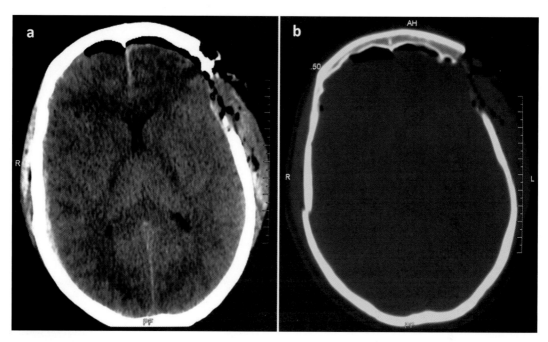

图7.6 头颅轴位CT扫描的脑组织窗（a）和骨窗（b）显示左额部开放性颅骨骨折，可见额叶凸面创伤性脑水肿和积气影

确颅骨缺口部位。MRI不能很好地显示颅前窝或颅中窝的骨缺损，但是MR脑池造影有助于脑脊液漏的定位诊断，多数可见在蛛网膜下隙与鼻窦之间的柱状脑脊液样T$_2$像高信号。

CT脑池造影也是明确脑脊液漏漏口位置的一种有效的检查方式，它常可显示对比剂通过骨缺损外渗并引流到鼻窦。放射性核素脑池造影对于明确颅底脑脊液漏和定位也是有帮助的。

实验室检查

腰椎穿刺抽取脑脊液化验检查示蛋白含量增高，糖含量降低。脑脊液革兰染色和培养对于明确脑膜炎的致病菌非常重要。肺炎链球菌是外伤性脑膜炎最常见的致病菌（50%~70%），其他细菌包括金黄色葡萄球菌、链球菌和某些革兰染色阴性菌（如大肠埃希菌、铜绿假单胞菌、肺炎克雷伯菌、流感嗜血杆菌和脑膜炎奈瑟菌）。感染暴发后常见包括厌氧菌在内的多菌种感染。

脑脊液培养阴性并不罕见，部分是由于预防性使用抗生素所致。血培养有助于发现肺炎链球菌感染。

为了证实脑脊液漏的存在，鼻腔或外耳道外漏脑脊液中β 2转铁蛋白和β –示踪蛋白是最好的实验室检查项目。

治疗

治疗方法主要是使用针对革兰阳性菌和革兰阴性菌、有良好的脑脊液渗透性的广谱抗生素。一般来说，初始的抗生素选择建议包括第三代头孢菌素联合万古霉素。一旦药敏结果出来后，就要根据实验结果选择敏感抗生素。抗生素的使用时间持续到脑脊液无菌后1~2周。

持续脑脊液漏的患者需要卧床休息、补液、药物应用（可以选择糖皮质激素或乙酰唑胺）、腰椎穿刺抽吸、脑脊液外引流，甚至手术修补。开颅手术或内镜手术可以修补发现的漏口，术中使用鞘内注射荧光素有助于发现和证实漏口的位置。在手术过程中，将移植物放置于颅底漏口位置（图7.8、图7.9）。

某些患者，脑脊液漏可以自愈或经过治疗脑

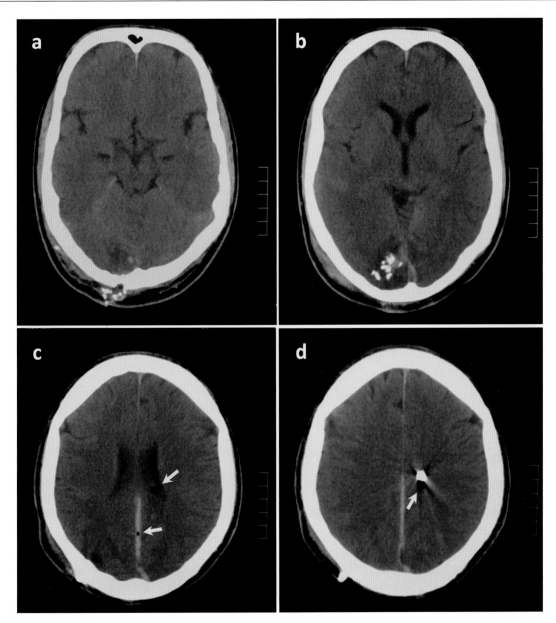

图7.7 （a~d）颅脑穿透伤患者的头颅轴位CT扫描（右枕开放性颅脑损伤）。如图可见脑实质内的气体影（箭头）

膜炎而缓解，但迁延性脑脊液漏和（或）脑膜炎复发的概率明显增加。

预防性使用抗生素对于预防脑膜炎是无效的，抗生素可能会筛选出毒力和抵抗力更强的微生物而致感染。

预后

外伤性脑膜炎有很多潜在并发症，如肺炎、嗅觉丧失、癫痫发作、精神发育迟滞、脑积水以及

其他重要的神经功能缺损，死亡并不罕见。

复发性脑膜炎患者必须评估颅内外有无异常的通道，有无先天性解剖缺陷。

预后取决于患者的一般健康状况、颅内及全身合并损伤、有无诊断延迟、患者年龄及对治疗的反应等。

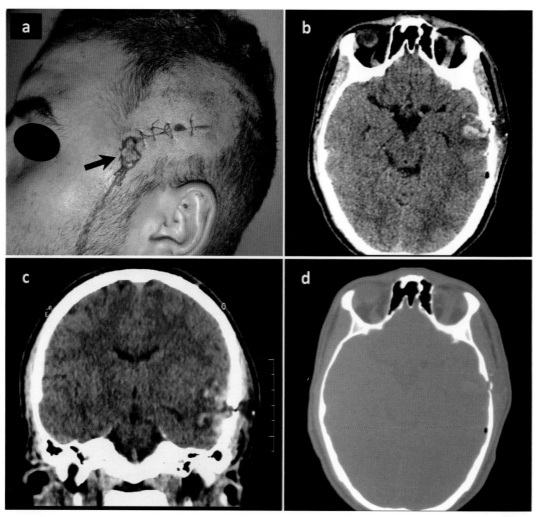

图7.8 斧柄所致暴力性左颞部颅脑损伤。临床照片（a）显示颞部伤口处脑组织外溢（箭头），轴位（b）和冠状位（c）CT脑组织窗扫描，轴位CT骨窗扫描（d）

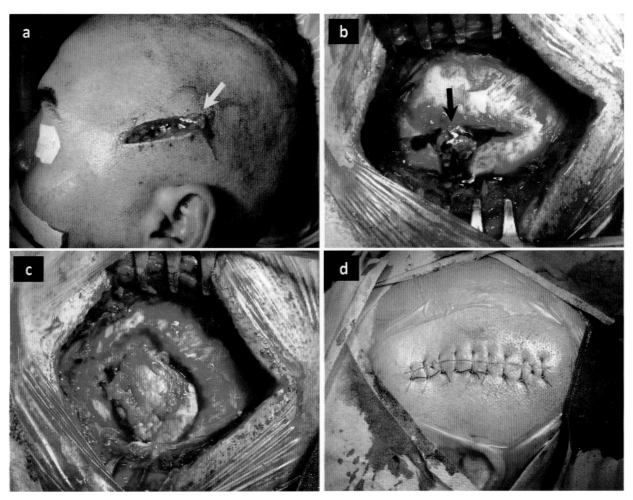

图7.9 病例7.3。手术视野观。伤口清洗，扩大，充分暴露颅骨（a，b）。取下骨瓣，清创，清除血肿，取出碎骨片，止血，严密缝合硬脑膜，移植头皮缝合伤口（c，d）

（杨建凯 译 孙志刚 校）

推荐阅读

Akhaddar A, Belfquih H, Bourazza A, Boucetta M. Massive pneumocephalus with delayed meningitis. Headache. 2011;51:602–3. doi:10.1111/ j.1526-4610.2010.01747.x.

Akhaddar A, Gazzaz M, Elmostarchid B, Boucetta M. Post-traumatic cerebrospinal fluid rhinorrhea revealing an asymptomatic pituitary adenoma. Otolaryngol Head Neck Surg. 2007;136:1019–20.

Baltas I, Tsoulfa S, Sakellariou P, Vogas V, Fylaktakis M, Kondodimou A.Posttraumatic meningitis: bacteriology, hydrocephalus, and outcome. Neurosurgery. 1994;35:422–6.

Chen XL, Jiang L. Recurrent bacterial meningitis caused by an occult basilar skull fracture. World J Pediatr. 2011;7:179–81. doi:10.1007/s12519-010-0215-y.

Darouassi Y, Mliha Touati M, Chihani M, Akhaddar A, Ammar H, Bouaity B. Spontaneous cerebrospinal fluid leak of the sphenoid sinus mimicking allergic rhinitis, and managed successfully by a ventriculoperitoneal shunt: a case report. J Med Case Rep.2016;10:308. doi:10.1186/s13256-016-1107-0.

Gumussoy M, Ugur O, Cukurova I, Uluyol S. Recurrent meningitis and frontal encephalocele as delayed complications of craniofacial trauma. J Craniofac Surg. 2014;25:529–30. doi:10.1097/SCS.0000000000000690.

Kallel H, Chelly H, Ghorbel M, Bahloul M, Ksibi H, Rekik N, et al.Posttraumatic meningitis: incidence, bacteriology, and outcomes.Neurochirurgie. 2006;52:397–406.

Matschke J, Tsokos M. Post-traumatic meningitis: histomorphological findings, postmortem microbiology and forensic implications.Forensic Sci Int. 2001;115:199–205.

Mantur M, Łukaszewicz-Zając M, Mroczko B, Kułakowska A,Ganslandt O, Kemona H, et al. Cerebrospinal fluid leakage –reliable diagnostic methods. Clin Chim Acta. 2011;412:837–40. doi:10.1016/j.cca.2011.02.017.

Ratilal BO, Costa J, Pappamikail L, Sampaio C. Antibiotic prophylaxis for preventing meningitis in patients with basilar skull fractures. Cochrane Database Syst Rev. 2015;28:CD004884.doi:10.1002/14651858.CD004884.pub4.

Schoentgen C, Henaux PL, Godey B, Jegoux F. Management of post-traumatic cerebrospinal fluid (CSF) leak of anterior skull base:10 years experience. Acta Otolaryngol. 2013;133:944–50. doi:10.3109/00016489.2013.793821.

Taha JM, Haddad FS, Brown JA. Intracranial infection after missile injuries to the brain: report of 30 cases from the Lebanese conflict.Neurosurgery. 1991;29:864–8.

Tebruegge M, Curtis N. Epidemiology, etiology, pathogenesis, and diagnosis of recurrent bacterial meningitis. Clin Microbiol Rev.2008;21:519–37. doi:10.1128/CMR.00009-08.

Yaldiz C, Ozdemir N, Yaman O, Seyin İE, Oguzoglu S. Intracranial repair of posttraumatic cerebrospinal fluid rhinorrhea associated with recurrent meningitis. J Craniofac Surg. 2015;26:170–3. doi:10.1097/SCS.0000000000001181.

Wilberger JE Jr. Posttraumatic infectious complications. In: Hall WA,McCutcheon IE, editors. Infections in neurosurgery. Park Ridge:The American Association of Neurological Surgeons; 2000.p. 173–80.

第8章　脑脓肿

脑脓肿是指脑实质内局灶性脓性集合，是中枢神经系统严重感染的表现。脑实质可受到多种微生物感染，主要是细菌感染。感染性病原体可通过多种途径到达脑组织，但有时其来源并不清楚。大部分临床症状并非由感染的系统损害引起，而是与占位病变在脑实质内的大小、位置以及病原体的毒力有关。生物学表现必须始终与临床和影像资料相结合。在初期诊断和治疗结果的监控中，CT和MR起到重要的作用。其治疗手段包括单一的抗生素治疗、抗生素治疗联合立体定向引流和神经外科手术。现在，多数患者具有良好的预后，致死率也在下降，但是预后取决于患者总体健康状况，脓肿的数量、大小和部位，诊断是否及时以及其对治疗的敏感性等。

流行病学和病因

脑脓肿是颅脑化脓性集合，是中枢神经系统最严重的感染之一，表现为一个可引起局部神经功能缺失的占位病损，缺失症状与病损所在的部位有关。男性脑脓肿的发病率高于女性，20~40岁更多见。

脑脓肿最主要的来源（尤其是发展中国家）是邻近组织的感染。鼻窦化脓性炎症、中耳炎/上颌窦炎以及牙源性感染是最常见的致病因素。在血液传播途径上，肺和心脏是最主要的来源（肺脓肿、支气管扩张、脓胸、先天性紫绀型心脏病、肺动静脉瘘或感染性心内膜炎）。25%的病例不能找到明确的感染源，被认为由不明原因引起的。由颅脑创伤（开放性颅骨骨折或颅脑穿通伤）引起的颅内化脓性感染并不常见。脑脓肿亦是神经外科术后不常见但众所周知的并发症之一。

免疫功能低下状态（HIV感染、恶病质、移植受体、中性粒细胞减少症）是引起颅内感染发生的一个重要的诱因。

临床表现

脑脓肿常见的症状包括头痛、意识混乱、局部或全身癫痫发作、恶心呕吐以及部分运动、感觉或语言功能障碍。绝大多数临床症状不是由感染的全身反应引起的，而是与该占位病损在脑实质内的大小、位置以及病原体的毒力有关。当病损侵犯及大脑皮质时可出现脑膜刺激症状。发热不一定持续出现。典型的头痛、发热及局部神经功能缺失三联征并不常见。

脑脓肿的病程是较长的，但是有时也能迅速危及生命。免疫功能低下的脑脓肿患者可能因为炎性反应降低而被忽视。

由此可见，我们应询问既往史以检查任何致病诱因，进行耳鼻喉科以及常规的临床检查。

影像学特征

神经影像学特征取决于脑脓肿形成的阶段（图8.1）：

● 脑炎早期（0~3天）

图8.1 脑脓肿形成的不同阶段

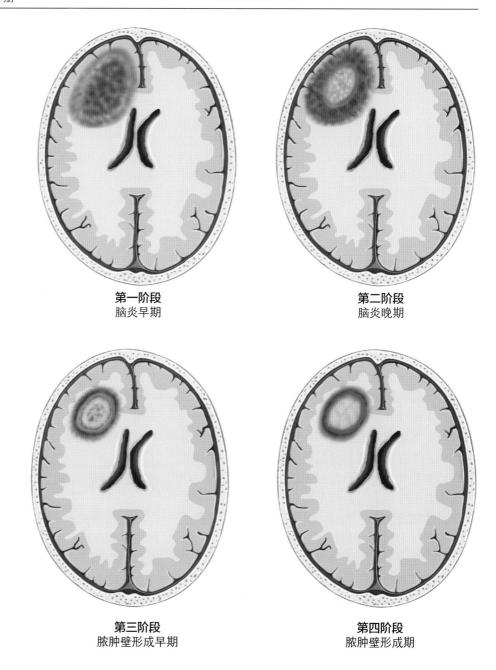

第一阶段
脑炎早期

第二阶段
脑炎晚期

第三阶段
脓肿壁形成早期

第四阶段
脓肿壁形成期

- 脑炎晚期（4~9天）
- 脓肿壁形成早期（10~14天）
- 脓肿壁形成期（大于2周）

平扫CT常表现为均质、低密度肿块，注入造影剂后呈环形强化以及广泛的周边脑组织水肿（图8.2~图8.4）。

MRI更敏感，脑脓肿在T_1加权像上表现为均质、低强度或者等强度信号，在T_2加权像上表现为高强度信号，注入造影剂钆后呈环形强化（图8.5~图8.7）。

CT和MRI均能可靠地将脑脓肿从那些引起环形强化的病损中区分出。我们可以用"MAGICAL DR"这个词表（表8.1）来缩记神经影像学中最常见出现环形强化的病损。

弥散加权成像（DWI）受到限制（白箭头）、弥散系数（ADC）下降（低信号）以及MR波谱（MRS）（乳酸和甘油磷酰胆碱升高）常支持脑脓肿的诊断。

另外，现代影像手段可能有助于诊断颅面部感染的主要来源。

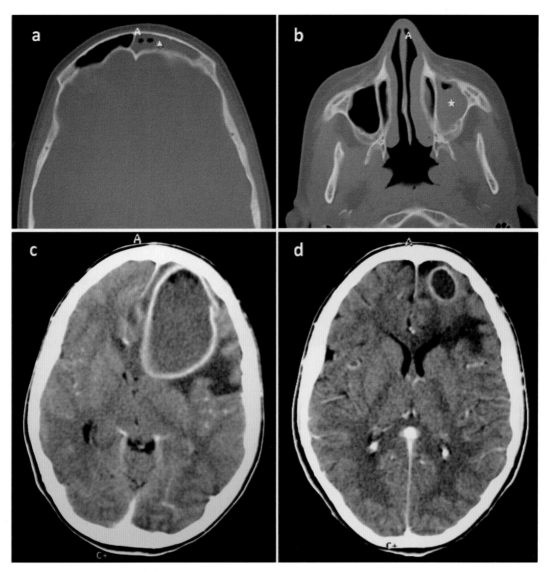

图8.2　一位23岁男性患者患有鼻旁窦炎，未接受适当治疗，其额叶出现一个巨大的脑脓肿。颅脑CT平扫显示额窦炎（三角形）（a）及上颌窦炎（五角形）（b）。脓肿引流术前（c）和术后（d）的增强CT对照

实验室检查

　　脑脓肿可由细菌（需氧菌或者厌氧菌）、真菌或分枝杆菌感染引起，常被发现是多种微生物感染（见本章"治疗"）。最常见的单一病原体有链球菌、葡萄球菌、拟杆菌属以及梭杆菌属，它们也是引起鼻窦感染的细菌种类。培养阴性并不少见。

　　血液检查时可出现白细胞增多以及一些感染指标出现异常，比如C–反应蛋白和红细胞沉降率。但是无需积极地去进行血培养。

　　脑脓肿时通常不建议行腰椎穿刺，因为这时可能存在颅内高压，腰椎穿刺有增加脑疝的风险。

　　组织病理学可通过发现多核形白细胞或巨噬细胞浸润，证实坏死和脓肿壁（图8.8~图8.10）。组织病理学也有助于诊断某些特定病原体引起的感染，如分枝杆菌、真菌和寄生虫等。

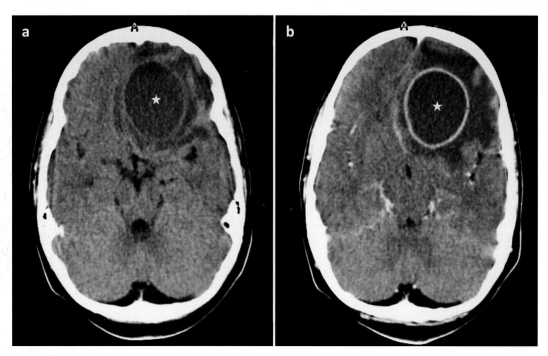

图8.3 *颅脑平扫（a）和增强（b）CT，显示一个均匀低密度的左额部脑脓肿（星形），呈环形强化，伴有病灶周边脑水肿*

治疗

药物治疗通常伴随手术治疗。应针对病原菌（需氧菌、厌氧菌和杆菌）选择适当的抗生素，并且其能较好地透过血–脑屏障。抗生素方案通常包括三代头孢菌素和甲硝唑（有时还有万古霉素或阿米卡星）并且最少使用8周。结核杆菌和真菌性脓肿必须选择适当的抗感染方案。

患者在脓肿形成早期（脑炎期）或脓肿较小时可接受单纯的抗菌治疗（保守治疗）。当脓肿的直径>2 cm、存在破入脑室的风险且正规抗菌治疗无效后，可采用抽吸引流，有时需要反复抽吸，除此之外可使用软的硅胶管持续引流并且可向颅内注入抗菌药物。伴随着立体定向技术（框架或者无框架神经导航系统）的发展，更多的是采用针刺抽吸而不是外科手术排脓/切除。然而，脑干和小脑脓肿往往意味着需要行后颅凹减压术。

当腔内出现异物或者骨碎片、当脓肿为多腔或者当窦道形成时，此时开放手术切除可作为首选。术中培养结果包括需氧菌、厌氧菌、抗酸杆菌和真菌等。一旦药敏试验有了结果，应针对特异的病原体进行抗菌治疗。

皮质类固醇的使用是具有争议的，但是对于那些由继发性脑水肿引起颅内高压的患者来说，皮质类固醇的使用是有益的。如果脓肿临近癫痫好发部位，可以考虑预防性使用抗癫痫药物。

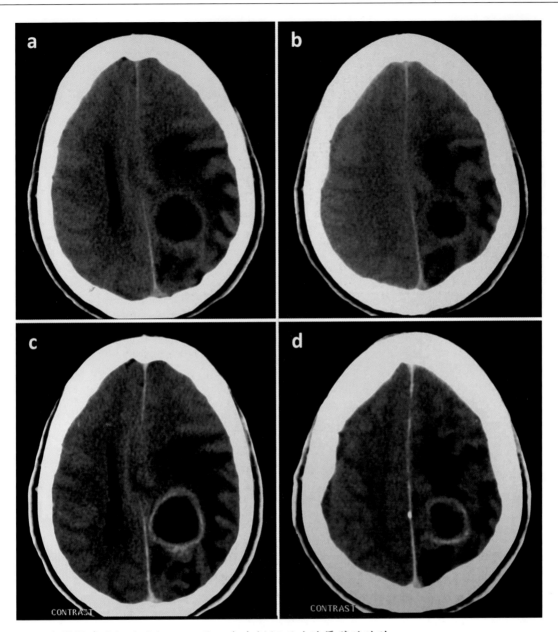

图8.4 注入造影剂前后颅脑平扫CT可见一个左侧额顶叶的厚壁脑脓肿

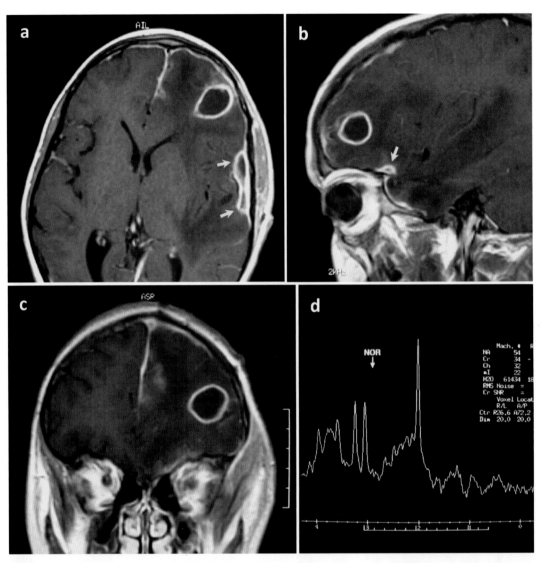

图8.5 颅脑MR轴位（a）、矢状位（b）和冠状位（c）增强T₁加权像以及MRS（d）示一个环形强化的左侧额叶脑实质内脓肿。注意相关的硬膜下积脓（箭头）

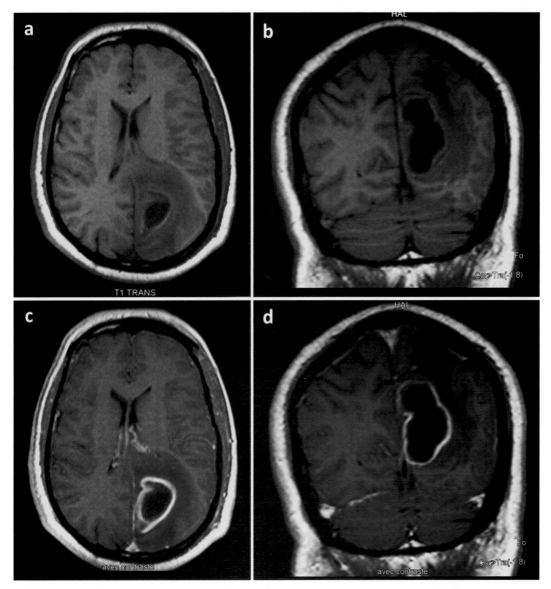

图8.6　病例8.1。MR轴位和矢状位平扫（a，b）和增强（c，d）T$_1$加权像显示左顶枕叶一个均质、低信号并且环形强化的不规则囊性病损

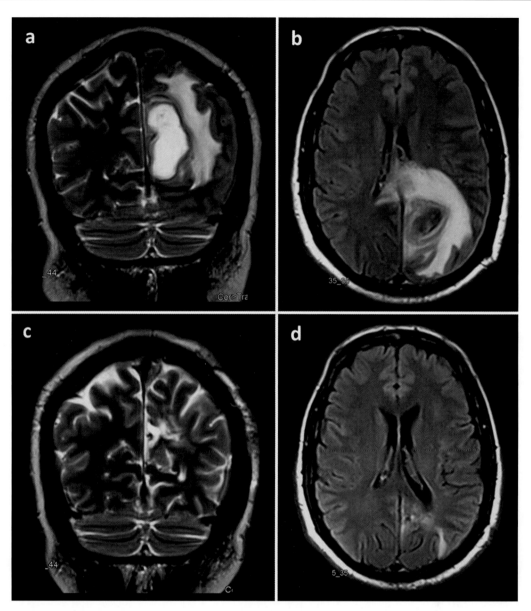

图8.7 病例8.1。术前MR冠状位T$_2$加权像（a，b）和弥散加权成像水平位显示脑实质内脓性集合，伴有广泛水肿。术后MR增强图像（c，d）

表8.1 "MAGICAL DR"环形强化病损记忆表

首字母	大脑环形强化的病损
M	转移瘤
A	脓肿
G	胶质母细胞瘤
I	梗死（亚急性期）
C	挫伤
A	AIDS（获得性免疫缺乏综合征）
L	淋巴瘤
D	脱髓鞘病（肿瘤样多发性硬化症）
R	放射性坏死
	吸收的血肿

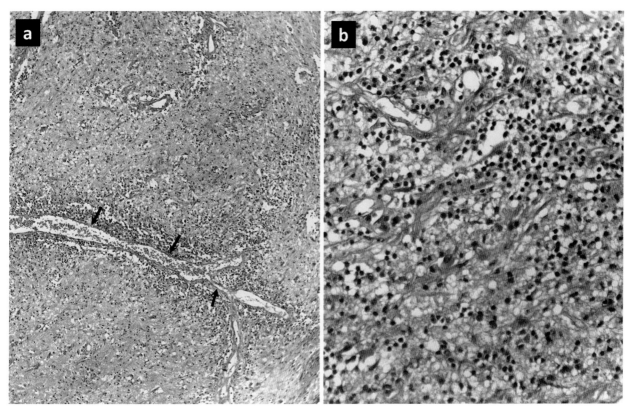

图8.8 病例8.1。低倍镜（a）和高倍镜（b）下脑脓肿的组织病理学特征。脑炎亚急性期多核形白细胞和巨噬细胞浸润。注意血管炎（箭头）（a）（苏木精–伊红染色）

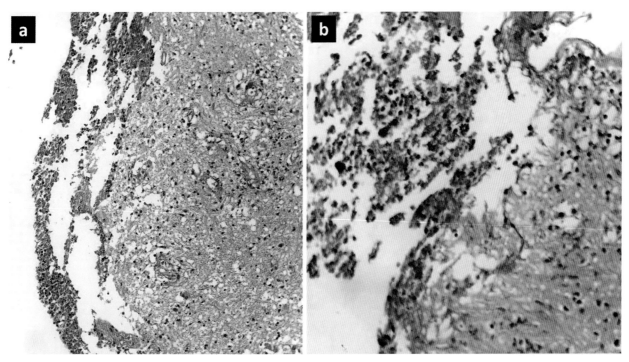

图8.9 病例8.1。脑脓肿。标本的低倍镜（a）和高倍镜（b）下的（苏木精–伊红染色）显微照片显示整个区域内充满炎性浸润和坏死的碎片

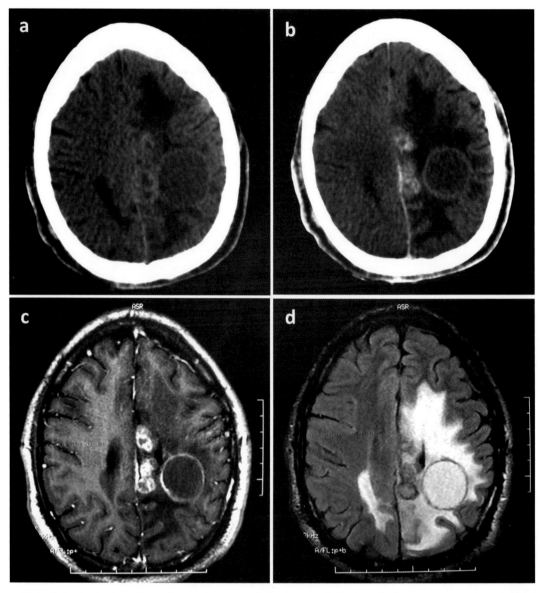

图8.10　轴位平扫（a）和增强（b）CT显示一个左侧中央区脑脓肿，伴有环形强化且邻近中线附近存在肉芽肿，同一病损的MR增强T$_1$加权成像（c）和FLAIR序列成像（d）

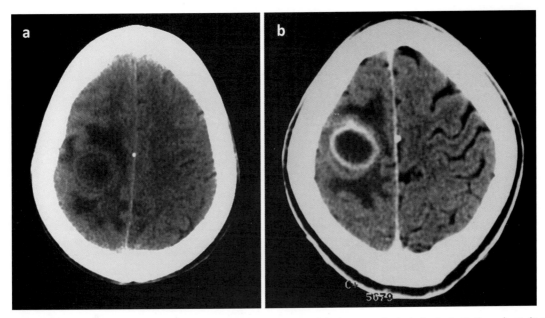

图8.11　病例8.2。平扫（a）和增强（b）CT显示一个右侧中央区额叶的脑实质内脓肿。在反复的立体定位抽吸和正规抗生素治疗失败后决定行完整的手术切除

预后

密切的临床、生物学和神经影像监测对于确定治疗效果是很重要的。并发症包括癫痫、脑室炎（见第10章）、脑积水以及脓肿复发。脓肿复发率并不高（10%），原因包括不规范的抗生素治疗、巨大脓肿穿刺引流失败、异物残留或硬脑膜瘘以及未能控制主要的感染源（图8.11和图8.12）。

现在多数患者具有良好的预后，致死率也在下降。预后取决于患者的一般健康状况，年龄，脓肿的数量、大小和部位，诊断是否及时以及其对治疗的敏感性。常见的远期并发症包括癫痫、局部神经功能缺陷以及意识状态的永久改变（图8.13~图8.22）。

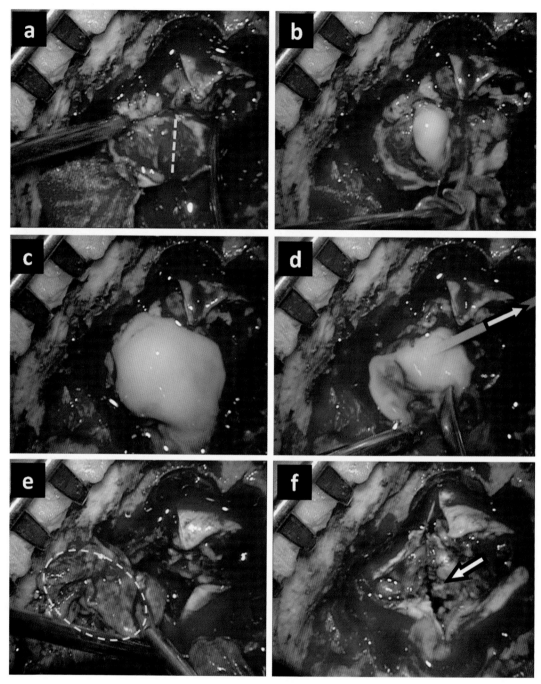

图8.12 病例8.2。外科开颅切除脑脓肿。术中操作步骤：（a）颅骨切开后打开硬膜（虚线）；（b和c）释放脓液；（d）抽取脓液培养，亦可起到减压的作用；（e）切除脓肿壁：环形切除后，轻柔地提起脓肿壁并将其从周围脑实质中切除（椭圆形虚线）；（f）彻底止血后残腔（箭头）的最终外观

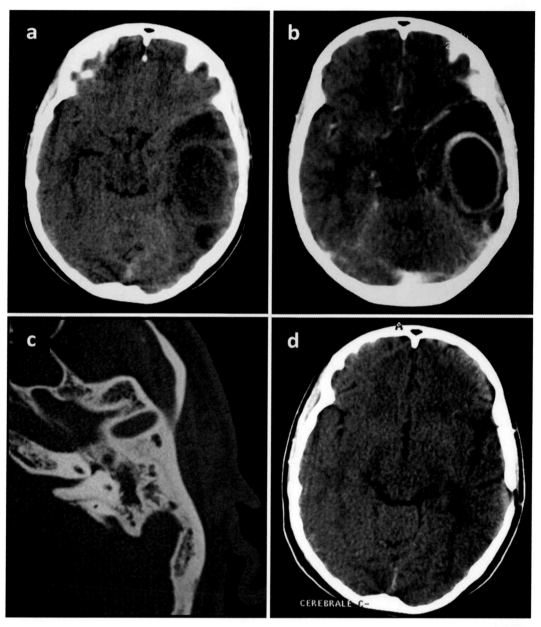

图8.13 左侧颞叶脑脓肿伴有同侧中耳炎。轴位平扫（a）和增强（b）CT。CT骨窗（c）显示慢性中耳炎。术后1个月增强CT（d）显示脓肿完全消失

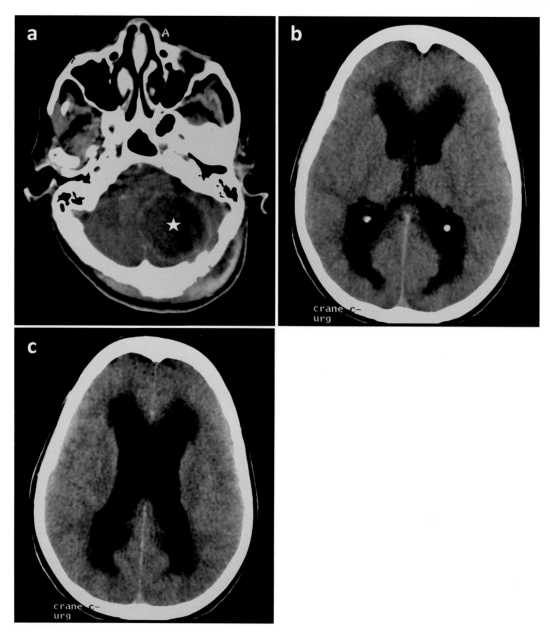

图8.14　颅脑轴位增强（a）和平扫（b，c）CT见一左侧小脑半球脓肿，伴有第四脑室受压及幕上急性脑积水。注意脓肿周围强化的薄壁

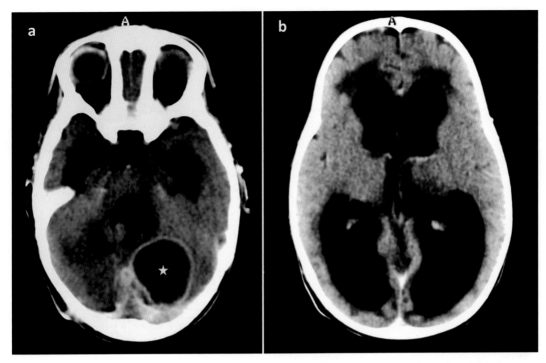

图8.15 1岁婴儿的颅脑轴位增强CT成像（a，b）可见颅后窝内左侧小脑半球脓肿，伴有急性脑积水

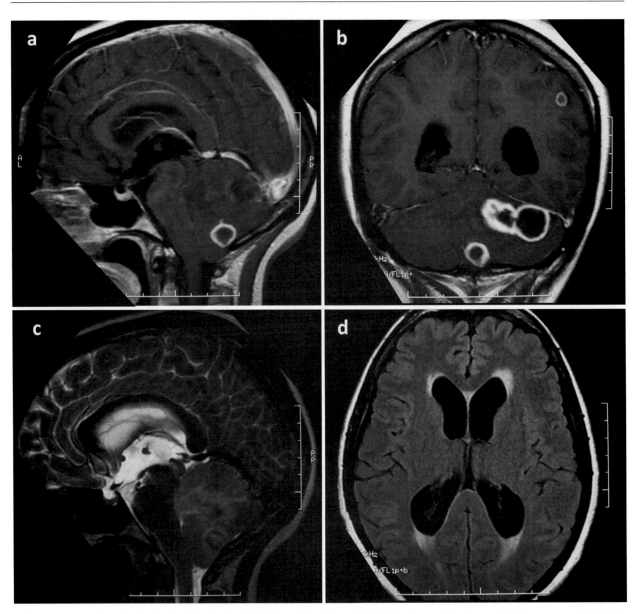

图8.16　MR矢状位（a）和冠状位（b）增强T₁加权像、矢状位（c）T₂加权像以及轴位FLAIR序列成像（d）显示多发的结节性小脑脓肿，伴有幕上脑积水

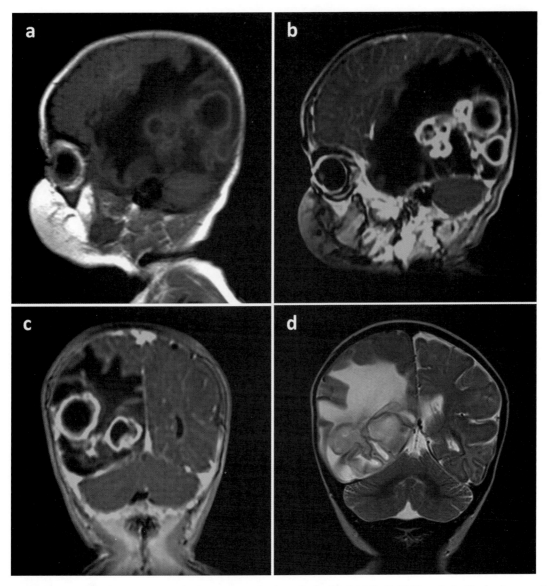

图8.17 病例8.3。MR矢状位平扫（a）和增强（b）T$_1$加权像及冠状位增强T$_1$加权像（c）、T$_2$加权像（d）显示多发的右侧颞顶枕叶多腔脑脓肿，伴有严重的周边脑水肿

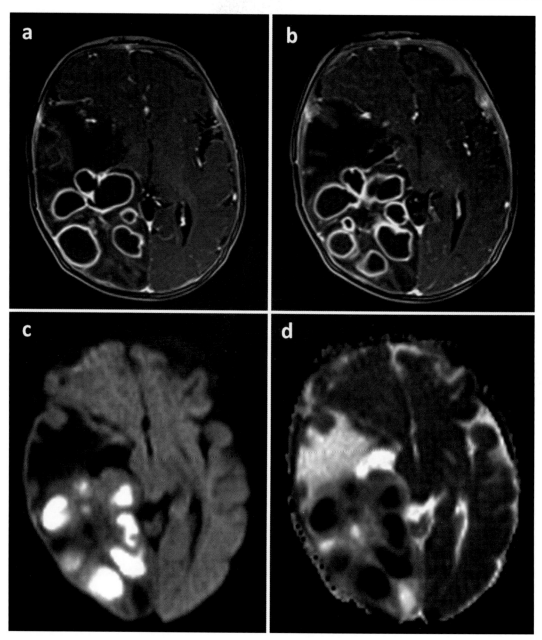

图8.18 病例8.3。MR轴位增强T₁加权像（a，b），弥散加权像（DWI）（c）以及表观弥散图像（d）。注意限制弥散成像（白色信号）（c）和表观弥散系数下降（低信号）（d）

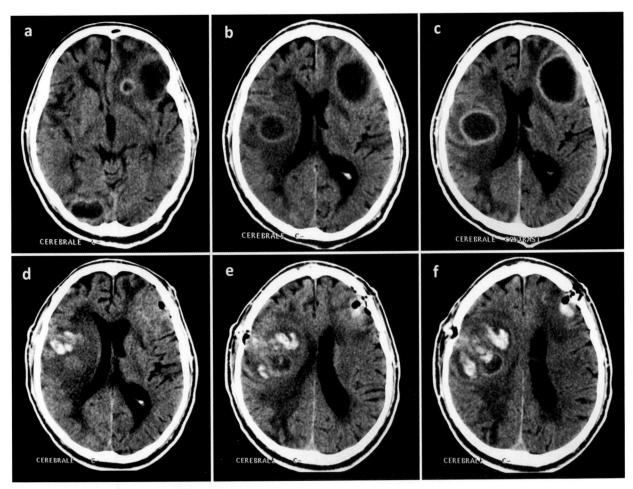

图8.19 一位顽固性糖尿病老年患者颅内见多个细菌性脑脓肿，见于外科引流术前头颅CT平扫（a~c）以及术后CT（d~f）。注意术后脓肿腔内有出血

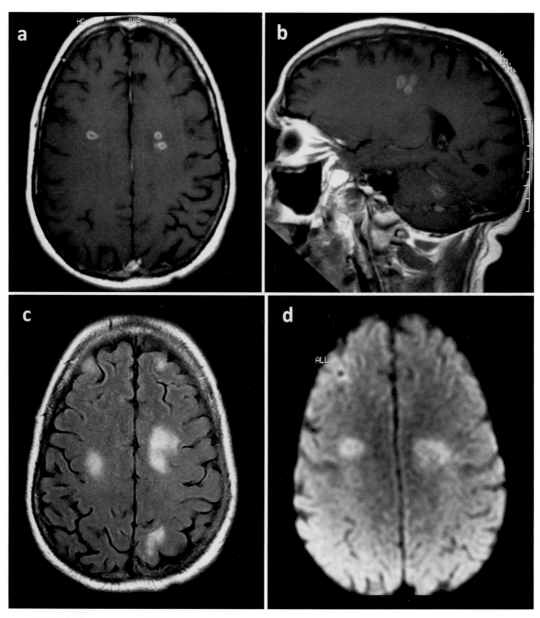

图8.20 头颅MR轴位（a）和矢状位（b）增强T$_1$加权像、FLAIR序列成像（c）以及DWI（d）上见双侧幕上及幕下多发的细菌性脑脓肿（粟粒状）

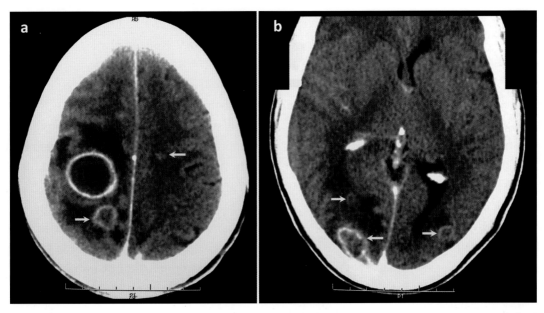

图8.21 （a，b）感染性心内膜炎患者双侧脑内见多个脑脓肿，见于颅脑轴位增强CT。注意各种大小的脓肿（箭头）

图8.22 一个昏迷幼儿的颅脑增强CT的水平位显示其左侧大脑半球内存在多个巨大脓肿

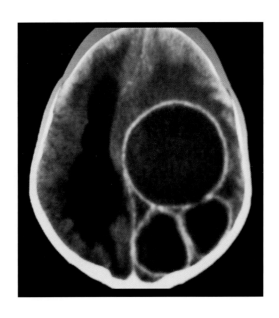

（戚举星 译 张 斌 校）

推荐阅读

Akhaddar A, Elouennass M, Baallal H, Boucetta M. Focal intracranial infections due to Actinomyces species in immunocompetent patients: diagnostic and therapeutic challenges. World Neurosurg.2010a;74:346–50. doi:10.1016/j.wneu.2010.05.029.

Akhaddar A, Elouennass M, Naama O, Boucetta M. Staphylococcus xylosus isolated from an otogenic brain abscess in an adolescent.Surg Infect. 2010b;11:559–61. doi:10.1089/sur.2010.010.

Akhaddar A, Jiddane M, Chakir N, El Hassani R, Moustarchid B, Bellakhdar F. Cerebellar abscesses secondary to occipital dermoid cyst with dermal sinus: case report. Surg Neurol. 2002;58:266–70. Akhaddar A, Zalagh M, Gazzaz M, Boucetta M. Brain abscess as a complication of intranasal ethmoidectomy for sinonasal polyposis.Surg Infect. 2010c;11:483–5. doi:10.1089/sur.2009.031.

Britt RII, Enzmann DR. Clinical stages of human brain abscesses on serial CT scans after contrast infusion. Computerized tomographic,neuropathological, and clinical correlations. J Neurosurg.1983;59:972–89.

Brouwer MC, van de Beek D. Epidemiology, diagnosis, and treatment of brain abscesses. Curr Opin Infect Dis. 2017;30:129–34. doi:10.1097/QCO.0000000000000334.

Brouwer MC, Tunkel AR, McKhann GM 2nd, van de Beek D. Brain abscess. N Engl J Med. 2014;371:447–56. doi:10.1056/NEJMra1301635.

Finelli PF, Foxman EB. The etiology of ring lesions on diffusion-weighted imaging. Neuroradiol J. 2014;27:280–7. doi:10.15274/NRJ-2014-10036.

Landriel F, Ajler P, Hem S, Bendersky D, Goldschmidt E, Garategui L, et al. Supratentorial and infratentorial brain abscesses: surgical treatment, complications and outcomes - a 10-year single-center study. Acta Neurochir. 2012;154:903–11. doi:10.1007/s00701-012-1299-z.

Mohindra S, Savardekar A, Gupta R, Tripathi M, Rane S. Tuberculous brain abscesses in immunocompetent patients: a decade long experience with nine patients. Neurol India. 2016;64:66–74. doi:10.4103/0028-3886.173639.

Morris SA, Esquenazi Y, Tandon N. Pyogenic cerebral abscesses demonstrating facilitated diffusion. Clin Neurol Neurosurg.2016;144:77–81. doi:10.1016/j.clineuro.2016.03.002.

Rath TJ, Hughes M, Arabi M, Shah GV. Imaging of cerebritis, encephalitis,and brain abscess. Neuroimaging Clin N Am. 2012;22:585–607. doi:10.1016/j.nic.2012.04.002.

Ratnaike TE, Das S, Gregson BA, Mendelow AD. A review of brain abscess surgical treatment - 78 years: aspiration versus excision.World Neurosurg. 2011;76:431–6. doi:10.1016/j.wneu.2011.03.048.

Sáez-Llorens X, Nieto-Guevara J. Brain abscess. Handb Clin Neurol.2013;112:1127–34. doi:10.1016/B978-0-444-52910-7.00032-5.

Sarrazin JL, Bonneville F, Martin-Blondel G. Brain infections. Diagn Interv Imaging. 2012;93:473–90. doi:10.1016/j.diii.2012.04.020.

第9章 感染性脑炎

大多数急性脑炎病例是由原发性病毒感染引起的。其中，免疫功能正常的成年人中最常见的是由单纯疱疹病毒感染引起的脑炎，其可导致暴发性坏死性出血性脑炎，多见于颞叶。而继发于细菌、寄生虫或真菌的感染性脑炎不太常见，但临床工作中也应予以考虑。因其致死致残的严重后果，所以急性病毒性脑炎是一种需要及时诊断和治疗的临床急症。

流行病学和病因

感染性脑炎也被称为原发性脑炎，是由感染因子直接侵入引起的脑部弥漫性炎症。脑膜受累时，可使用术语"脑膜脑炎"指代。脑炎分为脑炎原发性脑炎及继发性脑炎两类。在继发性脑炎（也被称为感染后或感染过程中脑炎）中，大脑可能在感染过程中、感染后或接种疫苗后间接被感染。脑炎有急性的，也有慢性的。大多数急性脑炎涉及原发性病毒感染（如单纯疱疹病毒、水痘-带状疱疹病毒、巨细胞病毒、Epstein-Barr病毒、虫媒病毒、HIV等）。单纯疱疹病毒感染是免疫功能正常的成人中最常见的感染类型。急性病毒性脑炎也是需要及时诊断和治疗的急症。临床工作中也可能会碰到不同形式的慢性脑炎，包括免疫缺陷成人的进行性多灶性脑病和儿童亚急性硬化性全脑炎。

脑炎的非病毒性病原体包括结核分枝杆菌、单核细胞增生李斯特菌、立克次体、梅毒、弓形虫、恶性疟原虫和一些其他寄生虫及真菌等。而非感染性病因包括白塞病、血管炎、癌症和药物反应

等原因。但是，目前临床上大多数脑炎病例都没有明确的病因。神经外科医师可能会遇到一些临床体征和影像学特点表现为肿物特征的感染性脑炎患者，对于这类患者，可能需要行组织学检查和脑积水分流术解决临床诊疗问题。

临床表现

成人急性感染性脑炎患者主要表现为急性发热、头痛、精神错乱、性格改变等，有时还可出现癫痫发作。年幼的儿童或婴儿可能表现为烦躁不安、食欲不振和发热等，进而几天后出现昏迷。神经系统检查通常表现为患者出现嗜睡或困倦，伴或不伴局灶性神经功能缺损。患者脑膜刺激征阳性，表现为颈部僵硬，表明患者出现脑膜炎或脑膜脑炎。这些临床表现需要与细菌性脑膜炎或蛛网膜下隙出血相鉴别。

慢性脑炎患者的临床特征可类似于急性脑炎患者，但其发病更为缓慢。

影像学特征

CT扫描和脑部MRI对病毒性脑炎诊断的灵敏性非常高，尤其是脑部MRI。当致病原是单纯疱疹病毒时，CT影像中脑水肿区域（低密度）主要定位于颞叶、眶额叶和边缘系统，而弥漫性脑水肿可能与出血性病变相关（预后较差），2周后水肿区域会增大。水肿在MRI的T_2加权像上显示为高信号，主要集中在颞叶区域，也可以沿着外侧裂延

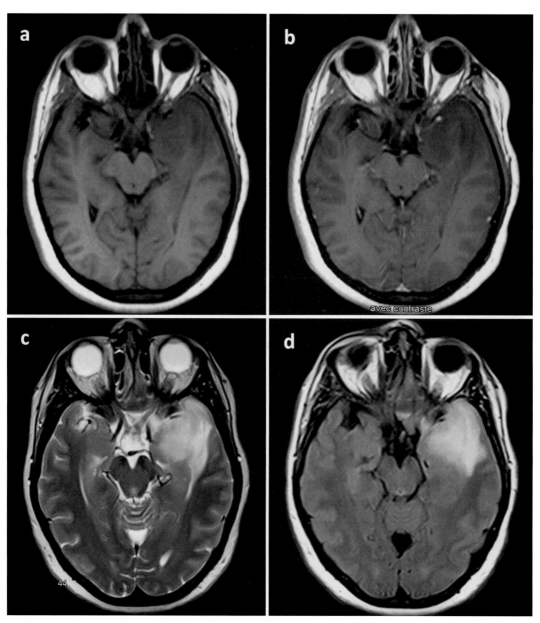

图9.1 颅脑轴位平扫（a）及增强（b）T₁加权像，T₂加权像（c）和FLAIR序列图像（d），以上图像显示与疱疹病毒脑炎一致的左颞叶特征性变化

伸。这些病变可以是单侧的，也可以是双侧的（图9.1~图9.9）。

脑电图（监测大脑活动）可以监测到周期性癫痫样异常放电信号。当涉及脑血管炎症时，需要应用适当的神经影像学检查（CT血管造影、MR血管造影或颈动脉及颅内血管造影）以快速确定诊断，其影像学表现包括病理性血管重塑、血管闭塞和局部缺血等。

实验室检查

脑脊液化验分析通常都是非特异性的，有时与无菌性脑膜炎（红细胞增加及蛋白质水平升高）类似。脑脊液内糖含量降低并不常见。通过聚合酶链式反应（PCR）测定可以在CSF中检测出单纯疱疹病毒的DNA，2周后CSF中可能出现抗体。

脑组织活检适用于病毒培养和组织学检查。颞下前叶是病毒分离的首选部位。其他低特异性的

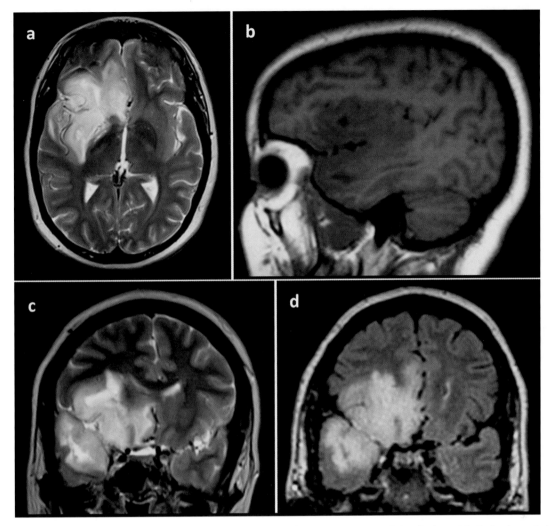

图9.2 单纯疱疹病毒性脑炎患者的右侧颞叶和额叶异常。图示为颅脑平扫（a）及增强（b）T$_1$加权像、T$_2$加权像（c）和FLAIR序列图像（d）。注意"横裂征"−信号异常局限于右侧岛叶，延伸穿过外侧裂

组织学表现包括血管周围袖带、淋巴细胞浸润、出血性坏死、神经元胞吞和核内包涵体等。

此外，还需要其他几项生物学检测手段来协助诊断感染性脑炎并检查潜在的细菌、真菌或寄生虫等病因。

治疗

治疗手段多基于一般支持治疗。皮质类固醇、甘露醇和过度通气等可用于减少脑部肿胀；镇

静剂用于减少患者躁动；患者癫痫发作时应用抗癫痫药物，患者发热时应用退热药物；物理治疗可避免压疮及其并发症。

当确认疾病是由病毒引起时，可适当应用抗病毒药物。阿昔洛韦能够改善感染性脑炎患者的预后，尤其是单纯疱疹病毒性脑炎。

由细菌、真菌或寄生虫等引起的感染性脑炎应该用适当的抗感染治疗方法进行治疗。

对于大多数感染性脑炎患者来说，神经外科医师的工作主要是通过活组织检查和（或）脑脊

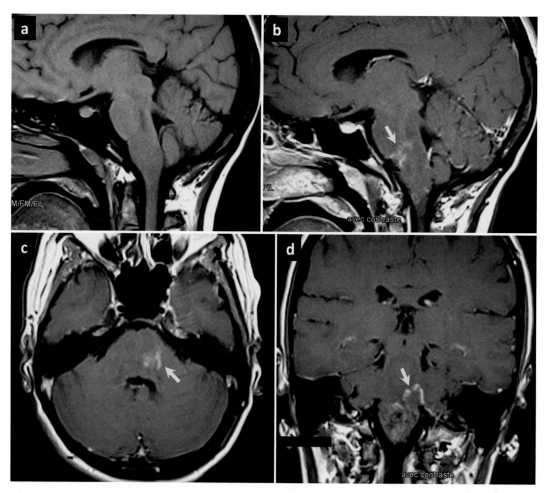

图9.3 病例9.1。颅脑矢状位平扫（a）和增强（b）T₁加权像，轴位（c）及冠状位（d）增强T₁加权像均显示单纯疱疹病毒引起的脑干脑炎的特征。请注意对比剂钆强化的脑桥延髓（箭头）

液（CSF）、手术治疗颅内压升高等手段来辅助诊断。脑积水的及时分流手术可防止长期的神经和认知功能下降。

预后

急性或慢性脑炎都可导致患者的残疾和死亡，但急性病毒性脑炎比慢性脑炎进展更快更危急。抗病毒治疗后患者的死亡率受年龄、格拉斯哥昏迷评分和治疗前疾病持续时间的影响。

认知障碍、癫痫发作和运动障碍是感染性脑炎患者常见的后遗症。

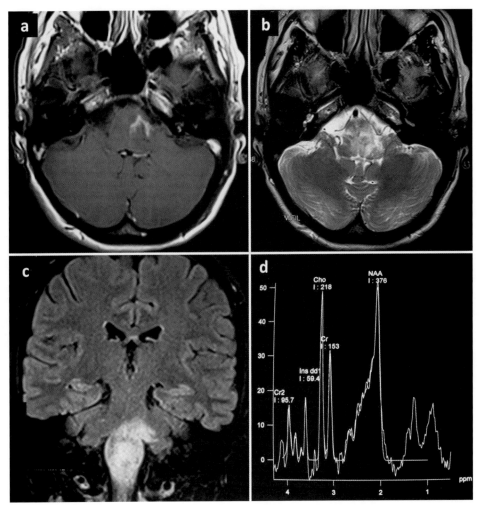

图9.4　病例9.1。疱疹病毒性脑干脑炎。轴位钆增强T_1加权像（a）和T_2加权像（b），冠状位FLAIR序列（c）和波谱分析图像（d）

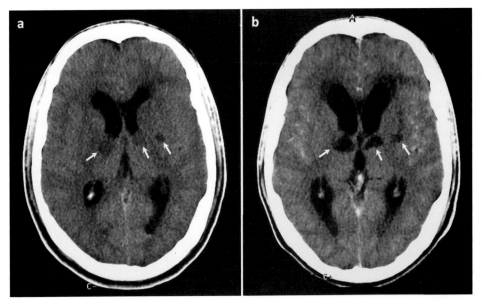

图9.5　病例9.2。一名23岁男性急性水痘带状疱疹脑膜脑炎患者，出现急性头痛、精神症状和右侧肢体偏瘫。颅脑平扫（a）和增强（b）CT扫描显示多个低密度、非增强性局灶性病变（箭头）

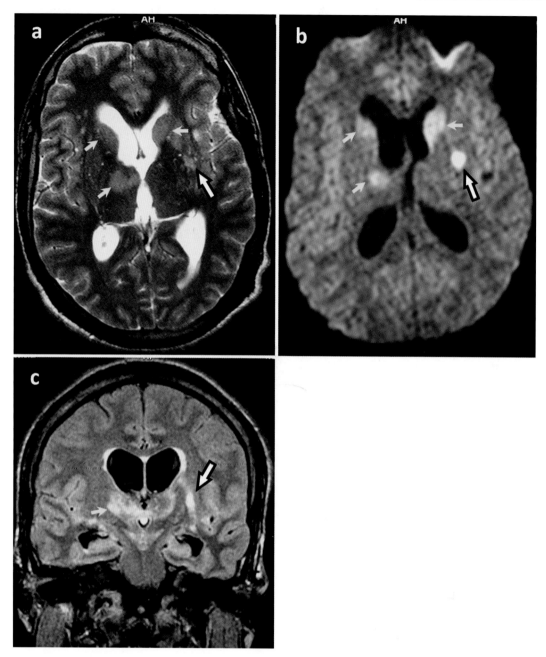

图9.6　病例9.2。轴位T₂加权像（a），弥散加权序列（b）和FLAIR序列（c）显示位于尾状核头部和丘脑的多个双侧信号异常（黄色箭头）。注意左侧内囊病变（白色箭头）可以解释对侧偏瘫

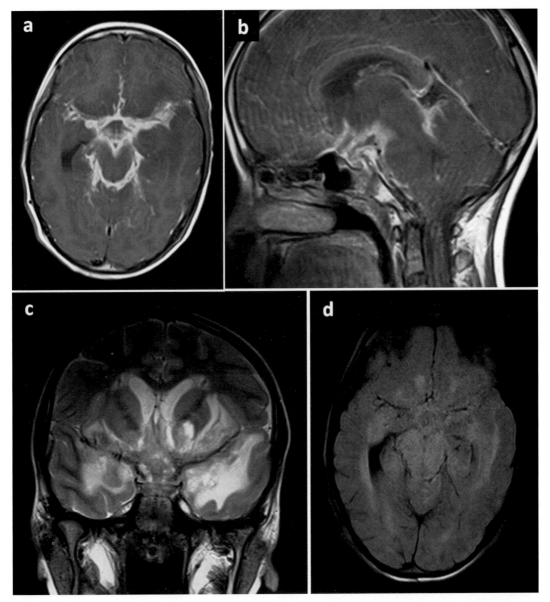

图9.7 图为一名12岁患结核性脑膜脑炎男孩的轴位（a）和矢状位（b）T₁加权像、冠状位T₂加权像（c）和FLAIR序列（d）。注意图中显示的基底脑膜强化（a，b）和广泛毗邻的脑实质水肿

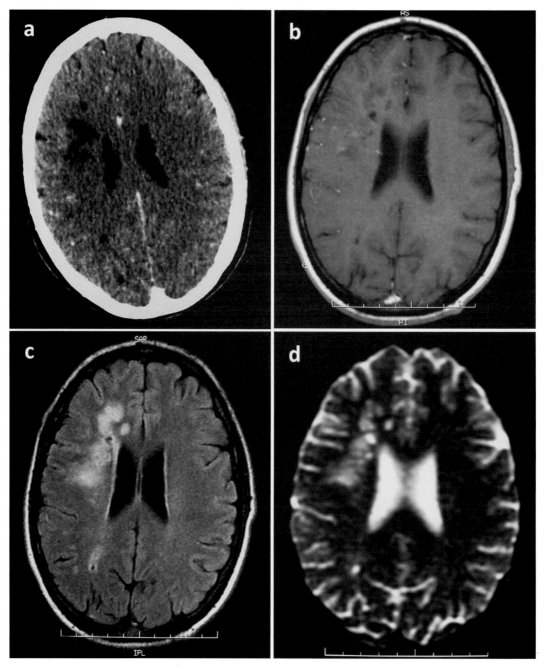

图9.8　轴位增强CT扫描（a）、钆增强T$_1$加权像（b）、FLAIR序列（c）和表观弥散系数图像（d）均可显示位于右额叶区域的局灶性皮质下脑炎的神经影像学特征，可见轻度钆强化

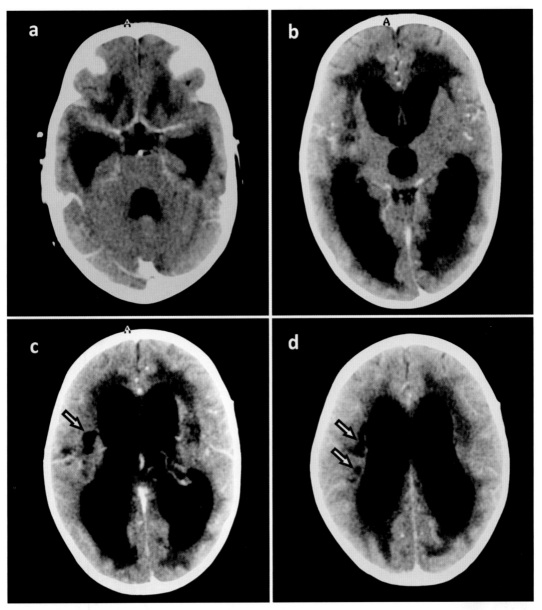

图9.9　（a~d）注射对比剂后的头颅轴位CT扫描。图为15个月大的婴儿出现结核性脑膜脑炎伴急性脑积水和多发性缺血梗死（箭头）

（田润发 译　张　斌 校）

推荐阅读

Aliaga L, Sánchez-Blázquez P, Rodríguez-Granger J, Sampedro A, Orozco M, Pastor J. Mediterranean spotted fever with encephalitis. J Med Microbiol. 2009;58:521–5. doi:10.1099/jmm.0.004465-0.

Bradshaw MJ, Venkatesan A. Herpes simplex virus-1 encephalitis in adults: pathophysiology, diagnosis, and management.Neurotherapeutics. 2016;13:493–508. doi:10.1007/s13311-016-0433-7.

Carod Artal FJ. Clinical management of infectious cerebral vasculitides.

Expert Rev Neurother. 2016;16:205–21. doi:10.1586/14737175.2015.1134321.

Choi R, Kim GM, Jo IJ, Sim MS, Song KJ, Kim BJ, et al. Incidence and clinical features of herpes simplex viruses (1 and 2) and varicella-zoster virus infections in an adult Korean population with aseptic meningitis or encephalitis. J Med Virol. 2014;86:957–62.doi:10.1002/jmv.23920.

En-Nouali H, Akhaddar A, Salaheddine T, Elfenni J, Mounach J, Amil T, et al. Listeria rhombencephalitis: MR imaging features. A report of two cases. J Radiol. 2009;90:236–8.

Fargen KM, Alvernia JE, Lin CS, Melgar M. Cerebral syphilitic gummata: a case presentation and analysis of 156 reported cases. Neurosurgery. 2009;64:568–75. doi:10.1227/01.NEU.0000337079.12137.89.

Granerod J, Cunningham R, Zuckerman M, Mutton K, Davies NW,Walsh AL, et al. Causality in acute encephalitis: defining aetiologies. Epidemiol Infect. 2010;138:783–800. doi:10.1017/S0950268810000725.

Itoh K, Yagita K, Nozaki T, Katano H, Hasegawa H, Matsuo K, et al.An autopsy case of Balamuthia mandrillaris amoebic encephalitis,a rare emerging infectious disease, with a brief review of the casesreported in Japan. Neuropathology. 2015;35:64–9. doi:10.1111/neup.12151.

Jubelt B, Mihai C, Li TM, Veerapaneni P. Rhombencephalitis/brainstem encephalitis. Curr Neurol Neurosci Rep. 2011;11:543–52. doi:10.1007/s11910-011-0228-5.

Kumar G, Kalita J, Misra UK. Raised intracranial pressure in acute viral encephalitis. Clin Neurol Neurosurg. 2009;111:399–406. doi:10.1016/j.clineuro.2009.03.004.

Lee AM, Bai HX, Zou Y, Qiu D, Zhou J, Martinez-Lage Alvarez M, et al. Safety and diagnostic value of brain biopsy in HIV patients: a case series and meta-analysis of 1209 patients. J Neurol Neurosurg Psychiatry. 2016;87:722–33. doi:10.1136/jnnp-2015-312037.

Misra UK, Mani VE, Kalita J. A cost-effective approach to the diagnosis and management of acute infectious encephalitis. Eur Neurol.2017;77:66–74. doi:10.1159/000453662.

Safain MG, Roguski M, Kryzanski JT, Weller SJ. A review of the combined medical and surgical management in patients with herpes simplex encephalitis. Clin Neurol Neurosurg. 2015;128:10–6. doi:10.1016/j.clineuro.2014.10.015.

Singh P, Sodhi KS, Khandelwal N, Vasishta RK, Suri S. Tuberculous meningo-encephalitis mimicking herpes simplex encephalitis on MRI. J Indian Med Assoc. 2011;109:44. 48 Swanson PA 2nd, McGavern DB. Viral diseases of the central nervous system. Curr Opin Virol. 2015;11:44–54. doi:10.1016/j.coviro.2014.12.009.

第10章　化脓性脑室炎

化脓性脑室炎的特征为脑室系统积脓。导致化脓性脑室炎的原因很多，如脑脓肿破入脑室、脑膜炎侵及脑室、脑外伤后病原体定植以及颅脑术后（有无植入物）感染。脑室脓肿可以由病情平稳突然发展到危及生命。常表现为脑膜炎及颅内压增高的症状及体征。当合并脑脓肿时会出现局灶性神经功能缺损。影像学检查是最重要的诊断方法。CT扫描及MRI常显示脑室内异物及脑脊液（CSF）脓性沉积，其他表现包括脑积水、室周异常、脑室壁强化等。脑脊液常规及生化检查提示糖低，蛋白质水平升高，白细胞增多。最终要根据脑脊液细菌分离及培养结果行抗菌治疗。如果静脉抗菌治疗效果不佳或患者病情危重，可以给予鞘内注射抗菌药物，同时行脓性脑脊液外引流。化脓性脑室炎是一种致命性感染，可能导致严重后果。

流行病学和病因

脑室炎是发生在脑室系统室管膜的炎症反应，化脓性脑室炎是指在脑室内可见积脓。大部分化脓性脑室炎继发于脑脓肿破入脑室，脑外伤后污染（以颅底骨折及脑脊液漏为主），以及颅脑手术及植入物（尤其是脑室引流管）植入手术术后感染。少数病例继发于脑膜炎或发生于免疫缺陷患者。

脑脓肿达到一定体积后可以产生明显的占位效应。由于脑室壁血供不丰富，室管膜较难形成脓肿壁，因此脑室旁脓肿容易破入脑室从引发化脓性脑室炎。

化脓性脑室炎是一种罕见的严重的颅内感染，患者常常预后较差，死亡率较高。

临床表现

化脓性脑室炎无特殊的临床表现，但有时会突然加重并有生命危险。化脓性脑室炎患者常见症状及体征包括头痛、发热、癫痫、颈强直、畏光以及意识改变。当出现颅内压增高症状时应注意有无脑积水。

当有脑脓肿存在时，会出现局灶性神经功能缺损。脓肿破入脑室会导致病情稳定的患者临床症状急剧加重。在脓肿破裂之前会出现严重头痛及脑膜刺激征。

影像学特征

颅脑影像学检查是诊断化脓性脑室炎的主要手段。CT扫描及MRI常显示脑室内异物及脑脊液脓性沉积。其他影像学表现包括脑积水、脑室旁MR异常（炎性改变）、室管膜强化（图10.1~图10.5）。影像学阴性结果往往会延误疾病诊断，影响治疗及预后，尤其是影像学图片模糊不清时。

限制性弥散加权成像（DWI）（高信号）、脑室周围高信号和室管膜增强（FLAIR）对诊断化脓性脑室炎至关重要。DWI上高信号病灶的表观扩散系数（ADC）较低可能表明在脑室周隙中存在限制水分子自由扩散的物质。

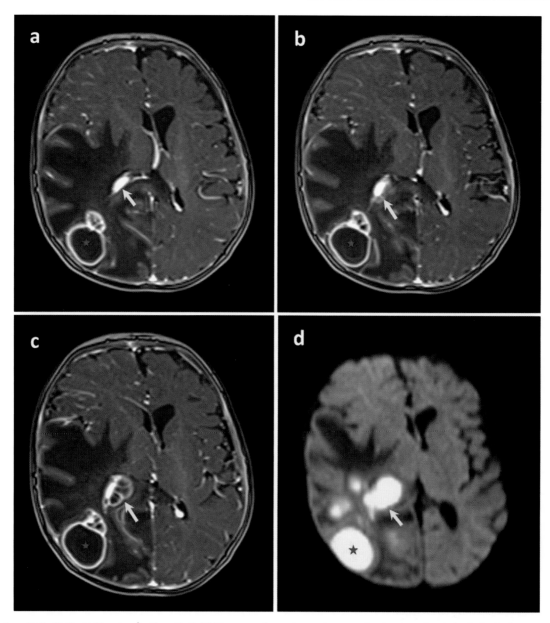

图10.1　化脓性脑室炎MRI表现。轴位增强T₁WI（a~c）以及DWI（d）显示右顶叶脑脓肿破入临近侧脑室（箭头）。脑实质内脓肿及其脑室内部分表现为环形强化，并且沿右侧脑室室壁（室管膜）（a~c）也具有线性增强。DWI上右侧侧脑室病变为明显高信号（d）

实验室检查

　　脑脊液检查通常显示葡萄糖水平降低，高蛋白质和白细胞增多。CSF革兰染色和培养是确定致病病原体的关键。凝固酶阴性葡萄球菌、革兰阴性杆菌和金黄色葡萄球菌是导致化脓性脑室炎最常见

的致病菌。而肺炎链球菌和革兰阴性杆菌为颅脑损伤后化脓性脑室炎常见致病菌。革兰阳性球菌和不动杆菌属则是导管相关性脑室炎的常见病因。血液检查有时会发现白细胞增多和炎症因子异常，如C-反应蛋白水平和红细胞沉降率。血培养可能会有阳性结果。

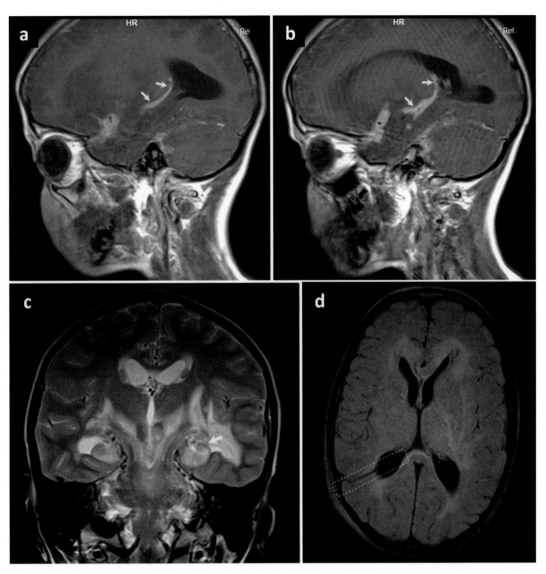

图10.2 图为一名正在行抗结核治疗的2岁脑室炎男童MRI表现，MR矢状位增强T_1加权像（a，b），冠状位T_2加权像（c）以及FLAIR序列（d）显示左颞角（c）见略低信号区，左侧脑室颞角和三角区（箭头）和室管膜增强。该患者出现继发性脑积水。CSF分流手术效果良好（d）

治疗

万古霉素是治疗葡萄球菌，包括金黄色葡萄球菌、表皮葡萄球菌或革兰阴性杆菌的首选药物。利奈唑胺联合第三代头孢菌素也被推荐使用，特别是由肠杆菌种或假单胞菌属引起的脑室炎。

当静脉抗菌治疗脑室炎无效时，或者神经系统症状较重时，可以利用脑室外引流管或脑室植入装置（如Ommaya囊）给予万古霉素或结肠霉素。新生儿不建议使用抗生素脑室内给药。

图10.3　图为正在行抗菌治疗的颅脑损伤后脑膜炎患者头颅轴位平扫CT，侧脑室枕角脓液沉积（箭头）

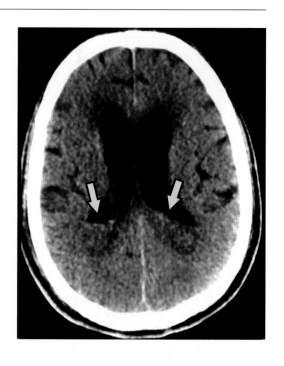

然而，任何时候都要尽快将脑脓肿引流排出。与其他严重神经系统感染一样，脑室炎也需要支持疗法，以及初始复苏、严重感染问题的管理、抗惊厥药、皮质类固醇、抗凝、镇痛和退热、治疗合并症和功能康复。

预后

化脓性脑室炎可导致严重的后遗症（癫痫发作、局灶性神经功能缺损、精神状态的永久性改变），甚至导致死亡。治疗应该积极并适当，以获得较好的长期结果。预后取决于患者一般健康状况、中枢神经系统并发症、诊断延误的时间、患者年龄以及对治疗的反应。

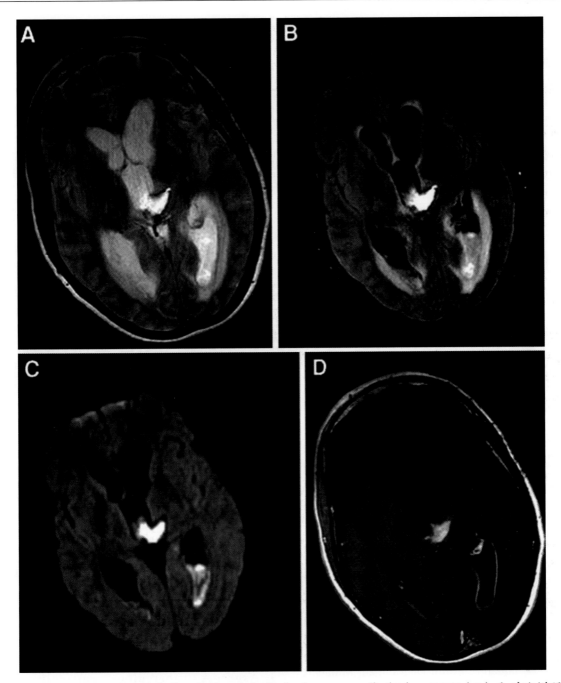

图10.4 脑MRI显示化脓性脑室炎。轴位T₂加权像（A），FLAIR像（B），DWI（C）和对比增强T₁加权像（D）。左侧丘脑/中脑内的实质内血肿在所有序列上均为高信号，并显示扩散受限，符合凝血状态。在T₂加权像（A）和FLAIR（B）图像中，围绕枕角的室管膜下白质中的高信号晕圈很容易识别出静脉–三尖瓣炎。枕角的厚壁室管膜增强（D）表明室管膜细胞。FLAIR图像（B）上的枕叶角室内碎片信号强度较高，并显示扩散受限（C），这个发现与脓相一致［来自Jorens et al.（2009）；经授权］

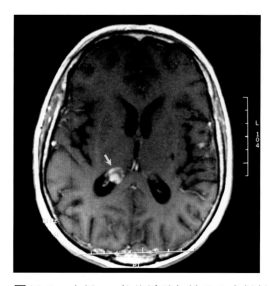

图10.5 头颅MR轴位增强扫描显示右侧侧脑室内肉芽肿，将侧脑室分为前后两部分

（白　苗　译　张　斌　校）

推荐阅读

Fukui MB, Williams RL, Mudigonda S. CT and MR imaging features of pyogenic ventriculitis. AJNR Am J Neuroradiol. 2001;22:1510–6.

Han KT, Choi DS, Ryoo JW, Cho JM, Jeon KN, Bae KS, et al. Diffusion-weighted MR imaging of pyogenic intraventricular empyema. Neuroradiology. 2007;49:813–8.

Hong JT, Son BC, Sung JH, Kim IS, Yang SH, Lee SW, et al. Signiicance of diffusion-weighted imaging and apparent diffusion coeficient maps for the evaluation of pyogenic ventriculitis. Clin Neurol Neurosurg. 2008;110:137–44.

Jamjoom A, al-Abedeen Jamjoom Z, al-Hedaithy S, Jamali A, Naim-Ur-Rahman, Malabarey T. Ventriculitis and hydrocephalus caused by *Candida albicans* successfully treated by antimycotic therapy and cerebrospinal luid shunting. Br J Neurosurg. 1992;6:501–4.

Jorens PG, Voormolen MH, Robert D, Parizel PM. Imaging indings in pyogenic ventriculitis. Neurocrit Care. 2009;11:403–5. doi:10.1007/s12028-009-9263-3 .

Kumar A, Agrawal D, Sharma BS. The role of endoscopic lavage in recalcitrant multidrug-resistant gram-negative ventriculitis among neurosurgical patients. World Neurosurg. 2016;93:315–23. doi: 10.1016/j.wneu.2016.06.022.

Lee TH, Chang WN, Su TM, Chang HW, Lui CC, Ho JT, et al. Clinical features and predictive factors of intraventricular rupture in patients who have bacterial brain abscesses. J Neurol Neurosurg Psychiatry. 2007;78:303–9.

Lo WB, Mitra R, Cadwgan A, Albanese E. Pyogenic ventriculitis and the "lodge sign". Acta Neurochir. 2016;158:1849–50. doi: 10.1007/s00701-016-2914-1 .

Marinelli L, Trompetto C, Cocito L. Diffusion magnetic resonance imaging diagnostic relevance in pyogenic ventriculitis with an atypical presentation: a case report. BMC Res Notes. 2014;7:149. doi: 10.1186/1756-0500-7-149 .

Savardekar AR, Krishna R, Arivazhagan A. Spontaneous intraventricular rupture of pyogenic brain abscess: a short series of three cases and review of literature. Surg Neurol Int. 2016;7(Suppl 39):947–51. doi: 10.4103/2152-7806.195231.

Singh P, Paliwal VK, Neyaz Z, Srivastava AK, Verma R, Mohan S. Clinical and magnetic resonance imaging characteristics of tubercular ven-triculitis: an under-recognized complication of tubercular meningitis. J Neurol Sci. 2014;342:137–40. doi:10.1016 /j.jns.2014.05.007.

Takeshita M, Kawamata T, Izawa M, Hori T. Prodromal signs and clini-cal factors inluencing outcome in patients with intraventricular rupture of purulent brain abscess. Neurosurgery. 2001;48:310–6.

Vaziri S, Soleiman-Meigooni S, Rajabi J, Asgari A. Tuberculous ventriculitis: a rare complication of central nervous system tuberculosis. Int J Mycobacteriol. 2016;5:231–4. doi:10.1016/ j.ijmyco.2016.02.008.

Wang F, Yao XY, Zou ZR, Yu HL, Sun T. Management of pyogenic cerebral ventriculitis by neuroendoscopic surgery. World Neurosurg. 2017;98:6–13. doi: 10.1016 /j. wneu .2016.10.103.

Woehrl B, Linn J, Lummel N, Pfefferkorn T, Koedel U, Pister HW, et al. Pneumococcal meningitis-associated pyogenic ventriculitis. J Infect. 2015;70:311–4. doi: 10.1016/j.jinf.2014.10.018 .

第11章　垂体脓肿

垂体脓肿是鞍区罕见的局灶性脓肿。致病微生物涉及各类细菌和真菌。最常见的临床表现是垂体前叶功能减退，其次是头痛、发热、尿崩症和视力障碍。垂体脓肿无特异性炎性参数指标，其诊断应结合临床和影像学检查。MRI检查研究显示，注射钆后鞍区有环形强化的囊性及囊实性占位。伴发蝶窦炎对诊断具有提示性，但垂体脓肿的诊断常常在手术前难以确诊。合理的抗生素治疗，彻底经蝶窦手术引流和激素替代治疗垂体功能低下是治疗成功的关键。脓液引流会缓解占位效应引起的症状，但垂体功能减退往往是持续性的，而且脓肿复发并不罕见。

流行病学和病因

垂体脓肿是一种罕见的局灶性脓肿。自发性垂体脓肿分为原发性（先前正常，健康的腺体）或继发性（先前存在的病变）。创伤后和手术后（医源性）脓肿较少见。自发性脓肿通常继发于鼻窦感染（特别是蝶窦）（图11.1）、自发性及创伤性脑脊液漏（CSF）泄漏。

临床表现

垂体脓肿最常见的临床表现是垂体前叶功能减退：乏力、厌食、闭经及性腺功能低下。其他症状包括头痛、发热、脑膜炎、尿崩症、视力障碍（主要由视神经炎引起）和精神状态改变。应进行耳鼻咽喉检查以寻找潜在的感染灶。

影像学特征

CT扫描通常会显示均匀，低密度的肿块，增强后可见周边强化，伴或不伴蝶窦炎。MRI检查显示鞍区T_2加权像为囊性或囊实性占位，注射钆后可见环形强化（图11.2~图11.4）。鉴别诊断包括Rathke囊肿、垂体卒中、颅咽管瘤和囊性垂体腺瘤，DWI可鉴别脓肿与其他囊性垂体病变，但DWI对颅底和鼻旁窦脓肿诊断价值不足。垂体脓肿的诊断通常在术前被误诊，现代影像技术有助于诊断颅面部感染的原发灶。

实验室检查

垂体脓肿的致病菌谱较广，真菌是其中之一。原发性脓肿中最常见的致病菌是葡萄球菌属、链球菌属、假单胞菌属和革兰阴性菌。继发性脓肿最常见的致病菌为烟曲霉菌。培养阴性或所谓的"无菌"脓肿并不罕见。炎性参数和白细胞升高无特异性，诊断应结合临床和影像学表现。血培养阳性率较低。病理检测可发现坏死和脓肿壁，并有多核白细胞或巨噬细胞浸润。必须始终考虑到继发性垂体脓肿的可能性。垂体区域的一些先前存在的病灶可能与垂体脓肿伴发，如Rathke囊肿、垂体卒中、皱缩性咽喉瘤和囊性垂体腺瘤（图11.5）。大多数继发性垂体脓肿是通过术后组织病理确诊的。

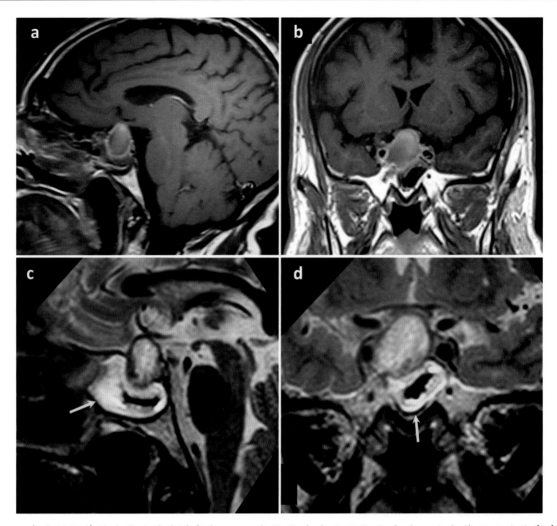

图11.1　自发性细菌性垂体脓肿伴蝶窦炎。MR矢状位（a）和冠状位（b）T$_1$加权像显示垂体窝有等信号占位，注射对比剂后环状增强。矢状位（c）和冠状位（d）T$_2$加权像显示鞍内高信号囊性病变，增厚的蝶窦黏膜提示蝶窦炎（箭头）。请注意黄色箭头所指的视交叉压缩

治疗

　　最常用的治疗方法是经蝶窦手术引流和开窗减压术。如果术中发生脑脊液漏，应重建鞍区。对于需氧菌和厌氧菌、抗酸杆菌和真菌，应始终进行术中培养。一旦细菌培养及药敏试验完成，敏感抗生素应被合理应用于抗菌治疗。抗生素对细菌性脓肿的治疗通常需要6~8周。单独应用抗生素的保守治疗可用于无症状的小脓肿。如果出现并发症应考虑进一步手术治疗。术后激素替代治疗。

预后

　　由占位效应引起的大多数症状在引流后会有所改善，但许多患者术后仍存在垂体功能减退。尽管有足够的手术和药物治疗，但复发仍无法完全避免。侵袭性真菌脓肿与鼻疽毛霉菌病患者预后很差。

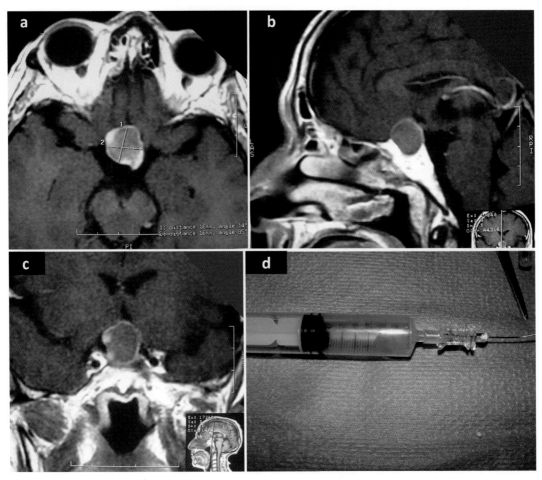

图11.2 鞍后MR轴位（a）、矢状位（b）和冠状位（c）增强T₁加权像显示垂体脓肿典型表现。术中拍照（d）显示从鞍内脓肿抽吸的脓性液体

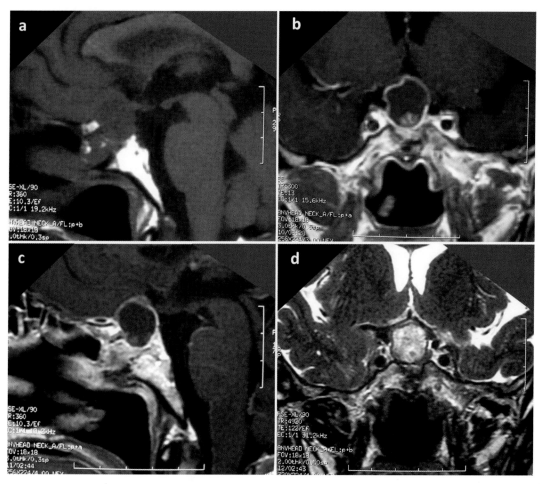

图11.3 术后细菌性垂体脓肿伴突入鞍上的患者，既往有经蝶入路手术史。矢状位平扫T₁加权像（a），冠状位（b）和矢状位（c）增强T₁加权像和冠状位T₂加权像（d）

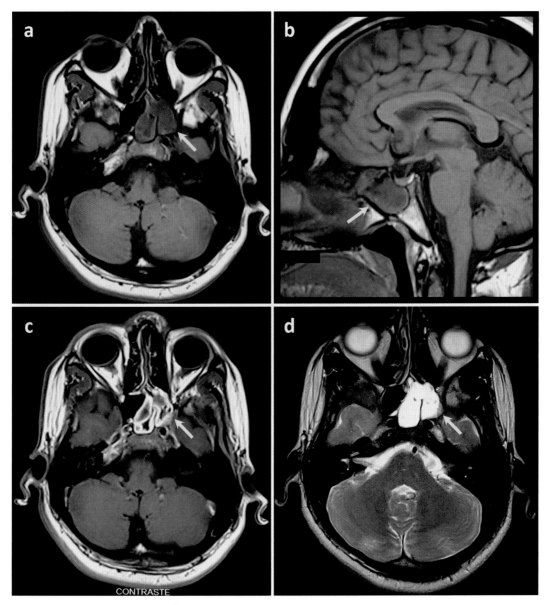

图11.4 轴位（a）和矢状位（b）平扫T$_1$加权像。在无症状患者中，MR轴位增强T$_1$加权像（c）和T$_2$加权像（d）显示孤立的慢性蝶窦炎（箭头）

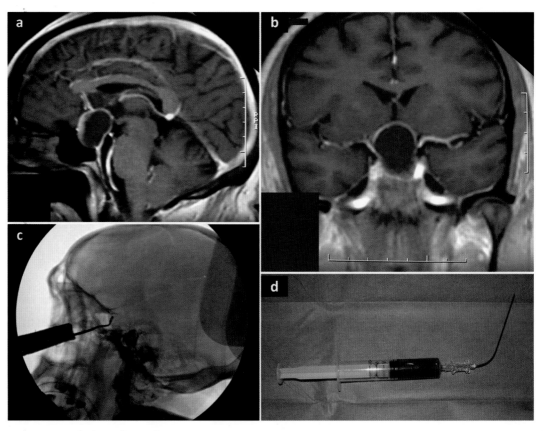

图11.5　囊性垂体腺瘤。（a，b）MR冠状位和矢状位增强T$_1$加权像。（c）经蝶窦入路手术过程中的术中放射监测：手术器械通过放置在鼻腔中的窥器进入蝶窦。（d）术中拍摄从蝶鞍内囊性肿瘤排出的无菌液体

（张　斌译　刘佰运校）

推荐阅读

Belfquih H, Akhaddar A, Elmoustarchid B, Boucetta M. Pituitary metastasis revealed by a chiasma syndrome. Headache. 2012;52:820–1. doi:10.1111/j.1526-4610.2010.01805.x.

Ciappetta P, Calace A, D'Urso PI, De Candia N. Endoscopic treatment of pituitary abscess: two case reports and literature review.Neurosurg Rev. 2008;31:237–46.

Dalan R, Leow MK. Pituitary abscess: our experience with a case and a review of the literature. Pituitary. 2008;11:299–306.

Dutta P, Bhansali A, Singh P, Kotwal N, Pathak A, Kumar Y. Pituitary abscess: report of four cases and review of literature. Pituitary.2006;9:267–73.

Gao L, Guo X, Tian R, Wang Q, Feng M, Bao X, et al. Pituitary abscess: clinical manifestations, diagnosis and treatment of 66 cases from a large pituitary center over 23 years. Pituitary. 2016;30. doi:10.1007/s11102-016-0757-7. [Epub ahead of print].

Hao L, Jing C, Bowen C, Min H, Chao Y. Aspergillus sellar abscess: case report and review of the literature. Neurol India. 2008;56:186–8.

Kaur A, Agrawal A, Mittal M. Presumed pituitary abscess without infectious source treated successfully with antibiotics alone.J Neuroophthalmol. 2005;25:185–8.

Kim HC, Kang SG, Huh PW, Yoo do S, Cho KS, Kim DS. Pituitary abscess in a pregnant woman. J Clin Neurosci. 2007;14:1135–9.

Ramiro Gandia R, González Ibáñez SE, Riesgo Suárez PA, Fajardo Montañana C, Mollà OE. Pituitary abscess: report of two cases and literature review. Endocrinol Nutr. 2014;61:220–2. doi:10.1016/j.endonu.2013.11.004.

Shuster A, Gunnarsson T, Sommer D, Miller E. Pituitary abscess: an unexpected diagnosis. Pediatr Radiol. 2010;40:219–22. doi:10.1007/s00247-009-1435-y.

St-Pierre GH, de Ribaupierre S, Rotenberg BW, Benson C. Pituitary abscess: review and highlight of a case mimicking pituitary apoplexy.Can J Neurol Sci. 2013;40:743–5.

Vates GE, Berger MS, Wilson CB. Diagnosis and management of pituitary abscess: a review of twenty-four cases. J Neurosurg.2001;95:233–41.

Zajjari Y, El Guendouz F, Akhaddar A, Benyahia M. Pituitary abscess in a chronic hemodialysis patient treated medically: about one observation. Pan Afr Med J. 2015;20:107. doi:10.11604/pamj.2015.20.107.5838.

Zegarra-Linares R, Moltz KC, Abdel-Haq N. Pituitary abscess in an adolescent girl: a case report and review of the literature. J Pediatr Endocrinol Metab. 2015;28:457–62. doi:10.1515/jpem-2014-0112.

Zhu H, Gu XM, Hong J, Shen FX. Successful treatment of pituitary abscess with intravenous antibiotics: a case report and literature review. Genet Mol Res. 2014;13:10523–8. doi:10.4238/2014.December.12.14.

第12章　眼眶脓肿

眼眶脓肿是一种严重的眼眶感染，积脓可见于眶壁（骨膜下脓肿）或肌锥内间隙和肌锥外间隙（真性眶内脓肿）。邻近组织感染（尤其是鼻窦炎）是最常见的致病因素（图12.1~图12.5）。大多数患者表现为一侧眶周疼痛、红肿、结膜水肿、眼球突出、视力障碍和眼肌麻痹。全身性症状可出现发热和乏力。真菌感染时病程较为缓慢，且无疼痛症状。神经系统表现和感染扩散至颅内有关。CT扫描是诊断该病的首选检查。当继发颅内扩散，或需要与其他眼科疾病鉴别诊断时，应进一步行MRI检查。超声检查有助于评估治疗效果。最常见的致病菌和鼻窦炎致病菌一致。真菌感染罕见。眼眶脓肿通常需要手术引流（图12.6~图12.10）。脓肿体积较小且不伴任何并发症时，可行保守治疗，静脉抗菌治疗，密切监测眼部及其他临床状况。一旦出现并发症，则应考虑手术治疗。预后通常良好，但继发严重颅内感染或诊断延误会影响预后，诊治不及时可能造成患者失明。

流行病学和病因

根据感染的位置及扩散程度，眼眶感染包括眼眶蜂窝织炎到海绵窦血栓形成在内的多种类型。根据钱德勒眼眶炎症分型（表12.1），眼眶感染Ⅲ型（骨膜下脓肿）和Ⅳ型（真性眶内脓肿）属于眼眶脓肿。骨膜在阻止感染向眶内和颅内进展中起重要作用。

眼眶脓肿常继发于邻近组织感染，如鼻窦（尤其是筛窦和上颌窦）、耳、牙齿、面部、头皮、眼睑和泪腺。直接感染相对少见，可见于骨折外伤、眶内异物和眼部手术。间接感染主要为感染性血栓性静脉炎通过无瓣膜的吻合静脉扩散所致。内源性传播罕见，且主要见于免疫缺陷患者。

失明是最严重的局部并发症，可由角膜损害、持续性眼内压增高、视网膜中央动脉阻塞，以及感染性、炎症性或缺血性视神经病变所致。

任何年龄均可发病，但眼眶蜂窝织炎主要见于儿童，而眼眶脓肿更常见于青年人。

临床表现

眼眶脓肿的特征性表现有一侧眶周肿胀疼痛、水肿、红斑、结膜水肿、眼球突出、视力障碍和眼球运动受限（眼肌麻痹）。常见全身症状包括发热和乏力。慢性无痛性症状可见于真菌或结核感染。

症状和体征取决于脓肿的大小和位置、患病时间、致病菌的毒力以及局部或全身易患因素。患者的既往史和易感因素有重要的参考意义。

神经系统症状和体征的出现提示感染已扩散至颅内。

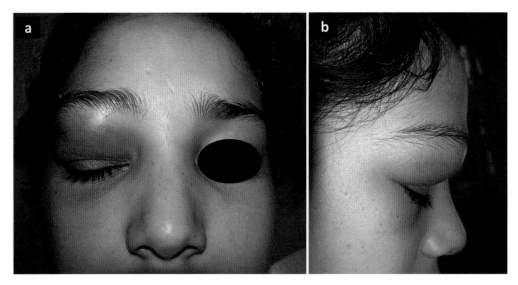

图12.1 病例12.1。13岁女孩，2周前患鼻窦炎，未经恰当治疗：正面观（a）和侧面观（b）。可见右侧上眼睑水肿和红斑

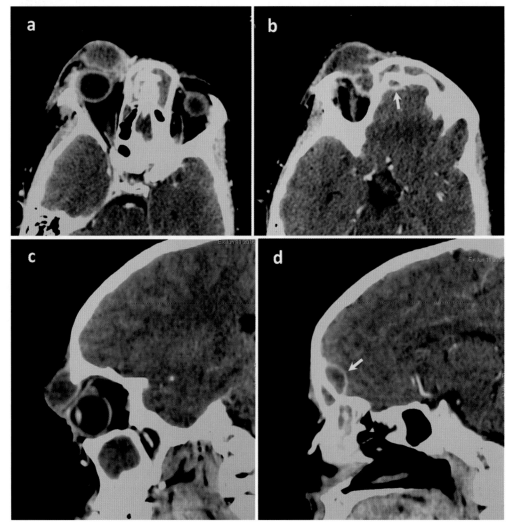

图12.2 病例12.1。颅眶轴位（a，b）和矢状位（c，d）增强CT示右侧上眼睑脓肿，伴轻度眶内扩散及眼球受压。注意弥漫鼻窦炎症和额部硬膜外脓肿（箭头）

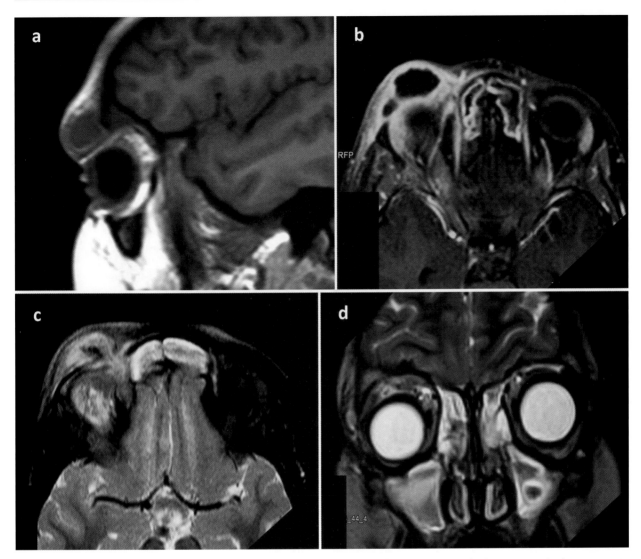

图12.3　病例12.1。同一患者矢状位T₁加权像（a），轴位增强T₁加权像（b），轴位（c）和冠状位（d）T₂加权像

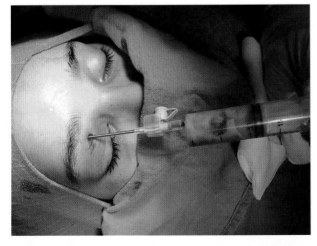

图12.4　病例12.1。术中所见：局麻下黄绿色黏稠液体经皮穿刺引出

影像学特征

　　颅面部平片可显示鼻窦炎，伴有鼻窦均匀致密、黏膜增厚以及液平。

　　眼眶脓肿在CT扫描上可见低密度液体积聚在眶壁周围（骨膜下脓肿）或进入眶内和眶外间隙（真性眶内脓肿），增强CT可见边缘强化（图12.11）。眼眶脂肪组织影消失是眼眶蜂窝织炎的特征性表现，眶内积气或气液平面提示脓肿形成。CT扫描上还可见其他改变，如鼻窦炎（尤其是前筛窦和上颌窦炎）、颅内脓肿、颅骨骨髓炎和海绵窦血栓形成。

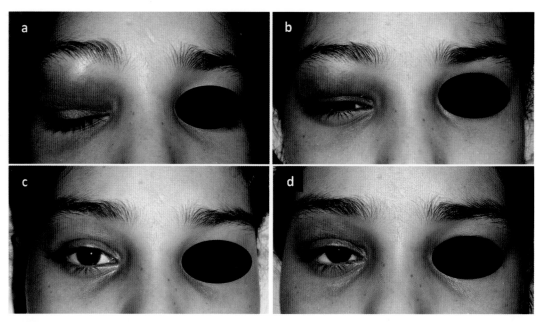

图12.5 病例12.1。术后抗生素治疗后病情演变：治疗前（a），1周后（b），2周后（c）和4周后（d）

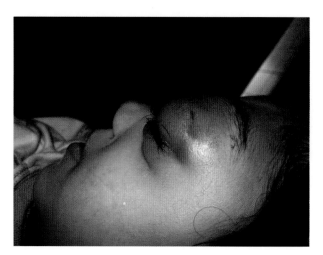

图12.6 病例12.2。2周前患龋齿经充分治疗11岁女孩侧面观。可见左侧上眼睑肿胀、红斑，伴有眼球突出

超声检查有助于观察眼眶化脓性积液的变化情况。

完善MRI检查通常是有必要的，尤其是颅内扩散或需要与其他眼科疾病鉴别诊断时。

实验室检查

常规的炎症指标有助于诊断，但没有特异性，且表达差异很大。

在眼眶感染中最常发现的致病菌为链球菌属、葡萄球菌、乙型流感嗜血杆菌及厌氧菌等，这些细菌也是引起鼻窦炎的常见致病菌。在成人，混合感染更常见，但结核感染和真菌感染（尤其是曲霉菌和毛霉菌）罕见。

血培养阳性少见，尤其是已经接受抗生素治疗的患者。据报道，铜绿假单胞菌和奇异变形杆菌与糖尿病、急性白血病或胆囊炎患者全身菌血症相关。从其他潜在的感染源采集和处理标本对确定致病菌很重要。

治疗

钱德勒Ⅰ型和Ⅱ型眼眶感染一般保守治疗即可；Ⅲ型、Ⅳ型及Ⅴ型眼眶感染通常需要手术治疗。

药物治疗应包含对需氧菌和厌氧菌均有效的广谱抗生素。首选抗生素治疗方案中必须包含第三代头孢菌素和甲硝唑。根据感染的来源和药敏及具体病情而定，但至少应使用3周以上。真菌感染时，需用两性霉素B或伏立康唑。

眼眶脓肿需外科手术引流。积脓较小且没有任何并发症时，可行保守治疗，静脉给予抗生素，密切监测眼科症状变化及其他临床表现。

手术的主要目的为有效引流脓液，降低眼内压和取标本送检。若患者外伤后眼内有异物，应手术取出异物。在有些情况下需要手术引流：

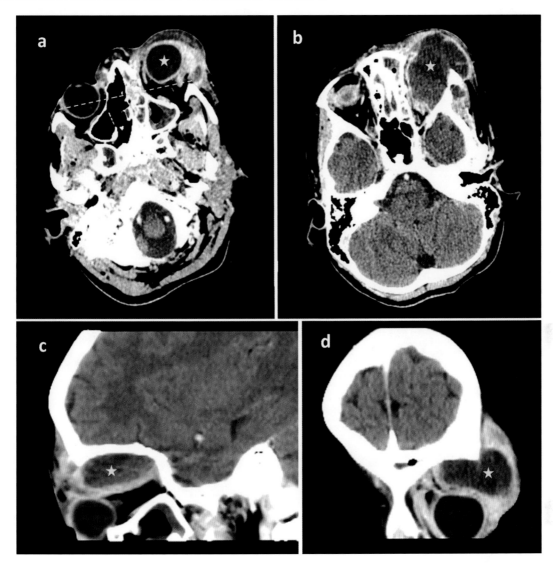

图12.7 病例12.2。左眼眶细菌性脓肿。颅眶增强CT扫描轴位（a，b）、矢状位（c）和冠状位（d）所见。该巨大脓肿（星号）与眶内蜂窝织炎和筛窦、上颌窦鼻窦炎相关

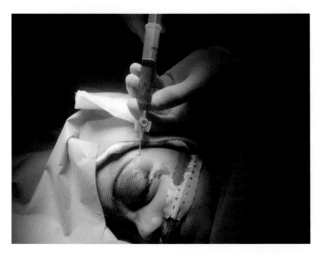

图12.8 病例12.2。术中图片：局麻下化脓性积液经皮穿刺引出

- 在使用充分抗生素治疗的前提下，病情在48h内进展
- 怀疑视力损害
- 脓肿体积超过1250 mm³
- 严重眼球突出
- 免疫抑制

中部或中下部的眼眶脓肿可行经鼻内镜引流。应用创伤较小的内镜技术，还可同时行鼻窦炎引流。患者继发颅内积脓时可行开颅手术。

治疗这种感染性疾病（图12.12），关键是要多学科联合治疗，需要眼科、放射科、耳鼻喉科、神经外科、感染科医师和微生物学家的协作。

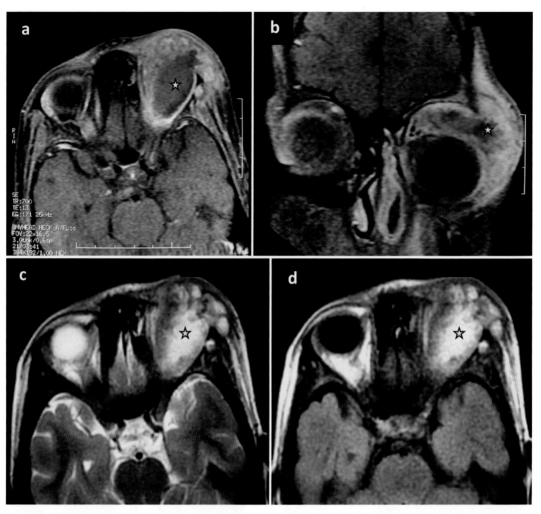

图12.9 病例12.2。第1次引流手术（未完全引流）后第2天行颅眶MRI检查。轴位（a）和冠状位（b）增强T₁加权像、轴位T₂加权像（c）和FLAIR像（d）可见脓肿（星号）伴有边缘强化

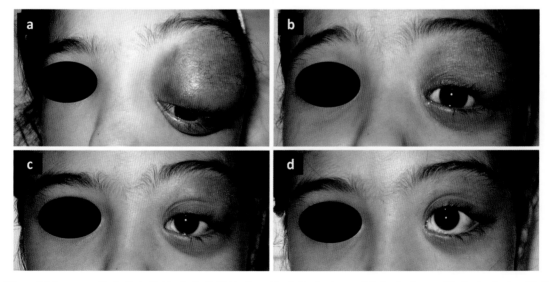

图12.10 病例12.2。术后抗生素治疗后病情演变：治疗前（a），1周后（b），2周后（c）和4周后（d）

表12.1 眼眶感染位置和扩散程度（钱德勒分类系统）

分类	说明
Ⅰ型	炎性水肿（眶隔前蜂窝织炎）
Ⅱ型	眼眶蜂窝织炎（眶隔后蜂窝织炎）
Ⅲ型	骨膜下脓肿
Ⅳ型	眼眶脓肿
Ⅴ型	海绵窦血栓形成

预后

通常情况下，视力在脓肿引流后数天内即可开始恢复，但眼球运动功能恢复和视力完全恢复可能需要2个月。

延误治疗可能会导致失明、颅骨受累、海绵窦血栓形成、对侧眼睑水肿、眼肌麻痹、颅内积脓、脑膜炎、脓毒性栓塞、神经系统并发症、菌血症，甚至死亡。

早期恰当地治疗病因对该病有预防作用。

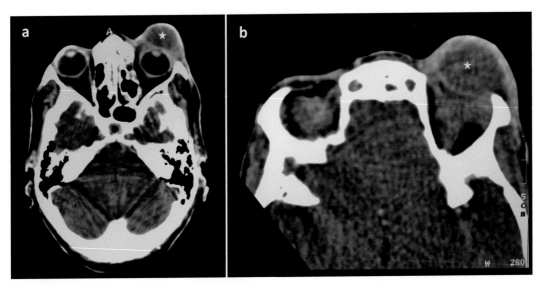

图12.11 左眼睑脓肿不伴眼球突出。颅眶轴位增强CT（a，b）示化脓性积液（星号）

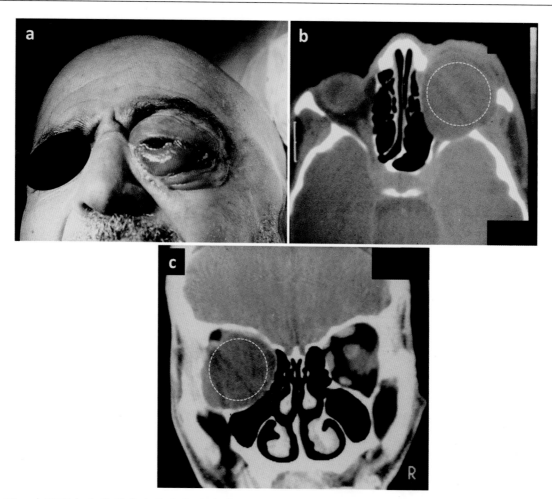

图12.12 左眼眶包虫囊肿患者临床表现（a）。颅眶轴位CT（b）和（c）示巨大包虫囊肿（圆圈）占据了增大的眼眶大部分空间

（刘伟明 译 刘佰运 校）

推荐阅读

Akhaddar A, Gazzaz M, Albouzidi A, Lmimouni B, Elmostarchid B,Boucetta M. Invasive *Aspergillus terreus* sinusitis with orbitocranial extension: case report. Surg Neurol. 2008;69:490–5. doi:10.1016/j.surneu.2007.02.059.

Baring DE, Hilmi OJ. An evidence based review of periorbital cellulitis. Clin Otolaryngol. 2011;36:57–64. doi:10.1111/j.1749-4486.2011.02258.x.

Bedwell J, Bauman NM. Management of pediatric orbital cellulitis and abscess. Curr Opin Otolaryngol Head Neck Surg. 2011;19:467–73. doi:10.1097/MOO.0b013e32834cd54a.

Chandler JR, Langenbrunner DJ, Stevens ER. The pathogenesis of orbital complications in acute sinusitis. Laryngoscope. 1970;80:1414–28.

Das S, Honavar SG. Orbital infections. In: Demirci H, editor.Orbital inflammatory diseases and their differential diagnosis.Essentials in ophthalmology. Berlin: Springer; 2015. p. 1–16. doi:10.1007/978-3-662-46528-8_1.

Gavriel H, Jabrin B, Eviatar E. Management of superior subperiosteal orbital abscess. Eur Arch Otorhinolaryngol. 2016;273:145–50.doi:10.1007/s00405-015-3557-1.

Herrmann BW, Forsen JW Jr. Simultaneous intracranial and orbital complications of acute rhinosinusitis in children. Int J Pediatr Otorhinolaryngol. 2004;68:619–25.

Ketenci I, Unlü Y, Vural A, Doğan H, Sahin MI, Tuncer E. Approaches to subperiosteal orbital abscesses. Eur Arch Otorhinolaryngol.2013;270:1317–27. doi:10.1007/s00405-012-2198-x.

Khairallah M, Attia S. Infections of the orbit. In: Tabbara K,El-Asrar AM, Khairallah M, editors. Ocular infections.Essentials in ophthalmology. Berlin: Springer; 2014. p. 37–43. doi:10.1007/978-3-662-43981-4_3.

Liao JC, Harris GJ. Subperiosteal abscess of the orbit: evolving pathogens and the therapeutic protocol. Ophthalmology. 2015;122:639–47. doi:10.1016/j.ophtha.2014.09.009.

Lin CY, Chiu NC, Lee KS, Huang FY, Hsu CH. Neonatal orbital abscess. Pediatr Int. 2013;55:e63–6. doi:10.1111/ped.12020.

Sharma S, Josephson GD. Orbital complications of acute sinusitis in infants: a systematic review and report of a case. JAMA Otolaryngol Head Neck Surg. 2014;140:1070–3. doi:10.1001/jamaoto.2014.2326.

Todman MS, Enzer YR. Medical management versus surgical intervention of pediatric orbital cellulitis: the importance of subperiosteal abscess volume as a new criterion. Ophthal Plast Reconstr Surg.2011;27:255–9. doi:10.1097/IOP.0b013e3182082b17.

Vairaktaris E, Moschos MM, Vassiliou S, Baltatzis S, Kalimeras E,Avgoustidis D, et al. Orbital cellulitis, orbital subperiosteal and intraorbital abscess: report of three cases and review of the literature.J Craniomaxillofac Surg. 2009;37:132–6. doi:10.1016/j.jcms.2008.10.007.

Van der Veer EG, van der Poel NA, de Win MM, Kloos RJ, Saeed P, Mourits MP. True abscess formation is rare in bacterial orbital cellulitis; consequences for treatment. Am J Otolaryngol.2016:S0196-0709(16)30332–5. doi:10.1016/j.amjoto.2016.11.006. [Epub ahead of print].

第13章　脓性黏液囊肿

脓性黏液囊肿是继发感染的鼻窦黏液囊肿，可以扩散到眼眶和（或）颅内等临近结构。症状和囊肿的解剖学占位效应有关。全身性感染症状少见。脓性黏液囊肿在CT上最具特征性，可见不透明的软组织，鼻窦增大，伴有骨质变薄和缺失。静脉注射造影剂后变为典型的环形增强。MRI可以帮助明确囊肿和周围重要组织（如脑、眼眶、血管等）的关系。病理学检查示由呼吸道黏膜包裹形成的囊性占位，囊壁内伴化脓性炎症和坏死。分离与鉴定致病菌是选择最有效抗生素的关键。开颅手术和经鼻内镜手术等多种手术方式，可以有效清除化脓性积液。预后通常良好。

流行病学和病因

黏液囊肿是一种起源于鼻窦、膨胀性生长的、充满黏液的良性囊肿，可导致鼻窦开口慢性阻塞。黏液感染后，会形成含化脓性成分的脓肿样的脓性黏液囊肿。脓性黏液囊肿能扩散到毗邻结构，可以侵犯眼眶和颅底，甚至侵入眼球和大脑额叶。

额窦和筛窦最常受累，蝶窦和上颌窦受累相对少见。鼻窦黏液囊肿进展为脓性黏液囊肿的高危因素有既往手术史、外伤、鼻窦炎、过敏史、骨瘤和接受辐射。黏液囊肿进展缓慢，可数年不生长，但是一旦继发感染形成脓性黏液囊肿后，可迅速生长。脓性黏液囊肿多见于成人，儿童少见。

临床表现

常见症状有头痛、面部肿块、畸形、牙痛、鼻塞和眼部症状。面部症状有眶周疼痛、眼球突出、眼肌麻痹、复视和视力减退。全身性感染症状少见。

脓性黏液囊肿侵蚀颅骨后可扩散至颅内，可导致脑脊液鼻漏、脑膜炎、颅内积脓、脑脓肿、颅内压增高和颅神经麻痹。

影像学特征

额筛窦脓性黏液囊肿平片可见额窦增大，呈半透明样，边界扇形样缺失，眉弓凹陷或被侵蚀。蝶窦脓性黏液囊肿可见蝶窦增大，伴垂体窝底被抬高或侵蚀。脓性黏液囊肿在CT上最具特征性，可见不透明的软组织，鼻窦增大，以及骨质变薄或缺失（图13.1~图13.5）。CT扫描上还可见骨性重建和边缘硬化。静脉注射造影剂后变现为典型的环形增强。

MRI有助于确定囊肿和周围重要组织（如脑、眼眶、血管等）的关系（图13.6~图13.10）。脓性黏液囊肿在T_2加权像上常呈高信号，在T_1加权像上信号多变。增强后外缘可见一层黏膜强化。

鉴别诊断包括急性或慢性鼻窦炎、息肉、潴留囊肿、皮样囊肿、胆固醇肉芽肿以及各种良恶性囊性肿瘤。

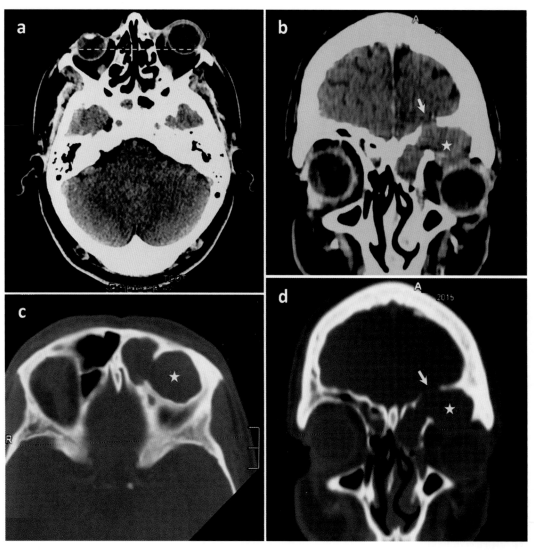

图13.1 病例13.1。头面部轴位及冠状位CT平扫（a，b）和骨窗（c，d）。图中可见一额筛骨脓性黏液囊肿（星号），继发额窦增大，边界扇形样缺失（箭头），眉弓被侵蚀，眶内扩散致眼球突出

实验室检查

常规的生物学炎症指标和白细胞数升高没有特异性，应结合临床表现和影像学检查。血培养阳性罕见。

组织病理学检查示囊性病变，由呼吸道黏膜包裹形成，囊壁可见化脓性炎症和化脓性坏死（图

13.5）。颅骨骨髓炎和（或）颅内化脓性积液可能和该病的弥漫性分布相关（图13.11和图13.12）。

常见的需氧菌有金黄色葡萄球菌、α溶血性链球菌、嗜血杆菌属和革兰阴性杆菌。主要的厌氧菌有消化链球菌属、普雷沃菌属、梭形杆菌属和痤疮丙酸杆菌。

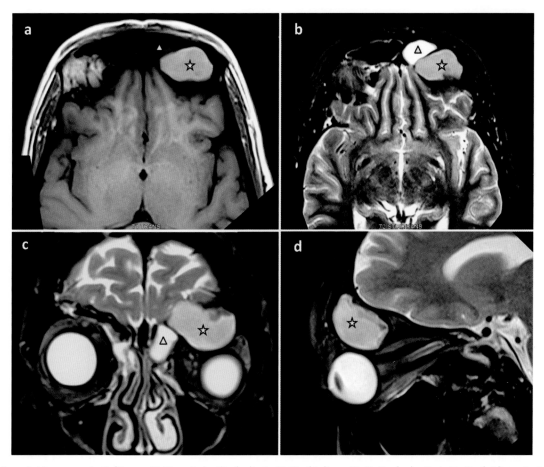

图13.2 病例13.1。头面部MR轴位T$_1$加权像（a）和轴位（b）、冠状位（c）及矢状位（d）T$_2$加权像。囊性占位由两部分组成：黏液囊肿（三角形）和脓性黏液囊肿（星号）。跟典型的黏液囊肿相比，脓性黏液囊肿在T$_1$加权像上信号更高，在T$_2$加权像上信号更低

治疗

手术治疗脓性黏液囊肿的原则是清除化脓性囊肿，完全切除鼻窦黏膜以防复发，并重建隔离颅内外的骨板。手术时还应考虑美观问题。

手术方式包括微创手术和开放手术。微创手术有经鼻内镜开窗减压术和引流术（图13.13~图13.15）等，开放手术有颅面部切开（图13.3、图13.4、图13.9）以及冠切开颅和脂肪组织隔离额窦后经颅硬膜外入路。

恰当的外科手术干预，以及耳鼻喉科、颌面外科、眼科和神经外科之间密切合作是治疗的关键。

术中应常规做需氧菌和厌氧菌、真菌及抗酸杆菌培养。一旦药敏试验结果确定，应立即给予相应敏感抗生素进行治疗。细菌性脓肿一般需要抗生素治疗2个月左右。

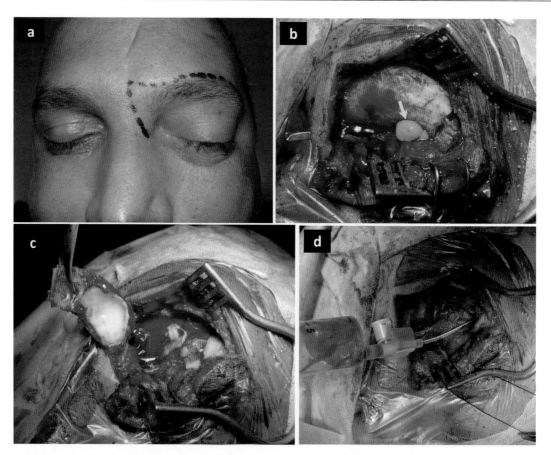

图13.3 病例13.1。患者经左侧眶上鼻旁入路手术（a）。暴露眉弓（b）并离断（c）。注意脓性黏液囊肿壁疝出（箭头）（b）。吸出囊内絮状内容物并送检（d）

预后

通常预后很好，面容恢复亦很理想。囊肿引流后，占位效应解除，大多数症状可改善。若早期、恰当处理，很少复发。较严重病例，预后与颅内或眶内感染有关。

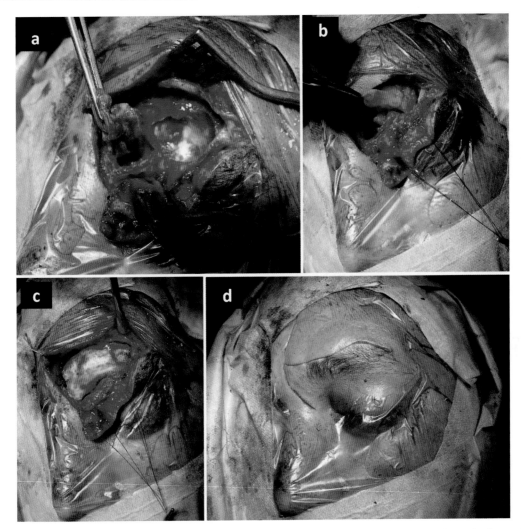

图13.4 病例13.1。术中情况：囊肿壁完全切除（a），取小块脐周脂肪做自体移植（b）。眉弓复位（c），切口缝合（d）

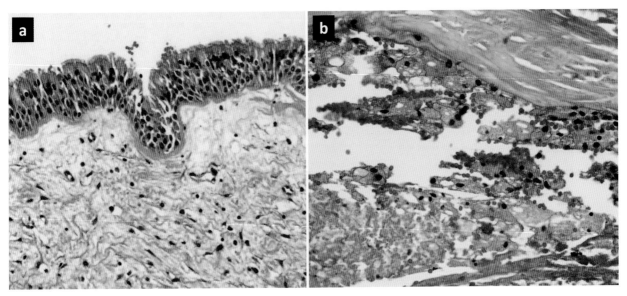

图13.5 病例13.1。（a）显微镜下可见厚纤维囊壁，内衬具纤毛的呼吸黏膜（低倍镜下，HE染色）。（b）黏液样物质伴炎症细胞及空泡巨噬细胞（中倍镜下，HE染色）

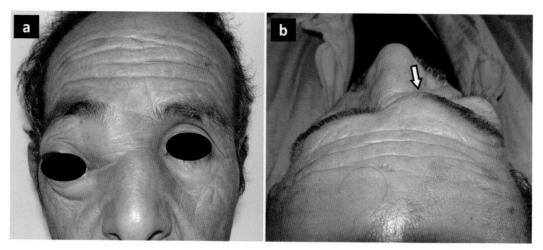

图13.6   病例13.2。55岁男性患者，慢性右眼突出伴复视病史，长期反复发热。术前照片：正面观（a）及上面观（b）。注意患者面部畸形和额部肿块（箭头）

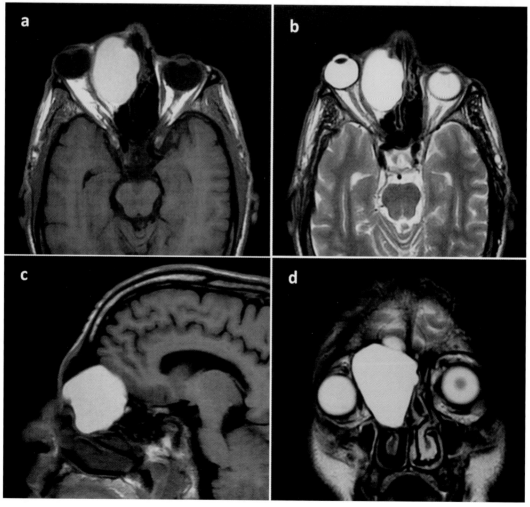

图13.7   病例13.2。头面部MR轴位T_1加权像（a）和T_2加权像（b）。矢状位T_1加权像（c）和冠状位T_2加权像（d）示右额筛骨囊肿，伴眶内扩散

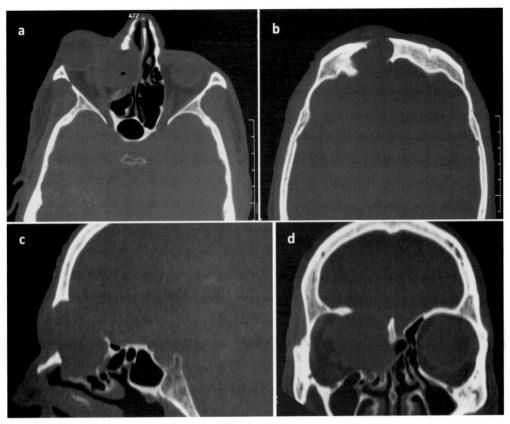

图13.8 病例13.2。头面部轴位（a，b）、矢状位（c）和冠状位（d）CT骨窗。囊性占位导致周围骨质变薄和缺失，伴有颅内或眶内扩散

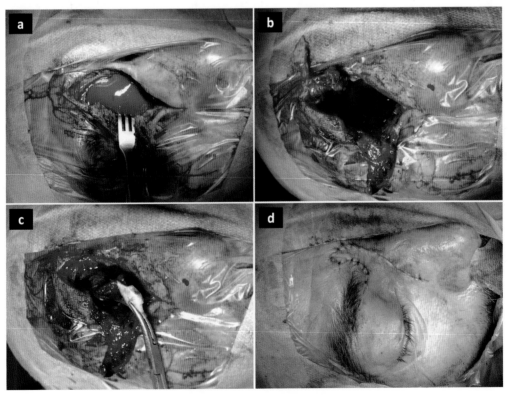

图13.9 病例13.2。术中情况：采用右鼻旁侧入路。吸出褐色囊内容物并送检做微生物检查（a）。囊肿壁完全切除（b，c），取小块脐周脂肪做自体移植，然后缝合切口（d）

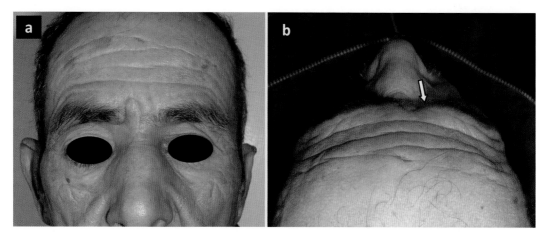

图13.10 病例13.2。术后3个月的照片：正面观（a）及上面观（b）。右眼突出和额部肿块（箭头）消失

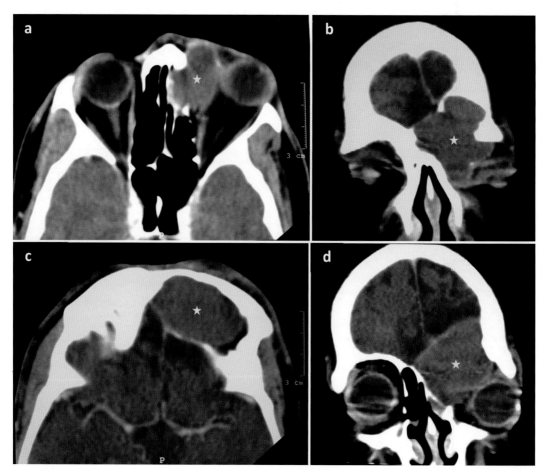

图13.11 病例13.3。颅眶轴位、冠状位平扫（a，b）及增强（c，d）CT图像。可见一额筛骨脓性黏液囊肿（星号），继发额窦增大，边界扇形样缺失（箭头），眉弓被侵蚀，伴颅内和眶内扩散。增强后可见轻度环形强化

图13.12　病例13.3。细菌性黏液囊肿。革兰阳性丝状杆菌及放线菌（革兰染色）

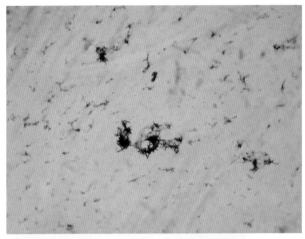

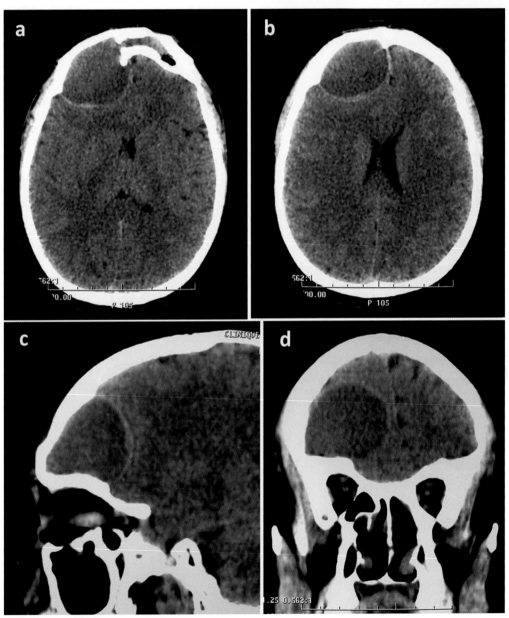

图13.13　病例13.4。巨大右额部眶上硬膜外脓性黏液囊肿。头颅轴位（a，b）、矢状位（c）和冠状位（d）CT平扫

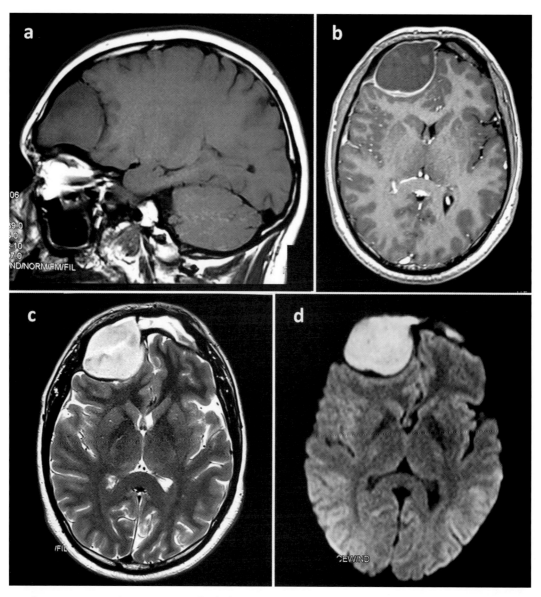

图13.14　病例13.4。MR矢状位T₁加权像（a），轴位增强T₁加权像（b），轴位T₂加权像（c）和扩散序列（d）示囊性占位压迫脑组织，可见边缘强化（b）

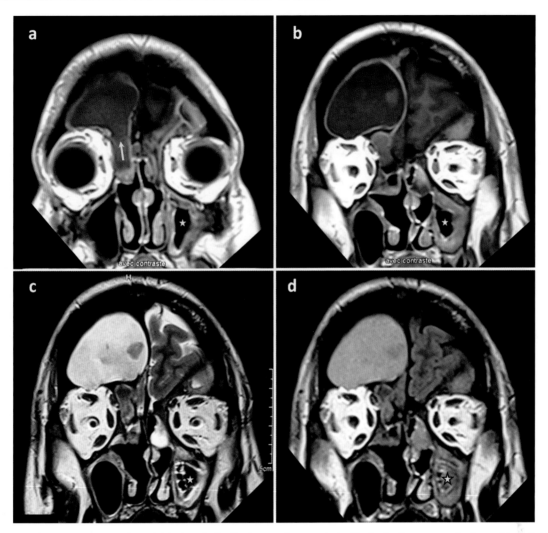

图13.15 病例13.4。MR冠状位增强T$_1$加权像（a，b）、T$_2$加权像（c）和FLAIR（d）。额部脓性黏液囊肿向同向筛窦扩散（箭头）。可见对侧慢性上颌窦炎（星号）。该患者接受经鼻内镜手术治疗

（郝淑煜 译 刘佰运 校）

推荐阅读

Akhaddar A, Elouennass M, Baallal H, Boucetta M. Focal intracranial infections due to Actinomyces species in immunocompetent patients: diagnostic and therapeutic challenges. World Neurosurg.2010;74:346–50. doi:10.1016/j.wneu.2010.05.029.

Bozza F, Nisii A, Parziale G, Sherkat S, Del Deo V, Rizzo A. Transnasal endoscopic management of frontal sinus mucopyocele with orbital and frontal lobe displacement as minimally invasive surgery. J Neurosurg Sci. 2010;54:1–5.

Brook I, Frazier EH. The microbiology of mucopyocele. Laryngoscope. 2001;111:1771–3.

Carmichael RA, Kang DR. Frontal sinus mucopyocele presenting as a subcutaneous forehead mass. J Oral Maxillofac Surg.2015;73:2155–61. doi:10.1016/j.joms.2015.05.013.

Chagla AS, Bhaganagare A, Kansal R, Tyagi D. Complete recovery of visual loss following surgical treatment of mucopyocele of the anterior clinoid process. J Clin Neurosci. 2010;17:670–2. doi:10.1016/j.jocn.2009.09.019.

Chua R, Shapiro S. A mucopyocele of the clivus: case report. Neurosurgery. 1996;39:589–90.

Cultrera F, Giuffrida M, Mancuso P. Delayed post-traumatic frontal sinus mucopyocoele presenting with meningitis. J CraniomaxillofacSurg. 2006;34:502–4

el-Fiki ME, Abdel-Fattah HM, el-Deeb AK. Sphenoid sinus mucopyocele with marked intracranial extension: a more common phenomenon in the third world? Surg Neurol. 1993;39:115–9.

Gupta S, Goyal R, Shahi M. Frontal sinus mucopyelocele with intracranial and intraorbital extension. Nepal J Ophthalmol. 2011;3:91–2. doi:10.3126/nepjoph.v3i1.4287.

Manaka H, Tokoro K, Sakata K, Ono A, Yamamoto I. Intradural extension of mucocele complicating frontoethmoid sinus osteoma: case report. Surg Neurol. 1998;50:453–6.

Mundra RK, Gupta Y. Unusual case of frontoethmoid mucopyocele with intracranial and orbital extension. Indian J Otolaryngol Head Neck Surg. 2011;63:295–7. doi:10.1007/s12070-011-0135-8.

Ramakrishna R, Nair MN, Huber B, Sekhar LN. A rare case of recurrent frontal osteoma complicated by mucopyocele with an unusual organism, *Moraxella catarrhalis*. World Neurosurg. 2014;82:e13-9. doi:10.1016/j.wneu.2012.11.064.

Sakamoto H, Tanaka T, Kato N, Arai T, Hasegawa Y, Abe T. Frontal sinus mucocele with intracranial extension associated with osteoma in the anterior cranial fossa. Neurol Med Chir (Tokyo).2011;51:600–3.

Suri A, Mahapatra AK, Gaikwad S, Sarkar C. Giant mucoceles of the frontal sinus: a series and review. J Clin Neurosci. 2004;11:214–8.

Zada G, Lopes MBS, Mukundan S Jr, Laws E Jr. Atlas of sellar and parasellar lesions: clinical, radiologic, and pathologic correlations. Switzerland: Springer International Publishing; 2016.

第14章　浮肿型波特瘤

浮肿型波特瘤是一种罕见的颅骨骨髓炎，常继发于青少年男性额窦炎患者，表现为额部骨膜下脓肿及额骨骨髓炎，并可伴颅内和（或）眶内播散。骨膜下脓肿常被误诊为头皮脓肿。过去诊断主要依靠临床特征，而现代神经影像学检查可以显示更多的解剖学细节，尤其是继发颅内或眼眶感染时。额窦炎、颅骨感染及其颅内并发症，需要多学科联合治疗。应选用对鼻窦来源的致病菌敏感的广谱抗生素。尽管一般预后良好，但严重颅内感染和诊断延误会造成预后不良。

流行病学和病因

浮肿型波特瘤是一种罕见的颅骨骨髓炎，以浅部的颅外骨膜下脓肿和深部的额骨感染所致的局灶性前额肿块为特征。颅骨内板被侵蚀后可以形成硬膜外脓肿（图14.1）。更严重的是，感染可以进一步扩散到硬膜下、蛛网膜下隙、脑实质和静脉窦，形成硬膜下积脓、脑膜炎、脑脓肿或脑炎，以及静脉窦血栓性静脉炎。眼眶扩散亦不少见。

少数情况下，可发生鼻窦源性颅内扩散，而颅骨不被直接侵蚀。这种情况下，感染通过颅内或颅外静脉通道的脓毒性血栓性静脉炎扩散。

浮肿型波特瘤的主要病因是额窦炎，但也可能与其余鼻窦急性或慢性炎症有关。其他病因包括牙源性感染、蚊虫叮咬、针灸、整容手术、可卡因滥用、甲基苯甲胺经鼻吸入和开颅手术史。

浮肿型波特瘤常见于青少年男性，成年人和新生儿少见。

临床表现

典型的临床表现是"独角兽样"额部质软肿块，伴有头痛、发热及流涕。出现神经系统症状时，应警惕颅内并发症。化脓性感染时可导致皮瘘。侵犯眼眶会引起眼睑和（或）眶周水肿及眼球突出。

经典抗生素治疗后，症状不愈或迁延可能会掩盖感染的颅内扩散和神经症状及体征。

影像学特征

CT扫描可见颅骨侵蚀，也可显示鼻窦炎和眼眶受累情况（图14.2~图14.4）。

MRI在显示颅内或眶内并发症、骨髓水肿、软脑膜强化、硬膜外和（或）硬膜下积液、脑脓肿和静脉窦血栓时有优势（图14.5）。

骨扫描对发现颅骨感染敏感。超声检查有助于检测骨膜下脓肿相关的额骨侵蚀。

实验室检查

常规的炎症指标有助于诊断，但没有特异性，且表达差异很大。

图14.1　浮肿型波特瘤的主
要扩散途径：A.颅外扩散；
B.颅内扩散；C.眼眶扩散

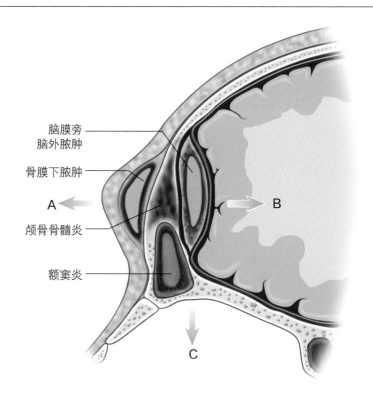

脑膜旁
脑外脓肿

骨膜下脓肿

颅骨骨髓炎

额窦炎

图14.2　病例14.1。
前额肿物前面观

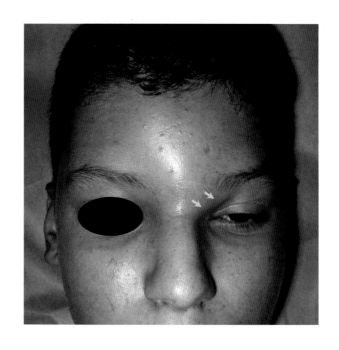

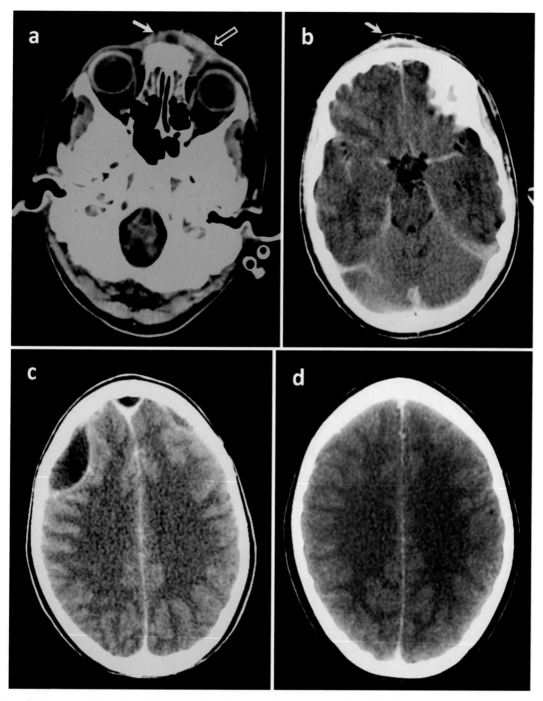

图14.3 病例14.1。颅眶轴位增强CT（a~c）示额骨骨膜下脓肿（实心箭头）以及眶内扩散（空心箭头），双额颅内硬膜外脓肿（c）。右额脓肿用敏感抗生素冲洗引流。4周后复查CT（d）示脓肿完全消失

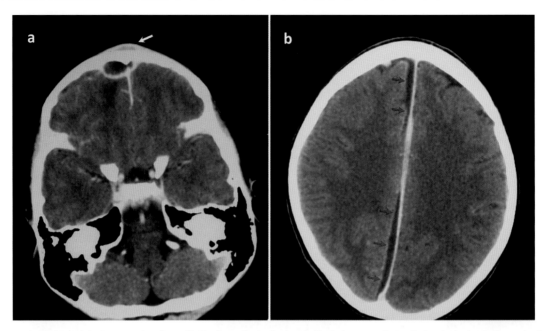

图14.4 头颅轴位增强CT示颅外额骨骨膜下脓肿（a）（箭头）；继发颅内大脑镰旁硬膜下脓肿（b）（箭头）

需氧菌和厌氧菌都可引起感染，且通常为混合性化脓性感染。常见的病原体有链球菌、葡萄球菌、类杆菌属和梭形杆菌属。这些微生物反映致鼻窦炎细菌种类。

细菌培养阴性常见，可能与大多数患者手术之前应用抗生素有关。

治疗

通常需要药物治疗来辅助手术治疗。应用抗生素治疗时应包括对需氧菌和厌氧菌、球菌和杆菌都敏感，且能有效到达中枢神经系统和脓肿的广谱抗生素。由于颅骨感染，抗生素至少应使用8周。

较小的骨膜下脓肿和（或）局灶性硬膜外脓肿，且不伴神经并发症时，可仅行抗生素治疗。

治疗鼻窦炎、骨髓炎及继发颅内感染需要神经外科和耳鼻喉科协助。

可以开颅或微创行脓肿引流术或脓肿清除术。有坏死征象的颅骨应当切除，并用钛网二期行颅骨修补术。术中应探查额窦后壁，如有可能，应行颅化手术。可以通过环钻术、闭塞术或切除术等方法处理额窦。内镜治疗也应当有效。

若条件允许，顽固性感染的可考虑行高压氧治疗。

预后

密切的临床观察、实验室检验以及神经影像学检查，对治疗效果的评价至关重要。

大多数患者可以完全恢复。严重感染，尤其是继发颅内感染，以及诊断延误会导致预后不良。远期并发症少见，包括失语、癫痫、慢性骨髓炎和面部瘢痕。

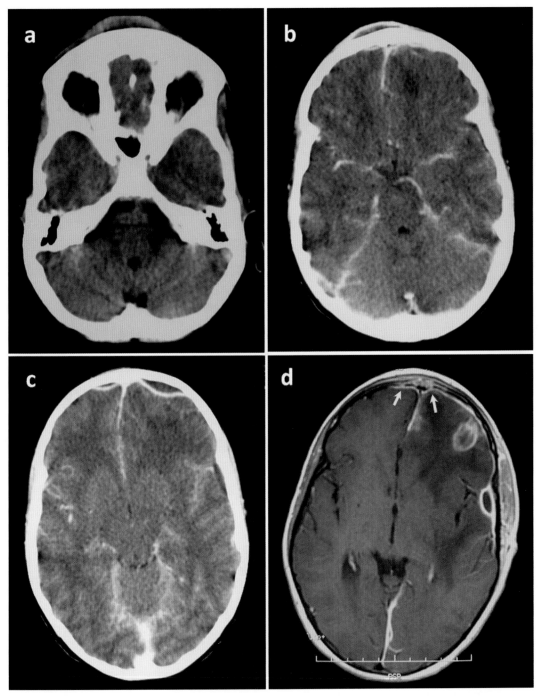

图14.5　头颅轴位增强CT（a~c）和MR增强T_1加权像（d）示一例浮肿型波特瘤伴颅外和颅内化脓性积液，并可见额骨感染（骨髓炎）（箭头）

（董金千 译　张　斌 校）

推荐阅读

Acke F, Lemmerling M, Heylbroeck P, De Vos G, Verstraete K. Pott's puffy tumor: CT and MRI findings. JBR-BTR. 2011;94:343–5.

Akhaddar A. Special clinical situations. In: Akhaddar A, editor. Cranial osteomyelitis. Diagnosis and treatment. Switzerland: Springer International Publishing; 2016. p. 285–307. doi:10.1007/978-3-319-30268-3_15.

Akiyama K, Karaki M, Mori N. Evaluation of adult Pott's puffy tumor: our five cases and 27 literature cases. Laryngoscope. 2012;122:2382–8. doi:10.1002/lary.23490.

Bambakidis NC, Cohen AR. Intracranial complications of frontal sinusitis in children: Pott's puffy tumor revisited. Pediatr Neurosurg. 2001;35:82–9.

Blumfield E, Misra M. Pott's puffy tumor, intracranial, and orbital complications as the initial presentation of sinusitis in healthy adolescents, a case series. Emerg Radiol. 2011;18:203–10. doi:10.1007/s10140-010-0934-3.

Chandy B, Todd J, Stucker FJ, Nathan CO. Pott's puffy tumor and epidural abscess arising from dental sepsis: a case report. Laryngoscope. 2001;111:1732–4.

Kombogiorgas D, Solanki GA. The Pott puffy tumor revisited: neurosurgical implications of this unforgotten entity. Case report and review of the literature. J Neurosurg. 2006;105(Suppl 2):143–9.

Nisa L, Landis BN, Giger R. Orbital involvement in Pott's puffy tumor: a systematic review of published cases. Am J Rhinol Allergy. 2012;26:e63–70. doi:10.2500/ajra.2012.26.3746.

Saloman JF, Cervante TP, Bellas AR, Boechat MC, Pone SM, Pone MV, et al. Neurosurgical implications of Pott's puffy tumor in children and adolescents. Childs Nerv Syst. 2014;30:1527–34. doi:10.1007/s00381-014-2480-x.

Sliker CW, Steenburg SD, Archer-Arroyo K. Emergency radiology eponyms: part 1-Pott's puffy tumor to Kerley B lines. Emerg Radiol.2013;20:103–11. doi:10.1007/s10140-012-1083-7.

Tatsumi S, Ri M, Higashi N, Wakayama N, Matsune S, Tosa M. Pott's puffy tumor in an adult: a case report and review of literature. J Nippon Med Sch. 2016;83:211–4.

Terui H, Numata I, Takata Y, Ogura M, Aiba S. Pott's puffy tumor caused by chronic sinusitis resulting in sinocutaneous fistula. JAMA Dermatol. 2015;151:1261–3. doi:10.1001/jamadermato. 2015.0874.

Tsai BY, Lin KL, Lin TY, Chiu CH, Lee WJ, Hsia SH, et al. Pott's puffy tumor in children. Childs Nerv Syst. 2010;26:53–60. doi:10.1007/s00381-009-0954-z.

Verbon A, Husni RN, Gordon SM, Lavertu P, Keys TF. Pott's puffy tumor due to Haemophilus influenzae: case report and review. Clin Infect Dis. 1996;23:1305–7.

Younis RT, Lazar RH, Anand VK. Intracranial complications of sinusitis: a 15-year review of 39 cases. Ear Nose Throat J. 2002;81:636–8.

第15章　颅内感染性动脉瘤

颅内感染性动脉瘤（IIAs）又称真菌性动脉瘤或微生物动脉瘤，是由微生物感染脑动脉壁引起的罕见脑血管病变。虽然有些病例无临床症状，但大多数患者出现与动脉瘤破裂有关的症状及其原发病相关症状。IIAs的典型表现是动脉壁薄而脆，通常具有宽瘤颈或瘤颈缺失，极易破裂和出血。超声心动图为必做检查，以确定有无心内膜炎，为最常见的感染源。根据动脉瘤的特征和位置以及患者的临床表现行抗菌治疗结合手术或血管内介入治疗。IIAs是一种致命的脑血管病变。免疫抑制患者，真菌性动脉瘤患者以及多种IIAs患者的死亡率较高。

流行病学和病因

颅内感染性动脉瘤（IIAs）（也称为霉菌性动脉瘤或微生物动脉瘤）是由微生物感染脑动脉壁引起的罕见脑血管病变。定义为"霉菌性动脉瘤"是不恰当的，因为IIAs泛指所有感染性动脉瘤。术语"真菌"性颅内动脉瘤应该只用于表示真菌导致的动脉瘤。大多数IIAs是细菌导致的，真菌起源十分罕见。少于5%的颅内动脉瘤为感染起源，但在免疫功能低下患者中IIAs的发病率增加。经典的IIA主要有三种形式：血管内型、血管外型和隐源型（表15.1）。无明显的性别优势，大多数患者是年轻人（中位年龄35岁）。表15.2描述了IIAs的确诊标准，可疑及可能诊断标准。

临床表现

患者可能表现为无症状，但大多数有症状的患者出现与动脉瘤破裂及其致病原因相关的症状。其中最常见的临床症状是发烧、头痛、意识丧失、运动功能障碍、脑神经麻痹、癫痫发作和脑膜炎。超过3/4的患者存在感染性心内膜炎的症状和体征。二尖瓣是最常受累，其次是主动脉瓣。真菌性IIA经常与静脉抗菌药物滥用和免疫功能低下相关。这些患者通常不会发热，临床症状进展也更加缓慢。血管外起源的IIA患者往往表现为局部感染合并未破裂动脉瘤的症状及体征。对于IIAs的筛选应该在易感染患者中进行（尤其存在潜在致病病因）。

影像学特征

CT血管造影和数字减影血管造影（DSA）都适用于筛查。MRI可以更好地评估与IIA相关的脑实质改变。IIAs血管壁薄而脆，IIAs的典型表现是动脉壁薄而脆，通常具有宽瘤颈或瘤颈缺失，极易破裂和出血。脑实质内出血（包括缺血性卒中和出血性卒中）比蛛网膜下隙出血更常见。大多数IIAs位于大脑中、大脑后及大脑前动脉，好发于远端。多达25%的患者为多发动脉瘤。囊状动脉瘤和梭形动脉瘤均可见，发病率无明显差异。在对IIA患者的影像学随访过程中常会发现动脉瘤体积增大及新发动脉瘤。

表15.1 原发性颅内感染性动脉瘤分型

类型	特征
血管内型	远端管腔内脓栓，可能多发，主要病因是亚急性细菌性心内膜炎
血管外型	管腔外相关感染，如脑膜炎，眼眶蜂窝织炎，耳鼻喉感染，海绵窦血栓性静脉炎或颅底骨髓炎。从外膜开始，向内浸润，最终侵及血管内膜
隐源型	基于临床/影像学和组织学研究结果的假定诊断，无明显的炎症过程

表15.2 颅内感染性动脉瘤Kannoth诊断标准

诊断	标准
必要诊断	影像学检查证实颅内动脉瘤存在
次要诊断	易感因素：
	感染性心内膜炎
	脑膜炎
	海绵窦血栓性静脉炎
	眼眶蜂窝织炎
	血管造影特征：
	多发
	位于血管远端
	梭形
	随访发现动脉瘤大小改变及新发动脉瘤
	其他表现：
	发病年龄低（小于45岁）
	近期腰穿病史
	正在发热
	CT或MRI提示脑实质内出血
临床确诊IIA	符合主要诊断标准及任意三个次要标准
临床可能IIA	符合主要诊断标准及任意两个次要标准
临床可疑IIA	符合主要诊断标准及任意一个次要标准

IIA，传染性颅内动脉瘤
［摘自Kannoth等（2009）；经授权］

实验室检查

大约有一半患者的血培养和脑脊液化验结果可能为阳性。血液检查可以出现白细胞增多或血红细胞沉降率增快和C-反应蛋白水平升高。应结合临床表现和神经影像学检查结果评估这些生物炎症参数。各种细菌、真菌、分枝杆菌、寄生虫和病毒均可引起IIA。最常见的致病病原体是链球菌属（特别是绿色链球菌），其次是葡萄球菌属。肠球菌属、革兰阴性菌和结核分枝杆菌的致病率较低。真菌致病很少见（少于5%），最常见的是烟曲霉菌、白色念珠菌或毛霉菌。（请参阅第29章。）组织病理学可以证明多核白细胞渗入血管壁的基质层和外膜，长伴内膜增生及内弹力层破坏。通过适当的着色可以在血管壁内识别病原体。

治疗

根据IIA的性质、位置以及患者的临床状况（图15.1~图15.5），主要治疗方法为抗菌联合手术或介入治疗。应尽快开始使用合适的抗生素药物，抗菌谱覆盖链球菌和葡萄球菌，并至少持续6周。抗菌治疗大约可以治愈30%的动脉瘤患者。未破裂的IIA可以单用抗菌保守治疗，除非动脉瘤在抗菌治疗6周后扩大或未能减小。手术适应证包括颅内压增高（特别是血肿或急性脑积水）和出血综合征。如果IIA体积增大或抗菌治疗无效，需行二期动脉瘤夹闭。对于易碎动脉瘤，可选择动脉瘤包裹及孤立载瘤动脉治疗。

在过去的30年里，血管内介入治疗逐渐增加。载瘤动脉栓塞（使用氰基丙烯酸酯、自体凝块或聚乙烯醇微粒）治疗远端或梭形动脉瘤。亚急性心内膜炎患者需要更换心脏瓣膜。

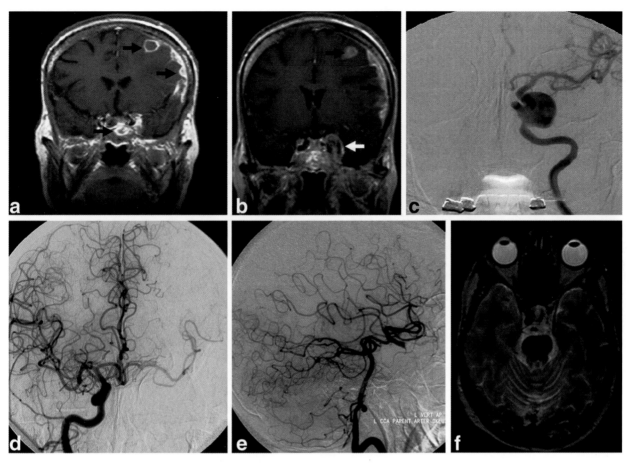

图15.1 一名62岁女性患者，诊断为毛霉菌病，伴有新发上睑下垂。（a，b）MR增强T$_1$加权像显示广泛的皮质脓肿形成和蝶窦病变（黑色箭头）以及信号无效的巨大海绵窦颈动脉瘤（白色箭头），MRI在最初无明显改变。（c）左颈内动脉（ICA）血管造影图（前后视图）证实巨大的颈动脉海绵窦段动脉瘤。（d，e）使用可分离球囊栓塞后，右侧ICA和左侧椎动脉血管造影显示动脉瘤和载瘤动脉均被阻塞。注意左侧大脑中动脉通过前后交通动脉的灌注。（f）晚期对照MRI显示缺乏动脉瘤和颈动脉［转载于Esenkaya等（2016），经授权］

预后

IIAs是一类致命的脑血管病变。使用脑血管造影术进行临床和生物监测是非常重要的，以确保对治疗的及时调整。免疫功能低下、真菌性动脉瘤或多发IIAs患者的死亡率较高。

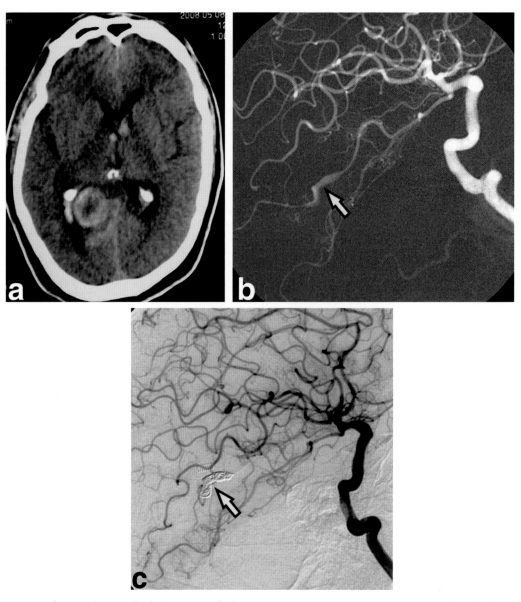

图15.2 一名63岁男子出现脑实质内血肿。（a）CT扫描显示右枕下血肿伴室内延伸。（b）右侧ICA侧位血管造影显示左侧大脑后动脉P3段的梭形动脉瘤（箭头）。（c）最终血管造影显示栓塞后的动脉瘤和血管闭塞（箭头）［转载于Esenkaya等（2016），经授权）］

图15.3 基底动脉病理学尸体检验（HE染色，×1100），动脉壁局部检测见念珠菌菌丝［转载于Marazzi等（2008），经授权）］

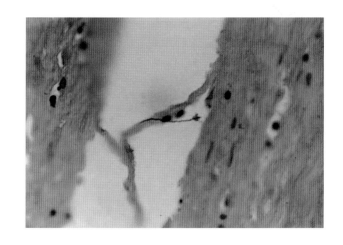

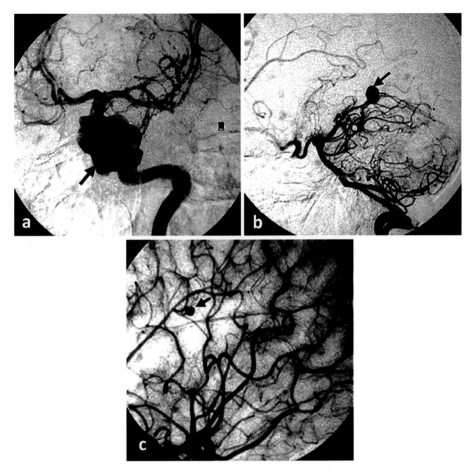

图15.4 微生物动脉瘤的血管造影表现（MA）。（a）颈动脉数字减影血管造影（DSA），显示ICA海绵状部分的巨大MA（箭头）。（b）DSA显示大脑后动脉的远端MA（箭头）。（c）大脑中动脉分支上的MA（箭头）［转载自Kannoth等（2009），经授权］

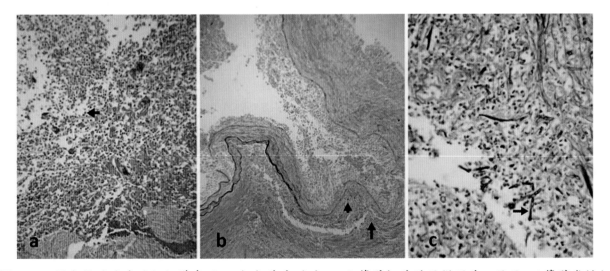

图15.5 微生物动脉瘤的组织学表现。（a）基底动脉MA血管壁切片的显微照片，显示MA管壁炎性细胞浸润导致内膜和培养基的破坏性改变（HE染色，×200）。（b）显示内部弹性层的连续性破坏导致动脉瘤形成（EVG染色，×200）。（c）显示包埋在炎性渗出物中的烟曲霉隔膜和分枝菌丝的抑制的显微照片（Grocott-Gomori染色，×200）［转载自Kannoth等（2009），经授权］

（牛 非 译 刘佰运 校）

推荐阅读

Azar MM, Assi R, Patel N, Malinis MF. Fungal mycotic aneurysm of the internal carotid artery associated with sphenoid sinusitis in an immunocompromised patient: a case report and review of the literature. Mycopathologia. 2016;181:425–33. doi: 10.1007/s11046-015-9975-1 .

Chang YT, Lu CH, Lui CC, Chang WN. Antibiotic-treated Streptococcus sanguinis intracranial mycotic aneurysm. Kaohsiung J Med Sci. 2012;28:178–81. doi: 10.1016 /j.kjms.2011.10.002.

Choi H, Hall WA, Deshaies EM. Infectious intracranial aneurysms. In: Hall WA, Kim PD, editors. Neurosurgical infectious disease. Surgical and nonsurgical management. New York: Thieme; 2014. p. 133–46.

Ducruet AF, Hickman ZL, Zacharia BE, Narula R, Grobelny BT, Gorski J, et al. Intracranial infectious aneurysms: a comprehensive review. Neurosurg Rev. 2010;33: 37–46. doi:10.1007/s10143-009-0233-1.

Esenkaya A, Duzgun F, Cinar C, Bozkaya H, Eraslan C, Ozgiray E, et al. Endovascular treatment of intracranial infectious aneurysms. Neuroradiology. 2016;58:277–84. doi:10.1007/s00234-015-1633-2.

Flores BC, Patel AR, Braga BP, Weprin BE, Batjer HH. Management of infectious intracranial aneurysms in the pediatric population. Childs Nerv Syst. 2016;32:1205–17. doi:10.1007/s00381-016-3101-7.

Hamisch CA, Mpotsaris A, Timmer M, Reiner M, Stavrinou P, Brinker G, et al. Interdisciplinary treatment of intracranial infectious aneurysms. Cerebrovasc Dis. 2016;42:493–505.

Hill JA, Mokadam NA, Rakita RM. Intracranial mycotic aneurysm associated with left ventricular assist device infection. Ann Thorac Surg. 2014;98:1088–9. doi: 10.101 6/j.athoracsur.2013.10.094.

Ho CL, Deruytter MJ. CNS aspergillosis with mycotic aneurysm, cerebral granuloma and infarction. Acta Neurochir. 2004;146:851–6.

Kannoth S, Thomas SV. Intracranial microbial aneurysm (infectious aneurysm): current options for diagnosis and management. Neurocrit Care. 2009;11:120–9. doi:10.1007/s12028-009-9208-x.

Marazzi MG, Bondi E, Giannattasio A, Strozzi M, Savioli C. Intracranial aneurysm associated with chronic mucocutaneous candidiasis. Eur J Pediatr. 2008;167:461–3.

Nonaka S, Oishi H, Tsutsumi S, Teranishi K, Tanoue S, Yasumoto Y, et al. Endovascular therapy for infectious intracranial aneurysm: a report of four cases. J Stroke Cerebrovasc Dis. 2016;25:e33–7.doi:10.1016/ j.jstrokecerebrovasdis.2015.11. 033.

Petr O, Brinjikji W, Burrows AM, Cloft H, Kallmes DF, Lanzino G. Safety and eficacy of endovascular treatment for intracranial infectious aneurysms: a systematic review and meta-analysis. J Neuroradiol. 2016;43:309–16. doi: 10.1016/j.neurad. 2016.03.008.

Saraf R, Limaye U. Ruptured intracranial tubercular infectious aneurysm secondary to a tuberculoma and its endovascular management. Br J Neurosurg. 2013;27:243–5. doi: 10.3109/02688697.2012.717986.

Singla A, Fargen K, Blackburn S, Neal D, Martin TD, Hess PJ, et al. National treatment practices in the management of infectious intracranial aneurysms and infective endocarditis. J Neurointerv Surg. 2016;8:741–6. doi: 10.1136/neurintsurg -2015-011834.

第三部分
脊柱及其附属组织感染

第16章　椎旁化脓性肌炎

化脓性肌炎（热带肌炎）是一类位于骨盆和下肢大骨骼肌的急性、化脓性感染，椎旁肌肉很少涉及，金黄色葡萄球菌是最常见的致病菌。其临床表现通常无特异性，包括局部和全身体征以及感染症状，伴脊柱活动范围受限，背部疼痛不常见。MRI和CT检查都能准确识别肌肉软组织脓肿，可伴有脊柱和（或）椎管内扩张。超声探查对感染部位的反复监测是有帮助的，实验室检查提示无特异性炎症，组织学检查提示被标记的炎性肉芽组织和退化肌纤维包围的脓肿灶。当感染是在化脓前或者当脓性液体聚积时进行及时的外科引流，这时治疗需要适当用抗生素。如果治疗合理，大多数患者可以痊愈，且无复发或其他并发症。诊断延迟可能导致邻近脊柱和骨盆骨髓炎、脊柱硬膜外脓肿、腹膜后脓肿、转移性感染、脓毒症，偶尔导致死亡。

流行病学和病因

脊柱周围的软组织感染临床表现广泛而多样，往往与椎体和（或）椎间盘感染有关。单独的椎旁脓肿并不多见，可能涉及皮肤或椎旁肌肉群（浅表的或深层的）（图16.1）。原发性椎旁化脓性肌炎是最严重的一类，在神经外科和脊柱患者中很少见。

化脓性肌炎是一种亚急性大骨骼肌化脓性感染，通常表现为单个或多个脓肿。一般来说，没有明显的局部或邻近的感染来源。事实上，病因是不明确的，但与创伤、病毒感染和营养不良都可能有关。化脓性肌炎是典型的热带病，学界目前认为与糖尿病、HIV感染、滥用毒品和恶性肿瘤发病率升高有关。化脓性肌炎有三个连续的阶段：化脓前弥漫性肌肉感染、脓肿形成和肌肉坏死伴脓毒症。这种疾病通常多见于儿童和年轻的成年男性，在老年人中很少见。常见的感染部位是骨盆周围和四肢的肌肉群，涉及椎旁肌肉的（颈椎、胸椎、腰椎或腰肌）病例不到4%。

由于缺乏经验、特征性的症状和体征、不典型的临床表现以及许多不同的诊断，诊断常被延误。

临床表现

症状和体征通常没有特征性，包括发热、不明确的局部压痛、肌肉感染部位周围疼痛和肿胀、腰痛、腹痛、脊柱活动范围受限、伴或不伴脊柱侧凸。皮肤表现可能出现肿胀、红斑、温热（图16.2）。背部疼痛不常见。如果出现髂腰肌脓肿，患者可能伴有腰大肌试验阳性（髋屈肌）以及疼痛辐射到臀部或大腿区域。

应始终考虑明显的系统性来源的脓毒症，并对继发性化脓性肌炎的传染病重点进行筛查。

这种情况最初通常被误诊为肌肉拉伤、急性肌炎、挫伤、血肿、血栓、肾周间隙脓肿、急性阑尾炎、骨髓炎、化脓性关节炎、软组织肉瘤、蜂窝织炎或坏死筋膜炎。

图16.1 椎旁感染的分布分类

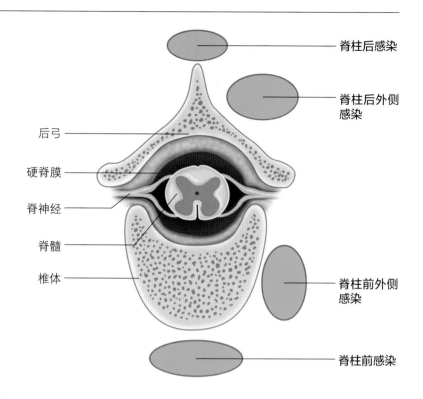

脊柱后感染

脊柱后外侧感染

后弓

硬脊膜

脊神经

脊髓

椎体

脊柱前外侧感染

脊柱前感染

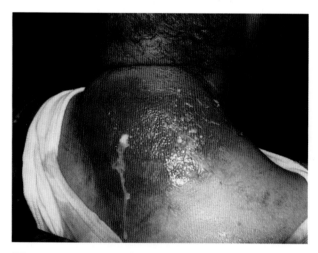

图16.2 后颈胸区表面软组织感染，与糖尿病患者邻近皮肤的感染有关（伴有脓性瘘的暴发性蜂窝织炎）

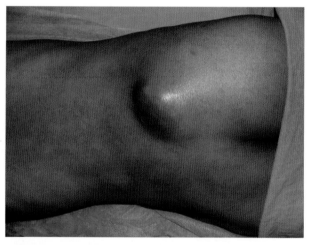

图16.3 病例16.1。右侧突出的肿胀，从腰骶骨向下延伸至臀部

影像学特征

虽然平片可以排除原发性脊柱骨病变，但是作用有限。

超声探查提示一个较大肌肉不规则的回声纹理和回声病灶。有时，可见内部碎片和气泡。超声检查也有助于感染部位的反复监测。

CT扫描可提供更好的肌肉轮廓结构和疾病性质及程度的有价值的数据。可能出现低密度或气体

形成的病灶，注射对比剂后其边缘增强。

在脓肿阶段肌肉内可以出现液体积聚（图16.3~图16.9）。CT扫描也有助于排除任何骨性相关疾病，尤其是脊柱或盆腔骨髓炎。

MRI更具敏感性和特异性，能在早期探查到受影响肌肉。脓性积聚物可在T_1加权像上呈现低信号或等信号，T_2加权像上呈现高信号（图16.8和图16.10）。边缘增强的程度取决于脓肿壁和肉芽组织的范围。MRI是也有助于诊断伴随的脊柱和

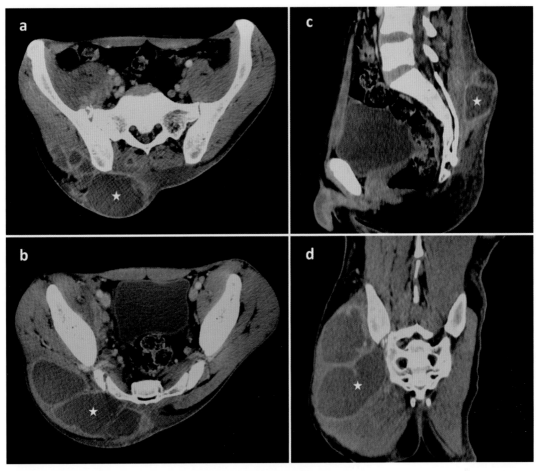

图16.4　病例16.1。轴位（a，b）、矢状位（c）和冠状位（d）增强CT扫描，显示一名23岁的化脓性肌炎患者在右臀肌组织中有多个位置的液体聚集（星形）

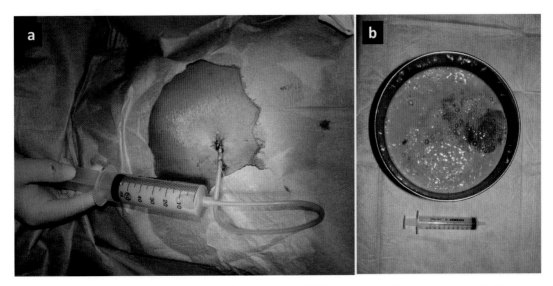

图16.5　病例16.1。从肿胀处抽吸出的脓液（a）；抽吸获得800 ml的脓液（b），在培养的标本中发现金黄色葡萄球菌

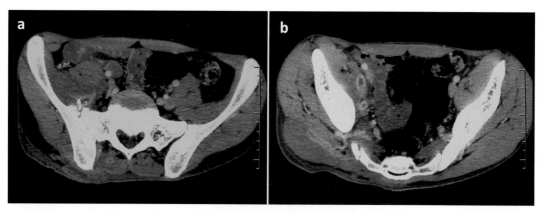

图16.6　病例16.1。2周后进行轴位增强CT扫描，显示脓肿几乎完全吸收（a，b）

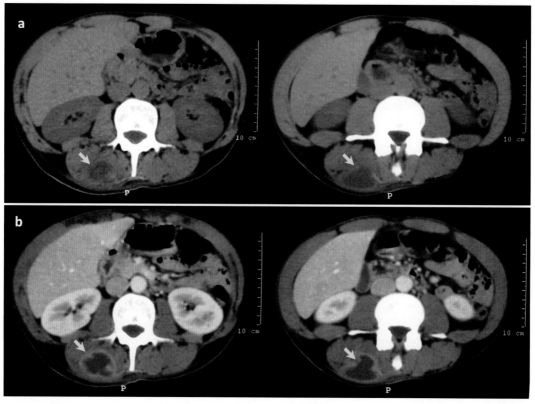

图16.7　腹部轴位平扫（a）和增强（b）CT，显示自发性原发性化脓性肌脓肿（箭头）；化脓性肌炎由表皮葡萄球菌引起

（或）椎管内延伸。

［18F］–氟代脱氧葡萄糖（18F–FDG）正电子发射计算机断层显像（PET–CT）的应用是一种有潜力的联合诊断方式。

实验室检查

实验室检测特异性较差：红细胞沉降率和C–反应蛋白水平显著升高、外周血白细胞计数增加以及贫血。热带化脓性肌炎可见嗜酸性粒细胞增高。尽管有大量的肌原纤维破坏，但骨骼肌酶水平升高并不多见。

金黄色葡萄球菌是最常见的致病病原体。其他微生物包括链球菌、大肠埃希菌、沙门菌类、肺炎克雷伯杆菌、铜绿假单胞菌、流感嗜血杆菌以及结核分枝杆菌。血液培养多次阳性。

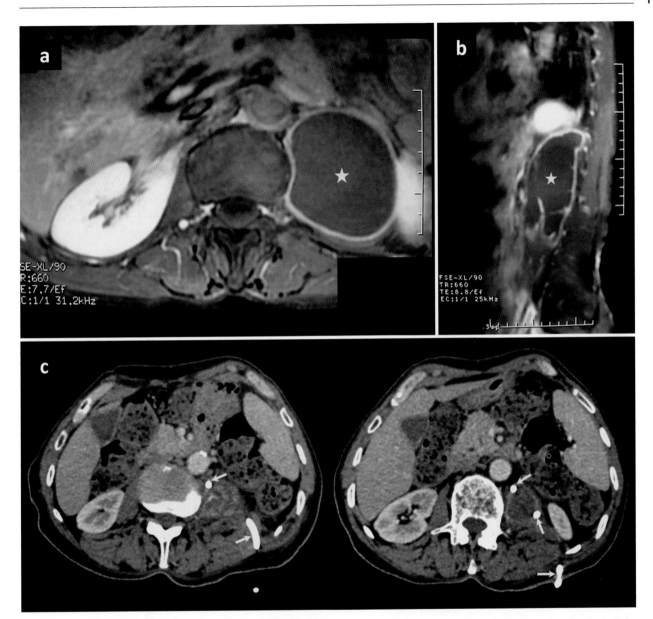

图16.8 MR轴位（a）和矢状位（b）增强T₁加权像，显示左侧孤立的髂腰化脓性肌炎（原发性脓肿）（星号），并没有侵犯脊椎的迹象。经皮的脓肿引流术，在对照CT扫描显示在原位留下一个引流管（箭头）（c）

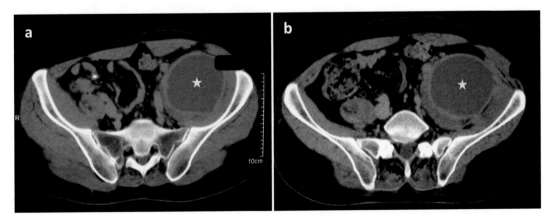

图16.9 腹部轴位CT显示一个由布鲁菌病引起的重要的左髂腰肌脓肿（星号）（a, b）

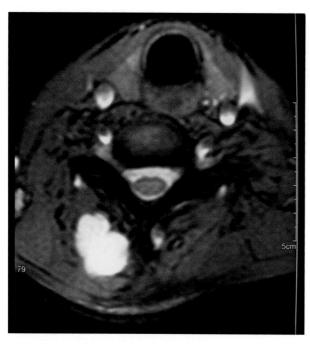

组织学检查可见由典型的炎症肉芽组织包围的脓肿病灶和退化的肌肉纤维。

治疗

许多浅表的脓肿只限于皮肤上，可由皮肤科医师治疗。浅表的、局限的感染可单独使用抗生素治疗。

椎旁化脓性肌炎的治疗方案取决于疾病的不同阶段，在化脓前阶段，可参考当地MRSA的感染率（耐甲氧西林金黄色葡萄球菌），可仅使用抗葡萄球菌抗生素治疗。在脓肿形成阶段，需要进行开放的手术引流，随后静脉注射抗生素。影像学定位导航可能对位置更深的脓肿有用。对于没有并发症的患者，抗生素使用3~4周往往是足够的。结核病灶必须应用适当的抗结核治疗方案来治疗。脓毒症和脓毒性休克需要早期和积极的复苏。

图16.10　颈椎MR轴位T₂加权像，显示右侧椎旁肌肉内囊性病变，没有骨质受累，继发于非脓性包虫病

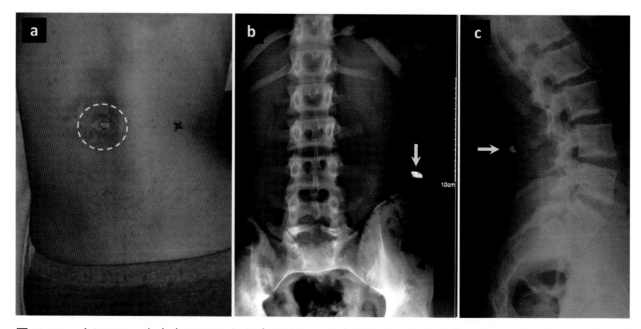

图16.11　病例16.2。患者在后腰区（a）有慢性的、浅表的软组织脓肿（点环），患者回忆起几个月前有腰外伤。在前后（b）和侧方（c）影像中，腰椎的平片显示一个留存的金属异物（箭头）

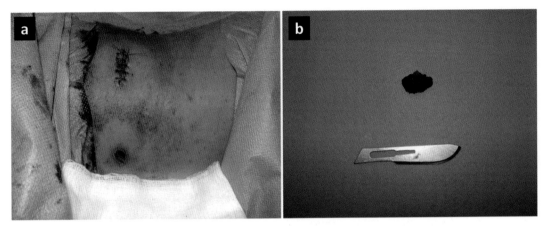

图16.12　病例16.2。金属异物取出后的手术视图和浅表脓肿（a，b）

预后

在早期和优化治疗下，大多数患者可以痊愈，且无复发或其他并发症。如果患者对抗生素治疗没有良好反应性，则应该考虑系统性感染源（多病灶感染）的可能性。

诊断延误可能导致邻近的脊椎或骨盆骨骨髓炎、脊柱硬膜外脓肿、腹膜后脓肿、转移性感染、脓毒症，偶尔导致死亡（图16.11和16.12）。

（李玉骞　译　李立宏　校）

推荐阅读

Bickels J, Ben-Sira L, Kessler A, Wientroub S. Primary pyomyositis.J Bone Joint Surg Am. 2002;84-A:2277–86.

Boulyana M, Kilani MS. Nontropical pyomyositis complicated with spinal epidural abscess in a previously healthy child. Surg Neurol Int. 2014;5(Suppl 3):119–21. doi:10.4103/2152-7806.130718.

Bowen DK, Mitchell LA, Burnett MW, Rooks VJ, Martin JE. Spinal epidural abscess due to tropical pyomyositis in immunocompetent adolescents.J Neurosurg Pediatr. 2010;6:33–7. doi:10.3171/2010.3.PEDS1017.

Cecil M, Dimar JR 2nd. Paraspinal pyomyositis, a rare cause of severe back pain: case report and review of the literature. Am J Orthop(Belle Mead NJ). 1997;26:785–7.

Garg B, Pannu CD, Poudel RR, Morey V. Isolated spontaneous primary tubercular erector spinae abscess: a case report and review of literature.Asian Spine J. 2015;9:276–80. doi:10.4184/asj.2015.9.2.276.

Hassan FO, Shannak A. Primary pyomyositis of the paraspinal muscles: a case report and literature review. Eur Spine J. 2008;17(Suppl 2):239–42.

Kondo T, Takada T, Terada K, Ikusaka M. Paraspinal pyomyositis associated with radiculopathy. Intern Med. 2013;52:1417–8.

Medappil N, Adiga P. A 31-year-old female with fever and back pain. J Emerg Trauma Shock. 2011;4:385–8. doi:10.4103/0974-2700.83869.

Mitchell LA, Rooks VJ, Martin JE, Burgos RM. Paraspinal tropical pyomyositis and epidural abscesses presenting as low back pain.Radiol Case Rep. 2015;4:303. doi:10.2484/rcr.v4i3.303.

Olson DP, Soares S, Kanade SV. Community-acquired MRSA pyomyositis:case report and review of the literature. J Trop Med.2011;2011:970848. doi:10.1155/2011/970848.

Ovadia D, Ezra E, Ben-Sira L, Kessler A, Bickels J, Keret D, et al.Primary pyomyositis in children: a retrospective analysis of 11 cases. J Pediatr Orthop B. 2007;16:153–9.

Ray S, Iyer A, Avula S, Kneen R. Acquired torticollis due to primary pyomyositis of the paraspinal muscles in an 11-year-old boy. BMJ Case Rep. 2016; doi:10.1136/bcr-2015-213409.

Schalinski S, Tsokos M. Fatal pyomyositis: a report of 8 autopsy cases. Am J Forensic Med Pathol. 2008;29:131–5. doi:10.1097/PAF.0b013e318173f024.

Siddalingana GT, Hande HM, Stanley W, Bargur R. Tropical pyomyositis presenting as sepsis with acute respiratory distress syndrome.Asian Pac J Trop Med.2011;4:325-7.doi:10.1016/S1995-7645(11)60096-5.

Watanabe Y,Ohashi H,Asahina T,Watanabe K,Atsumi Y,Kitahara M,Matsuoka K.Pneumococcal paraspinal pyomyositis in a diabetic man:a case report. Diabetes Obes Metab.2000;2:385-6.

第17章　椎体和椎间盘感染

脊椎椎间盘炎症是最常见的脊柱感染形式，可以是脓肿性、肉芽肿性（结核杆菌、布氏杆菌病或真菌）或寄生虫性，金黄色葡萄球菌和结核分枝杆菌是最常见的治病菌。其主要感染途径包括血源性播散、脊柱开放性创伤和临近感染病灶扩散。临床症状（疼痛、发热和脊柱畸形）可以非常典型，但亦可无明显临床症状。

常规实验室检验没有特异性，但血培养可能是阳性。MRI是椎体骨髓炎和椎间盘炎的最佳诊断方法。应当特别重视对致病菌的鉴别及其药物敏感性。CT引导下的穿刺活检或椎旁脓肿引流也有利于脊椎椎间盘炎的诊断。大部分原发性椎间盘炎症可以仅通过抗感染治疗而治愈。手术的适应证是活检，神经结构减压，治疗脊椎不稳定和严重的畸形，恰当的抗感染治疗后感染迁延不愈或组织坏死时可清除感染灶和坏死组织。未经治疗的脊椎感染可导致慢性疼痛、脊椎畸形、神经功能缺失、菌血症甚至死亡。庆幸的是椎间盘炎症经早期诊断和恰当治疗，多数患者可以获得良好的预后。

流行病学和病因

脊柱感染包括椎体骨（骨髓炎）、椎间盘间隙（椎间盘炎）或两者混合（图17.1）。由于椎体骨髓炎和椎间盘炎很少单独发生，本章节将脊柱感染的三种形式合并为脊椎椎间盘炎一并讨论。脊椎椎间盘炎症是可以导致脊柱畸形、节段不稳、神经功能缺失的严重疾病，可以是化脓性、肉芽肿性（结核性、布鲁菌性或真菌性）或寄生虫性，感染

途径包括血源性播散（动脉或静脉）、脊柱开放性创伤和临近感染病灶扩散。

腰椎（60%）和胸椎（30%）是最常见的感染部位，颈椎或骶尾部（10%）或多节段复合感染（5%）较少见。椎旁软组织和（或）椎管结构的混合感染也可以见到（第24章，脊髓结核）（图17.2~图17.7）。脊椎术后椎间盘炎症的发生率低，但仍是术后常见的并发症（见第22章）。

发生脊柱感染的易感因素包括静脉药物滥用、酗酒、糖尿病、免疫功能缺陷、慢性肾衰竭、肝硬化和其他脏器感染（心脏、泌尿道、盆腔、皮肤、牙齿和肺）。

脊椎椎间盘炎症可发生在任何年龄段，但是在儿童和大于65岁的男性中最常发生。

临床表现

不同的脊椎感染类型及感染部位会产生不同的临床症状和体征，一般而言，早期主要表现为感染部位的局灶性疼痛，其他症状包括发热、椎旁肌肉痉挛和僵硬、椎体畸形或成角度凸起、神经根性疼痛、神经功能缺失。

通过仔细询问患者既往史以发现脊椎感染的危险因素。由于椎体受压多发生在椎体的前部，运动障碍发生率高于感觉障碍，也可能出现全身症状，包括寒战、夜间盗汗、体重下降、食欲不振、全身不适；慢性椎间盘炎症还可发生更罕见的皮肤引流窦道。

临床表现可分为急性、亚急性和慢性；肉芽

图17.1 脊髓感染部位的分布

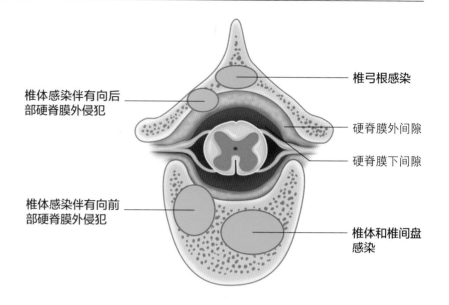

椎体感染伴有向后
部硬脊膜外侵犯

椎弓根感染

硬脊膜外间隙

硬脊膜下间隙

椎体感染伴有向前
部硬脊膜外侵犯

椎体和椎间盘
感染

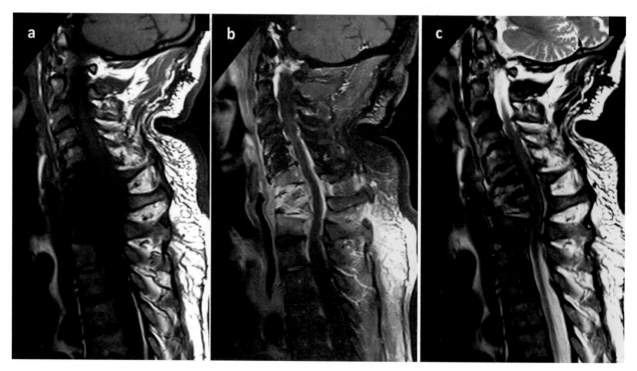

图17.2 病例17.1。男性，62岁，C₆~T₁细菌性椎间盘炎症，既往有糖尿病、肥胖史。MR T₁加权像见病变区域低信号强度（a），钆增强T₁加权像可见病变强化（b），T₂加权像可见高信号强度（c）

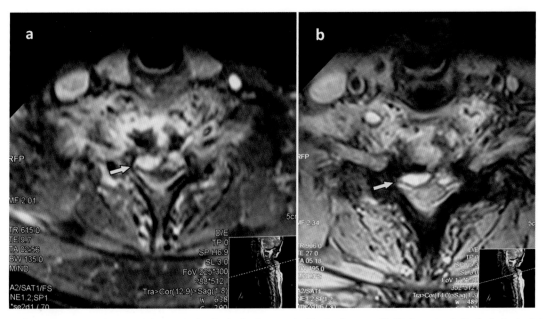

图17.3　病例17.1。MR轴位钆增强T_1加权像（a）和T_2加权像（b）显示椎管受压和硬脊膜外脓肿（箭头）

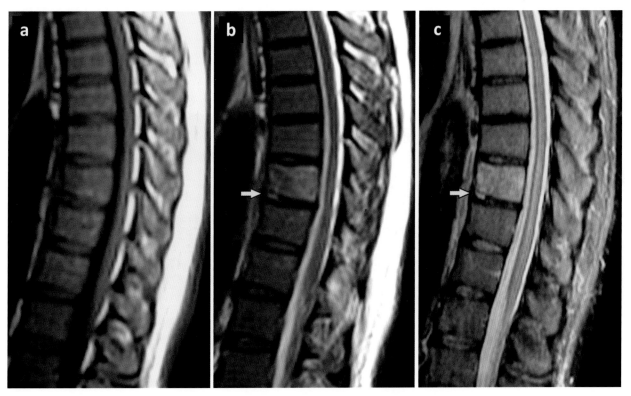

图17.4　病例17.2。男性，62岁，应用糖皮质激素治疗类风湿关节炎。背部疼痛和发热2周，无神经系统症状，C-反应蛋白水平升高。脊髓胸部MRI显示T_{10}骨髓炎伴有$T_{10}\sim T_{11}$椎间盘间隙前部小病灶（箭头）。矢状位T_1加权像（a），T_2加权像（b），短T反转恢复（STIR）脉冲序列（c）。注意骨髓信号强化（早期阶段）而没有骨质破坏（b，c）。给予经验性抗感染治疗后患者症状改善

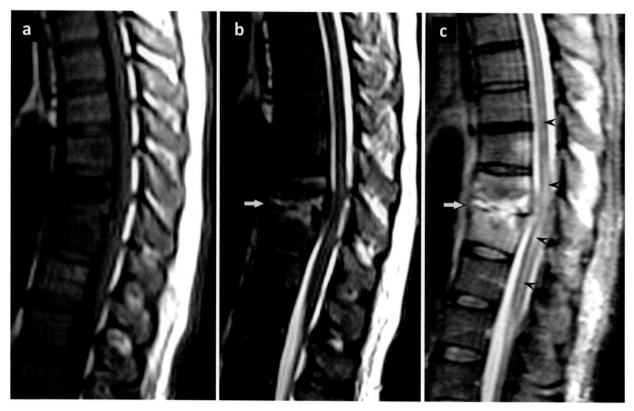

图17.5 病例17.2。患者3个月后出现急性瘫痪。脊髓胸部MR显示$T_{10} \sim T_{11}$椎间盘炎症（箭头）伴有向椎管内侵犯。矢状位T_1加权像（a），T_2加权像（b），短T反转恢复（STIR）脉冲序列（c），脊髓呈现高信号强度（黑色箭头）

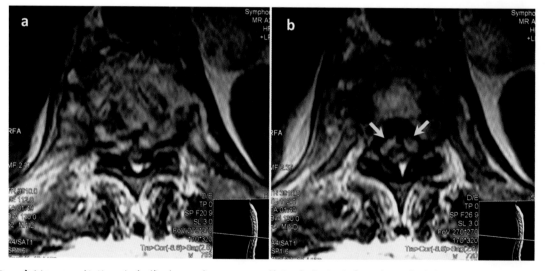

图17.6 病例17.2。轴位T_2加权像（a，b），$T_{10} \sim T_{11}$椎间盘炎症伴有硬脊膜外前部脓肿（箭头）

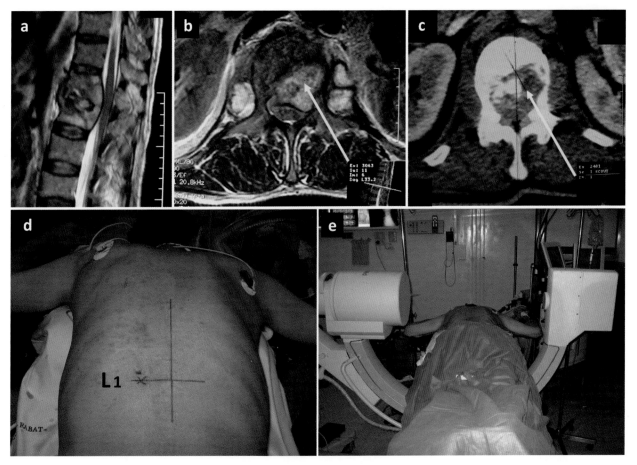

图17.7 43岁，男性，胸腰段（T_{12}~L_1）细菌性椎间盘炎症。MR矢状位（a）和轴位（b）T_2加权像显示病变伴有圆锥受压并向双侧椎旁组织扩张（脓肿）。轴位CT扫描（c）显示椎体骨质破坏和用于微生物研究及培养的经皮腰椎穿刺活检术的部位（左侧）（箭头），致病菌为金黄色葡萄球菌。放射导航下进行经皮穿刺手术（d，e）

肿性和寄生虫性椎间盘炎的病史漫长，而化脓性椎间盘炎症病史较短。发热在肉芽肿性炎症中较少见，而在寄生虫性炎症无发热症状。

影像学特征

影像检查是诊断脊柱病变部位和范围的主要依据。X线平片检查是早期筛查的有效方式，由于发生椎间盘间隙狭窄和椎体终板骨质破坏需要数周时间，因此X线平片早期可能无法发现病变。可疑椎间盘炎症在没有出现脊柱结构破坏时，SPECT结合CT扫描和FDG-PET检查可以更敏感发现早期病变。

CT检查对发现骨质破坏提供重要信息，对手术设计和引导经皮活检穿刺和椎旁脓肿穿刺引流特别有用。钆增强的MRI检查被认为是灵敏度、特异度和解剖数据最佳的诊断椎间盘炎症的方式。MR

T_1加权像，椎体骨和椎间隙狭窄呈现低信号强度。钆增强后炎症病变呈现强化信号，尤其是椎体终板合并脓肿形成。骨质和椎间盘炎症的水肿加重后T_2加权像呈现高信号。脂肪抑制序列通过减去骨髓和硬膜外脂肪信号有助于疾病诊断，MR可以对椎管病变进行有效诊断，尤其是硬脊膜外脓肿和脊髓受压病变（图17.8~图17.16）。

许多鉴别诊断应当被考虑，包括骨质疏松骨折、退行性变、强直性脊柱炎和脊柱肿瘤（尤其是转移瘤）。

实验室检查

实验室常规检查没有特异性，当缺乏明显的临床表现和症状时，对椎间盘炎症的诊断可能有帮助。外周血白细胞计数及嗜中性粒计数C-反应蛋白（CRP）和血细胞沉降率（ESR）水平均增加

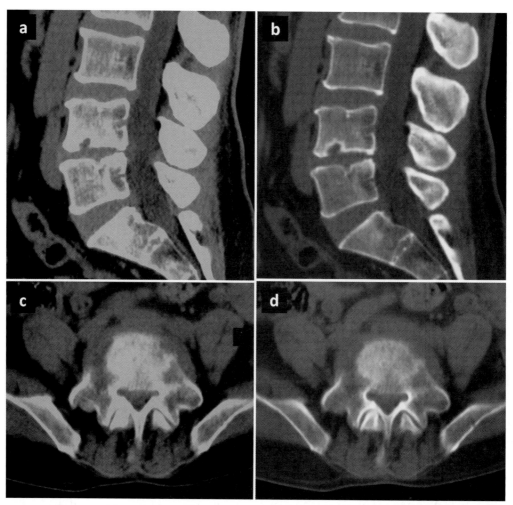

图17.8 病例17.3。男性，65岁，L₄~L₅椎间盘炎症，双侧腰部疼痛2个月，不伴发热。双侧矢状位（a，b）和轴位（c，d）CT扫描显示椎体终板破坏和椎间隙狭窄

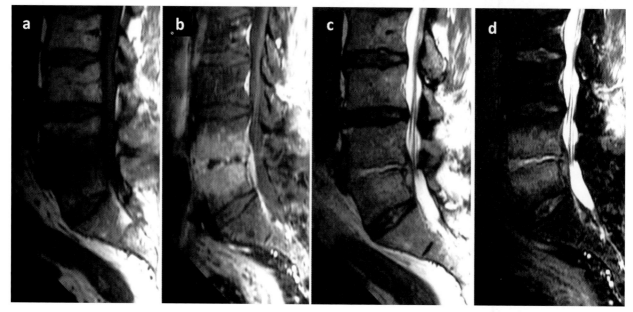

图17.9 病例17.3。矢状位平扫（a）和增强（b）T_1加权像。T_2加权像（c）和STIR（d）。注射钆后病变显著强化，显示临近部位广泛水肿并向椎管内侵犯

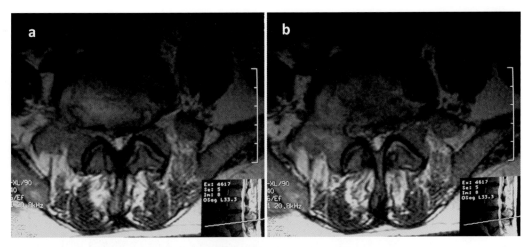

图17.10　病例17.3。轴位T$_2$加权像示脊髓马尾受压（a，b）

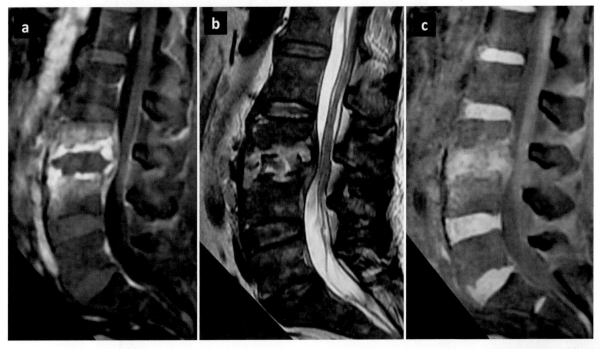

图17.11　病例17.4。女性，54岁，糖尿病，L$_3$~L$_4$细菌性椎间盘炎症。矢状位增强T$_1$加权像（a），T$_2$加权像（b）和STIR序列（c）

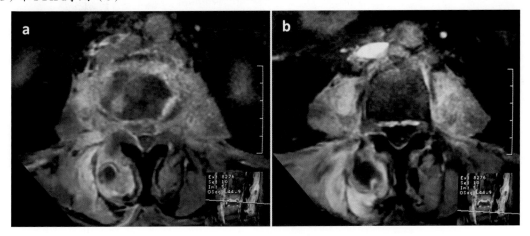

图17.12　病例17.4。轴位钆增强T$_1$加权像示椎旁及像椎管内侵犯的强化病灶

图17.13 病例17.5。男性，36岁，肥胖。右侧坐骨神经痛2周，无发热。既往长期背部疼痛。侧位片（a）和正位片（b）显示L₄~L₅和L₅~S₁水平椎体间隙狭窄（箭头）

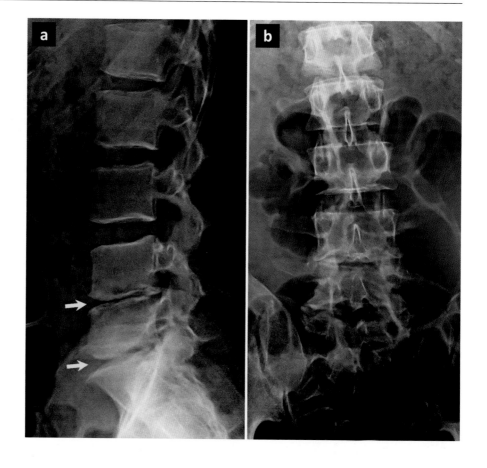

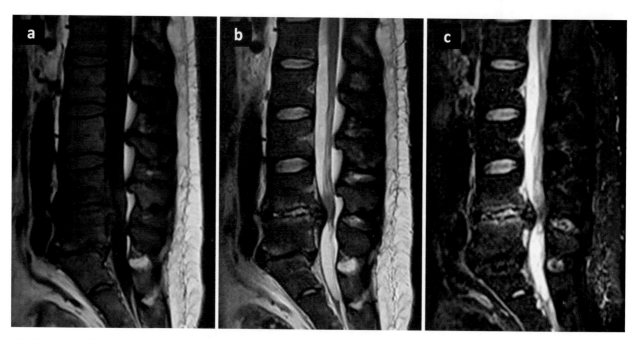

图17.14 病例17.5。MR矢状位平扫T₁加权像（a）、T₂加权像（b）和STIR序列（c）高度提示腰椎间盘疝入椎管不伴有骨质破坏

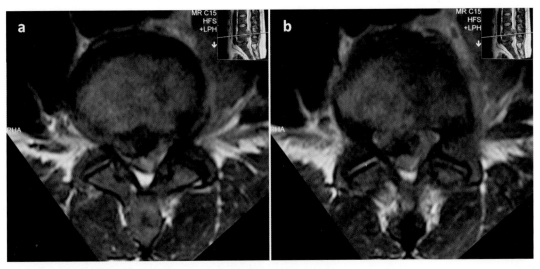

图17.15　病例17.5。轴位T₂加权像（a，b）示向椎管侵犯的病灶（右侧病变最大）。患者红细胞沉降率和白细胞计数正常，C-反应蛋白水平升高

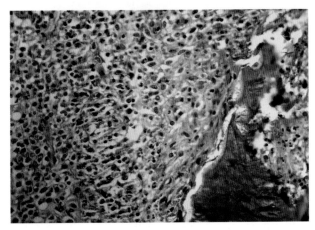

图17.16　病例17.5。术中病检，L₄~L₅腰椎间盘破碎伴出血的异常终板结构，证实由金黄色葡萄球菌引起感染。组织病理学特征提示亚急性期骨髓炎：骨坏死伴淋巴细胞浸润和中性粒细胞（苏木精-伊红染色重度染色）

（CRP、ESR是评估治疗效果价值更高的指标）。相对于CRP，降钙素原水平在诊断化脓性感染的特异性更高。血培养结果可能是阳性，对可疑感染灶行组织培养对明确病原菌是有必要的。

脊椎椎间盘炎症可能是细菌性、分枝杆菌性、真菌性或寄生虫性（见第5部分特异性病原体感染及其他特殊感染），最常见的致病菌是金黄色葡萄球菌，其次G⁻性杆菌（尤其是大肠埃希菌和变形杆菌）、链球菌和肠球菌。结核分枝杆菌（见第24章）在发展中国家非常普遍（尤其是东南亚和非洲）。此外，布鲁菌病在地中海周围的国家很常见，与动物接触或食用未经高温消毒的牛奶有关（图17.17~图17.20）。真菌性脊椎椎间盘炎症（如曲霉菌病、芽生菌病、念珠菌病、球孢子菌病和组织胞浆菌病）是非常罕见的，但偶尔在免疫缺陷的患者中见到。包虫病尽管罕见，但仍然是寄生虫性脊椎椎间盘炎症中最常见的（见第27章）。多重感染也不常见，往往是由临近感染播散引起。

CT引导经皮活检术对明确诊断非常有帮助（阳性率达70%）。组织病理学检查对诊断特异性病原菌感染，如分枝杆菌性、真菌性和寄生虫性感染非常有帮助。血培养应该在经皮活检术后几小时内取标本。血培养和CT引导经皮活检术不能明确诊断时，必须手术活检。从特异性细菌、真菌或寄生虫感染流行区域来的患者可以进行相应的血清学或抗原检测。

治疗

脊椎椎间盘炎症的治疗目标是消除感染灶，同时保留脊柱的稳定性和神经功能。多数患者长期住院，长期静脉应用抗生素、抗真菌药物或抗寄生虫药物。剧烈疼痛或潜在脊柱不稳定时推荐外固定（矫正、支架、颈围）。如果患者神经功能和脊柱结构稳定，致病菌明确时给予抗感染治疗，抗菌疗程最短为6~8周。抗菌药物的选择应当是个体化的，取决于患者潜在状态、致病菌对药物敏感性及感染的严重程度。细菌培养结果阴性时，推荐应用第三代头孢菌素、万古霉素和美罗培南覆盖最常见的致病菌。

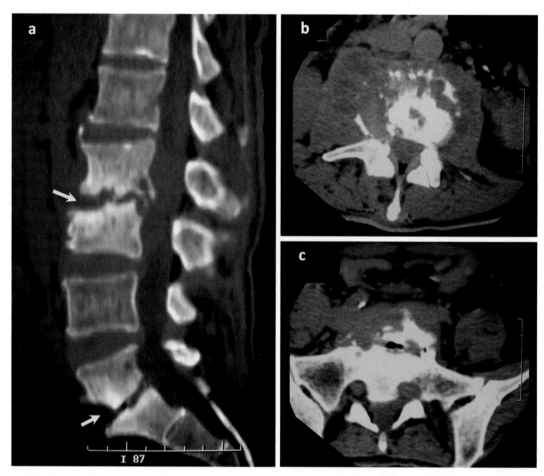

图17.17　病例17.6。腰椎矢状位（a）和轴位（b，c）CT骨窗像示L$_2$~L$_3$、L$_5$~S$_1$两节段椎间盘炎症（箭头），致病菌为马尔他布鲁杆菌

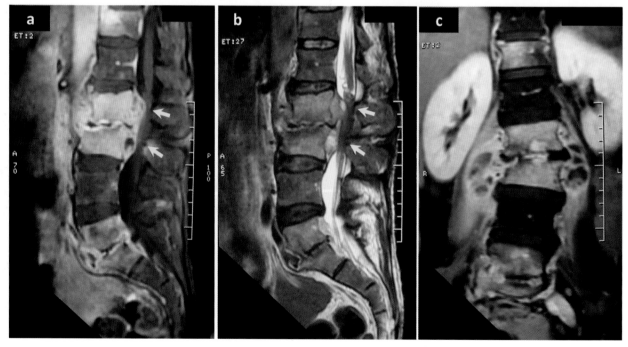

图17.18　病例17.6。矢状位增强T$_1$加权像（a）、T$_2$加权像（b）和冠状位T$_1$加权像（c）示多节段、非接触传染的椎间盘炎症伴有马尾受压

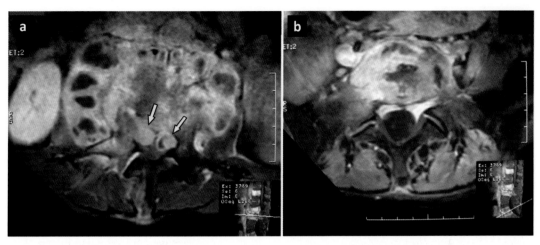

图17.19　病例17.6。MR轴位T₁加权像L₂~L₃（a）和L₅~S₁（b）示病变压向椎管（箭头）及双侧椎旁软组织受侵犯

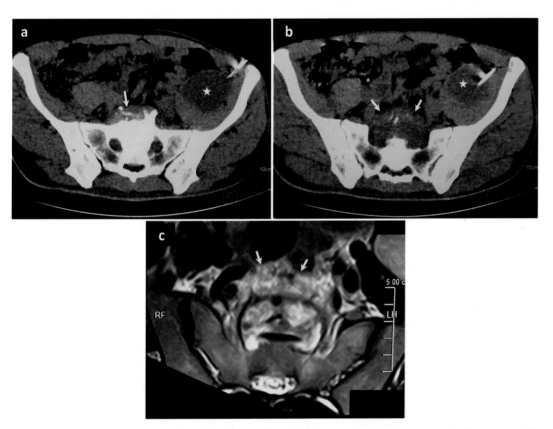

图17.20　骶骨布鲁菌病轴位增强CT扫描（a，b）和T₂加权像（c）示骶骨S₂~S₃前部骨质破坏（箭头）和左侧髂腰肌脓肿（星号）

脊柱结核杆菌性炎症，一线治疗方案：异烟肼、利福平、吡嗪酰胺和乙胺丁醇或链霉素抗菌治疗2个月（见第24章）。普鲁斯病用强力霉素和利福平治疗6个月。真菌感染用两性霉素B或硝唑类药物抗感染治疗。口服驱虫药如阿苯达唑和甲苯达唑有望治疗脊柱包虫病（见第27章）。

手术指征包括获得诊断性培养标本，神经结构减压（脊髓和或脊神经根部），维持或重建脊柱稳定性，治疗严重畸形；如果感染持续存在甚至恶化，无论是否应用抗感染药物，都要手术脓肿引流和清除感染和坏死组织。可以采用不同的脊柱手术入路-前、后、侧后方或混合手术入路。无论是否存在感染，融合耗材（金属板、螺钉、钩、笼和棒）都可以应用。

物理康复、充足的营养支持和药物治疗合并症对成功治疗椎间盘炎症是非常重要。

预后

未经治疗的脊柱感染可以导致慢性疼痛、脊柱畸形、神经功能缺失、败血症，甚至死亡。

脊椎椎间盘炎症的预后与患者身体素质、病变范围、致病菌种类、早期诊断及对治疗的反应性有关。总而言之，该类患者预后良好，死亡率低。自发性椎间盘炎症复发率约为10%，需要长期随访。脊柱感染后可能发生的后遗症包括慢性疼痛、持续性无力、严重痉挛、括约肌失调、假性关节和慢性感染。

患者死亡常与误诊、合并症、混合感染有关，偏瘫或四肢瘫作为后遗症也可能导致患者死亡。

（常　涛译　李立宏校）

推荐阅读

Akhaddar A, Mahi M, Elouennass M, Niamane R, Elmoustarchid B,Boucetta M. Chronic pelvic pain reveals sacral osteomyelitis three years after abdominal hysterectomy. Surg Infect. 2009;10:549–51. doi:10.1089/sur.2008.048.

Cornett CA, Vincent SA, Crow J, Hewlett A. Bacterial spine infections in adults: evaluation and management. J Am Acad Orthop Surg.2016;24:11–8. doi:10.5435/JAAOS-D-13-00102.

Diehn FE. Imaging of spine infection. Radiol Clin N Am. 2012;50:777–98. doi:10.1016/j.rcl.2012.04.001.

Fantoni M, Trecarichi EM, Rossi B, Mazzotta V, Di Giacomo G, Nasto LA, et al. Epidemiological and clinical features of pyogenic spondylodiscitis.Eur Rev Med Pharmacol Sci. 2012;16(Suppl 2):2–7.

Fucs PM, Meves R, Yamada HH. Spinal infections in children: a review.Int Orthop. 2012;36:387–95. doi:10.1007/s00264-011-1388-2.

Guerado E, Cerván AM. Surgical treatment of spondylodiscitis. An update.Int Orthop. 2012;36:413–20. doi:10.1007/s00264-011-1441-1.

Hadjipavlou AG, Mader JT, Necessary JT, Muffoletto AJ. Hematogenous pyogenic spinal infections and their surgical management. Spine(Phila Pa 1976). 2000;25:1668–79.

Huyskens J, Van Goethem J, Faure M, van den Hauwe L, De Belder F,Venstermans C, et al. Overview of the complications and sequelae in spinal infections. Neuroimaging Clin N Am. 2015;25:309–21. doi:10.1016/j.nic. 2015.01.007.

Leone A, Dell'Atti C, Magarelli N, Colelli P, Balanika A, Casale R,et al. Imaging of spondylodiscitis. Eur Rev Med Pharmacol Sci.2012;16(Suppl 2):8–19.

Nickerson EK, Sinha R. Vertebral osteomyelitis in adults: an update. Br Med Bull. 2016;117:121–38. doi:10.1093/bmb/ldw003.

Principi N, Esposito S. Infectious discitis and spondylodiscitis in children.Int J Mol Sci. 2016;17:539. doi:10.3390/ijms17040539.

Rutges JP, Kempen DH, van Dijk M, Oner FC. Outcome of conservative and surgical treatment of pyogenic spondylodiscitis: a systematic literature review. Eur Spine J. 2016;25:983–99. doi:10.1007/s00586-015-4318-y.

Skaf GS, Domloj NT, Fehlings MG, Bouclaous CH, Sabbagh AS,Kanafani ZA, et al. Pyogenic spondylodiscitis: an overview. J Infect Public Health. 2010;3:5–16. doi:10.1016/j.jiph.2010.01.001.

Tyagi R. Spinal infections in children: a review. J Orthop. 2016;13:254–8. doi:10.1016/j.jor.2016.06.005.

Zohoun A, Ngoh Akwa E, El Ochi M, Oragwu N, Akhaddar A, Albouzidi A, et al. Bacteriological features of infectious spondylodiscitis at Mohammed V Military Teaching Hospital of Rabat. Braz J Microbiol. 2012;43:1327–31. doi:10.1590/S1517-838220120004000013.

第18章　硬脊膜外脓肿

硬脊膜外脓肿（spinal epidural abscess，SEA），是脓性物质分布在硬脊膜与脊柱骨质–韧带结构之间（图例18.1和图18.2）。这是一种罕见的感染，但发病率逐渐增长。主要发病原因包括血源性感染、周围感染蔓延和侵袭接种。常见合并椎间盘炎。SEA的好发人群多为老年人，尤其合并多种基础疾病的患者高发。主要危险因素包括吸毒（静脉注射）、糖尿病、慢性肾衰竭、酗酒、恶性肿瘤以及其他抑制免疫系统疾病。常见症状及体征为颈背部疼痛、发热、神经功能缺损，但其症状不典型且变化较多，导致许多患者未能及时明确诊断。MRI是可靠的影像诊断方法。硬膜外隙在增强T_1加权像上成等信号或低信号，T_2加权像呈不均等强信号。常见的病原菌为葡萄球菌及链球菌属，厌氧菌和真菌感染十分罕见。对于存在神经症状的患者，外科手术辅助抗生素治疗仍是首选治疗方案。外科手术可解除神经受压，控制微生物，稳定脊髓。虽然外科手术减压及引流可缓解神经功能损伤，但合并多种并发症、漏诊误诊、完全型运动功能丧失可导致预后较差。

流行病学和病因

硬脊膜外脓肿（SEA）也称为脊髓外脓肿（spinal extradural abscess），为脓性分泌物局限在硬脊膜与脊柱骨质–韧带结构之间，是一种罕见的神经系统感染，但发病率可能逐步升高。SEA比硬脊膜下脓肿及脊髓脓肿更常见。所有的脊柱系统感染都可能造成永久性脊髓损伤，甚至发展为脓毒症。

硬脊膜与后纵韧带紧密粘连，因此脓肿不易汇聚于硬脊膜外前隙，除非伴随周围的椎骨感染（脊髓骨髓炎）或是椎间隙感染（椎间盘炎），两者亦可同时存在。在硬脊膜外隙的后部及侧部没有解剖结构来限制脓肿扩散，所以后部及侧部的脓肿往往容易扩散。硬脊膜外脓肿很少扩散到硬脊膜下或脊髓实质内。

硬脊膜外感染的原因多见于：① 远处感染血行播散（尿路感染、肺炎、咽喉脓肿、心内膜炎、化脓性关节炎、皮肤或腹腔感染）；② 临近组织感染扩散［椎骨骨髓炎和（或）关节盘炎、腰大肌脓肿］；③ 直接种植（硬膜外麻醉、手术、植入物、异物、腰椎穿刺、穿透伤以及压疮）。还有一些原因并不明确。

SEA的潜在疾病及危险因素包括：静脉吸毒，HIV感染，糖尿病慢性肾衰竭，肝硬化，酒精中毒，未发现的恶性肿瘤以及病态肥胖。另外，任何抑制免疫的治疗都可能促进脊柱系统感染。

胸椎及腰椎节段为本病最常见的发病部位。通常，感染范围包括3~5个节段椎体向后至硬脊膜囊。SEAs好发于于合并基础疾病的老年人，小儿少见。

临床表现

SEA的临床症状复杂多变。早期症状轻微，经常因为患者其他的问题而被忽略。然而，典型症状通常包括4个阶段：① 脊椎疼痛；② 神经根痛；③ 肌肉无力；④ 完全性瘫痪。感染的并发症常见但

图18.1 硬脊膜外脓肿定位（横切面）

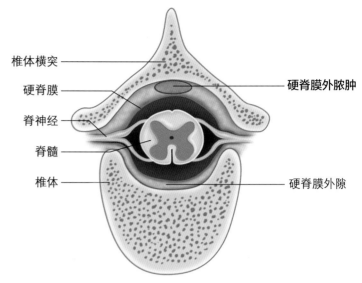

椎体横突
硬脊膜
脊神经
脊髓
椎体
硬脊膜外脓肿
硬脊膜外隙

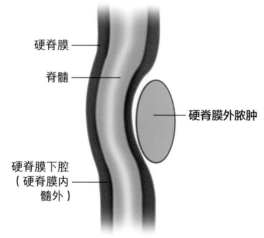

硬脊膜
脊髓
硬脊膜外脓肿
硬脊膜下腔（硬脊膜内髓外）

图18.2 硬脊膜外脓肿定位（纵视图）

不固定（发热、不适、易怒、盗汗及头痛）。

颈部及背部剧烈疼痛通常与脊柱压痛节段不一致。在重度感染的患者，发热可能是首发症状。神经受损症状的表现通常需要几天甚至几月。经典神经功能障碍，脊髓疼痛及发热三联征一般不会同时出现。

症状和体征取决于发病部位、脓肿大小、慢性基础病以及患者一般身体状况。症状常非特异，与其他椎管系统感染类似。副神经反应和脑膜炎罕见。若合并近期手术史或感染史应考虑本病。

影像学特征

平片检查大多正常，除非合并脊髓炎。CT可更好地识别骨性结构变化，并能看到椎管内积气。

MRI是确认脊髓感染及感染部位的重要影像工具（图18.3~图18.6）。典型的图像为T_1加权像上的低或等信号，T_2加权像呈高信号的硬膜外占位，可见强化效应。脓液呈液态易流动，因此在T_2加权像呈高信号，在增强T_1加权像表现为环形强化。高密度物质和肉芽组织整体在T_2加权像呈等信号或低信号。脂肪抑制像可以通过去除硬脊膜脂肪和骨髓的高信号来辅助诊断。SEA合并骨髓炎的情况并不多见。

常见需鉴别的疾病包括血肿、椎间盘突出、脊髓炎、脊髓硬膜下脓肿和脊髓硬膜外肿瘤，特别是淋巴瘤和转移性肿瘤。

实验室检查

最常造成SEA的病原体是葡萄球菌（特别是金黄色葡萄球菌和表皮葡萄球菌），其次是链球菌（肺炎链球菌和草绿色链球菌）。有时在尿路或消化道感染后可发现其他细菌包括肠球菌，如痤疮丙酸杆菌和革兰阴性菌（大肠埃希菌、铜绿假单胞菌、沙门菌和克雷伯菌）。厌氧菌感染不常见，但多种类型的细菌合并感染比较常见。亚洲和非洲的结核分枝杆菌相对多见，发达国家也经常发现结核感染（见第24章）。真菌感染（念珠菌病、曲霉病、球孢子虫病和芽生菌病）并不常见。有30%~50%的患者脓液培养阴性。

急性炎症的常用实验室标记物（白细胞计数，C-反应蛋白水平和红细胞沉降率）对诊断有意

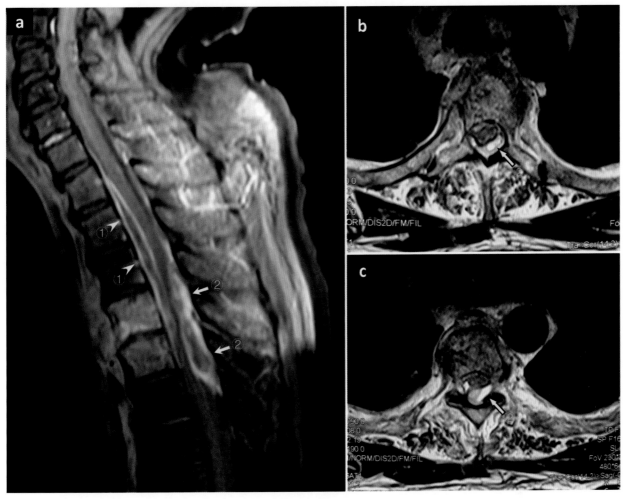

图18.3 65岁，男性，糖尿病肾病终末期，接受血液透析治疗。患有截瘫，严重高血糖和糖尿病酮症酸中毒。脊柱MR矢状位增强T₁加权像（a）和轴位T₂加权像（b，c）显示胸部硬膜外脓肿从T₂延伸到T₇脊髓压迫。这种脓肿有两个组成部分：前部（箭头①）和后部（箭头②）

义，但敏感性不高，特别是在慢性化脓性患者中。

尿液、痰液和血培养物筛选其他潜在的病原体很重要。腰椎穿刺（脊髓穿刺）不做，因为它无助于诊断，而且有一定风险，存在将感染物质引入蛛网膜下隙或导致突然神经系统恶化的危险。伴随细菌性脑膜炎是非常罕见的。

可以在影像指导下进行针刺活检，获取椎间盘、椎体或椎旁脓性分泌物以进行微生物鉴定。

治疗

传统上，治疗SEA需要外科引流脓液，然后进行积极的抗生素治疗。手术过程包括适当程度的椎板减压、脓肿腔的外科引流和肉芽组织的清创。偶尔使用微创方法，如半椎板切除术、层间开窗术或CT导引针穿刺。在伴有脊椎关节炎和严重椎体破坏的患者，应使用广泛的椎板切除术，注意不要破坏脊柱稳定性。如果潜在的脊柱不稳定需用植入固定材料重建脊柱，不要考虑感染相关禁忌证。

单纯固定治疗（保守治疗）适用于脓肿早期的患者、一般状况较差的患者或没有神经功能缺损的患者。若诊断不明确或患者对保守治疗无反应，应尽快手术减压。

应根据推测的感染病原体尽早行静脉抗菌治疗，然后根据培养结果和抗生素敏感性试验进行调整。如果病原体和感染源不明（大多数为金黄色葡萄球菌），应经验性进行抗生素治疗（主要是第三代头孢菌素和万古霉素）。

图18.4 病例18.1。腰骶脊柱矢状位钆增强T₁加权像（a）和T₂加权像（b）显示多发性结核硬膜外脓肿，从L₃延伸至S₁，伴有马尾神经压迫。注意相关的L₄~L₅脊柱椎间盘炎

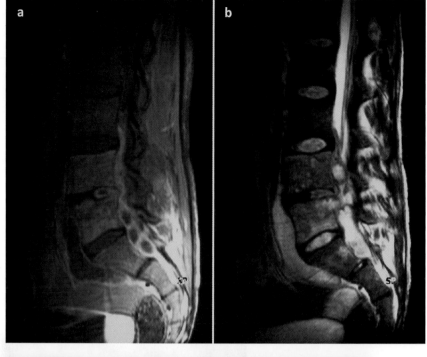

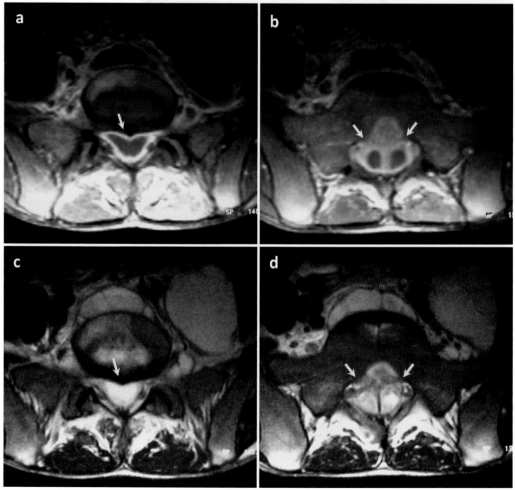

图18.5 病例18.1。腰骶脊柱MR轴位钆增强T₁加权像（a，b）和T₂加权像（c，d）显示多发性，内侧脊髓硬膜外脓肿（箭头）伴椎关节炎和椎旁延长（Pott病）

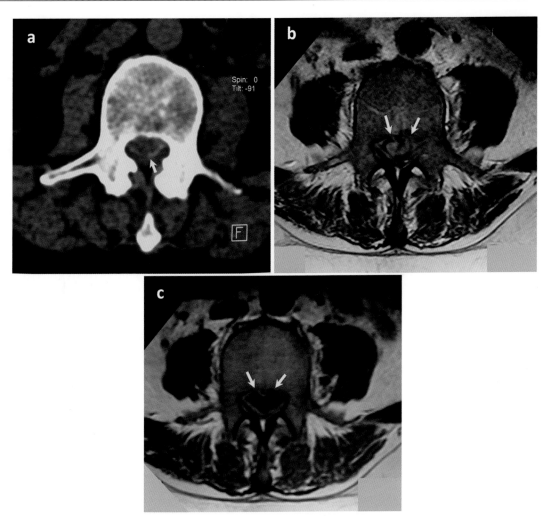

图18.6 男性，46岁，下肢瘫痪，进行性腰痛2个月并放射至双腿。轴位腰椎CT扫描（a），MR轴位T$_2$加权像（b）和MR钆增强T$_1$加权像（c）显示L$_1$椎体水平的前硬膜外脓肿环增强（箭头），没有相邻的骨病变

对于伴轻度或没有脊椎关节炎的免疫功能正常患者需要至少6周的抗生素治疗。伴随椎骨骨髓炎的治疗需要更长的抗生素持续给药，并外固定6周。结核和真菌脓肿必须采取合理的抗感染方案治疗。

患者出现广泛继发性脊髓水肿可短期使用皮质类固醇作为辅助治疗。

预后

应根据临床和神经系统的功能评定来评估治疗的反应，同时进行生物学和影像学MRI监测，以评估硬膜外感染的缓解情况。

术前临床和神经系统状态、诊断和治疗的延误以及对治疗的反应是判断预后的最主要因素。虽然脓肿减压和引流后神经功能障碍发生率可能降低，但多种并发症的出现和完全的运动障碍会导致预后不良。

患病死亡通常与漏诊、并发症或伴随感染有关，或由截瘫或四肢瘫痪引起。

（满明昊 译 李立宏 校）

推荐阅读

Adogwa O, Karikari IO, Carr KR, Krucoff M, Ajay D, Fatemi P,et al. Spontaneous spinal epidural abscess in patients 50 years of age and older: a 15-year institutional perspective and review of the literature: clinical article. J Neurosurg Spine. 2014;20:344–9. doi:10.3171/2013.11.SPINE13527.

Al-Hourani K, Al-Aref R, Mesfin A. Upper cervical epidural abscess in clinical practice: diagnosis and management. Global Spine J. 2016;6:383–93. doi:10.1055/s-0035-1565260.

Arko L 4th, Quach E, Nguyen V, Chang D, Sukul V, Kim BS. Medical and surgical management of spinal epidural abscess: a systematic review. Neurosurg Focus. 2014;37:E4. doi:10.3171/2014.6.FOCUS14127.

Boody BS, Jenkins TJ, Maslak J, Hsu WK, Patel AA. Vertebral osteomyelitis and spinal epidural abscess: an evidence-based review. J Spinal Disord Tech. 2015;28:E316–27. doi:10.1097/BSD.0000000000000294.

DeFroda SF, DePasse JM, Eltorai AE, Daniels AH, Palumbo MA. Evaluation and management of spinal epidural abscess. J Hosp Med. 2016;11:130–5. doi:10.1002/jhm.2506.

Hawkins M, Bolton M. Pediatric spinal epidural abscess: a 9-year institutional review and review of the literature. Pediatrics.2013;132:e1680–5. doi:10.1542/peds.2012-3805.

Lyu RK, Chen CJ, Tang LM, Chen ST. Spinal epidural abscess successfully treated with percutaneous, computed tomography-guided,needle aspiration and parenteral antibiotic therapy: case report and review of the literature. Neurosurgery. 2002;51:509–12.

McCutcheon IE. Spinal canal infections. In: Hall WA, Kim PD, editors.Neurosurgical infectious disease. Surgical and nonsurgical management.New York: Thieme; 2014. p. 163–81.

Patel AR, Alton TB, Bransford RJ, Lee MJ, Bellabarba CB, Chapman JR. Spinal epidural abscesses: risk factors, medical versus surgical management: a retrospective review of 128 cases. Spine J. 2014;14:326–30. doi:10.1016/j.spinee.2013.10.046.

Reihsaus E, Waldbaur H, Seeling W. Spinal epidural abscess: a meta-analysis of 915 patients. Neurosurg Rev. 2000;23:175–204.

Sendi P, Bregenzer T, Zimmerli W. Spinal epidural abscess in clinical practice. QJM. 2008;101:1–12.

Shah NH, Roos KL. Spinal epidural abscess and paralytic mechanisms.Curr Opin Neurol. 2013;26:314–7. doi:10.1097/WCO.0b013e3283608430.

Shweikeh F, Saeed K, Bukavina L, Zyck S, Drazin D, Steinmetz MP. An institutional series and contemporary review of bacterial spinal epidural abscess: current status and future directions. Neurosurg Focus. 2014;37:E9. doi:10.3171/2014.6.FOCUS14146.

Tang HJ, Lin HJ, Liu YC, Li CM. Spinal epidural abscess-experience with 46 patients and evaluation of prognostic factors. J Infect.2002;45:76–81.

Tuchman A, Pham M, Hsieh PC. The indications and timing for operative management of spinal epidural abscess: literature review and treatment algorithm. Neurosurg Focus. 2014;37:E8. doi:10.3171/2014.6.FOCUS14261.

第19章　脊髓硬膜下脓肿

脊髓硬膜下脓肿（积脓）是指脓液局限性地积聚在硬膜与蛛网膜之间的硬膜下间隙内（图19.1、图19.2）。这种罕见的中枢神经系统感染具有很高的致残率甚至致死率，儿童和成年人均可发病。临床中，发热、背部或神经根疼痛以及神经功能缺陷三联征提示该种疾病，慢性患者症状类似于脊髓肿瘤，三联征表现可不典型。检查首选钆剂增强MRI。金黄色葡萄球菌、链球菌和结核分枝杆菌是最常见致病菌。脊髓硬膜下脓肿的经典治疗方法是行脓肿外科引流，术后使用合适的抗生素。单纯保守治疗是不恰当的。良好的预后与诊断及时、尽早手术减压引流和应用合适抗菌药物有关。该病常见并发症包括截瘫、括约肌功能障碍、复发、脑膜炎、脓毒症，甚至死亡。

流行病学和病因

椎管感染多数为硬膜外感染，脊髓内感染次之，但也可以是硬膜与脊髓间隙处感染。当脓肿位于硬膜与脊髓间隙时，称为脊髓硬膜下脓肿或脊髓硬膜下积脓。

关于脊髓硬膜下脓肿或积脓的文献并不多。脓肿有包膜，可以将脓液与正常组织结构分开。而积脓是脓液在原有的腔隙内积聚。脊髓硬膜下脓肿是一种非常罕见、难以预见的中枢神经系统感染，有可能导致永久性的神经损伤，甚至导致脓毒症和死亡。

与其他类型的椎管感染一样，脊髓硬膜下脓肿常来自于：远处感染血性播散（泌尿生殖道、肺炎、心内膜炎和耳炎）、临近感染部位直接蔓延（脊椎椎间盘炎、先天性皮肤窦道、髓内肿瘤）和直接接种（硬膜外麻醉、椎管内导管、腰穿或椎间盘造影），但仍有些病例病因不明。

易感因素包括酒精中毒、糖尿病、免疫抑制剂、恶性肿瘤、慢性肾衰竭、静脉注射毒品、风湿性心脏瓣膜病和肺结核。

胸腰椎是最易受累部位，很少伴随脊柱炎。因感染容易在硬膜下播散，所以多个阶段受累比较常见。脊髓硬膜下脓肿可发生在任何年龄。

临床表现

脊髓硬膜下脓肿的临床特征与脊髓脓肿相似，表现为急性脊髓综合征，类似急性横贯性脊髓炎。典型症状包括发热、背痛和（或）根痛，此外还有进行性神经功能缺损（下肢轻瘫/四肢轻瘫、感觉功能丧失或括约肌功能障碍）。初期不存在脊髓压痛（这点与脊柱硬膜外脓肿不同），常表现为假性脑膜炎。

慢性患者往往缺乏典型症状，表现与脊髓肿瘤类似，伴有缓慢发展的神经功能障碍和进行性背痛，但不发热。症状和体征取决于病变累及的部位、脓肿的大小和数目，以及病变发展速度。

病因包括解剖缺陷（先天性异常）、近期感染史、侵入性手术等。

图19.1 脊髓硬膜下脓肿的位置（横断面）

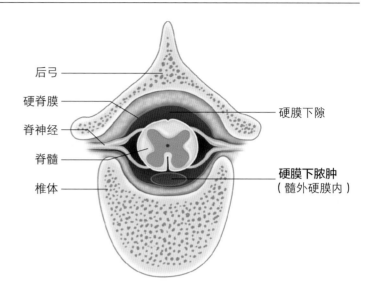

后弓
硬脊膜
脊神经
脊髓
椎体

硬膜下隙

硬膜下脓肿
（髓外硬膜内）

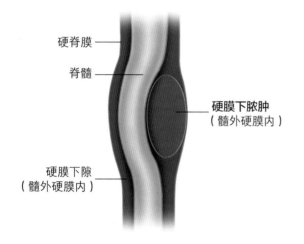

硬脊膜
脊髓

硬膜下脓肿
（髓外硬膜内）

硬膜下隙
（髓外硬膜内）

图19.2 脊髓硬膜下脓肿的位置（纵断面）

影像学特征

CT扫描可显示硬膜内积气，但很少能观察到脊髓炎或椎间盘炎，MRI是探查椎管感染的最佳影像学方法。脊髓硬膜下脓肿的MRI表现类似于颅内硬膜下脓肿（见第3章，第6节）。脊髓硬膜下脓肿的界限不清。在T_1加权像上，硬膜下脓肿表现为等信号。在T_2加权像上，病变内容物呈均匀的高信号，但囊膜边缘呈低信号。钆增强T_1加权像可通过增强边缘（边缘强化）确定病变范围，这是脓肿的典型表现（图19.3~图19.8）。鉴别诊断包括髓外硬膜外肿瘤（神经瘤和脑脊膜瘤）、血肿、炎性假瘤、脑膜炎/蛛网膜炎和硬膜外脓肿。

实验室检查

引起脊髓下脓肿最常见的微生物是金黄色葡萄球菌，其次是链球菌。其他细菌包括大肠埃希菌、铜绿假单胞菌、结核分枝杆菌、大消化球菌和棱形杆菌。一般不存在厌氧菌，但多重感染比较常见。无菌培养可见非致病菌生长。

白细胞增多和炎症标志物升高（C-反应蛋白水平和红细胞沉降率）较常见，但敏感性及特异性均较低。

脑脊液内可能含有脓液，并伴有白细胞升高、糖降低、蛋白升高和革兰染色阳性。

治疗

治疗脊髓硬膜下脓肿，通常采用脓肿手术引流，术后使用适当的抗生素（初期使用万古霉素和第三代头孢菌素）。一般来说，单纯保守治疗（抗生素治疗）并不可取。

手术过程包括不同程度的椎板切除减压和脓肿腔引流。可用超声作术中引导。尽可能保存蛛网膜，脓液应同时做需氧培养和厌氧培养，并做药敏实验，同时做结核分枝杆菌的相关检测。

选择合适的抗菌药物，静脉应用4~6周，再口服2~3个月。

结核性和真菌性脓肿必须选择合适的抗感染方案。

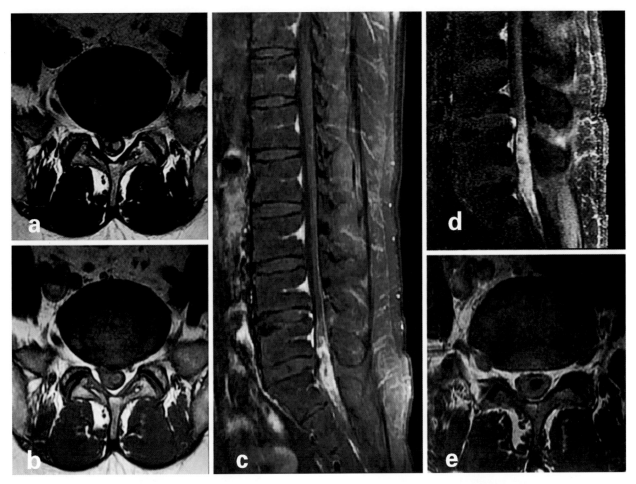

图19.3　19.1病例。初期MR T_2加权像（a），T_1加权像（b），增强T_1加权像脂肪抑制（c）。1周后的增强MR像（d，e）［来自Lim et al.（2013），经授权］

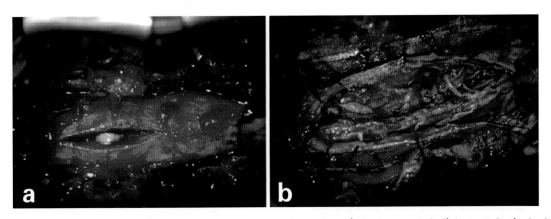

图19.4　19.1病例。手术中，在硬脑膜内发现脓液（a）。脓肿清除后，可见肉芽组织及粘连（b）［来自Lim et al.（2013），经授权］

图19.5 青少年结核性脊膜炎的胸椎矢状位钆增强T₁加权像（a）和T₂加权像（b），表现为广泛的后硬膜下肉芽肿性病变，从T₂到T₆（箭头）伴有脊髓压迫

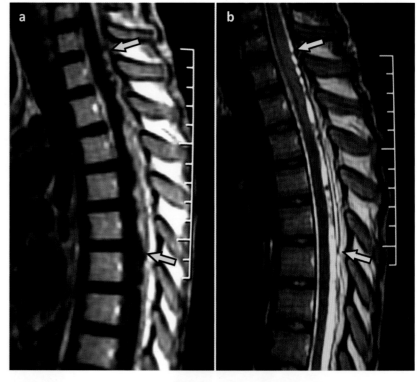

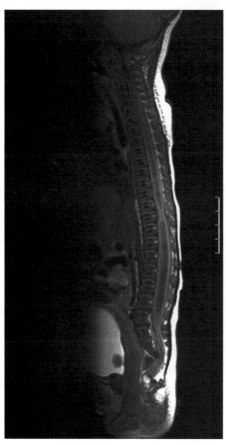

图19.6 MR T₁加权像，一名4周的脊髓硬膜下脓肿的婴儿患者，表现为Currarino三联征［来自Sandler et al.（2013），经授权］

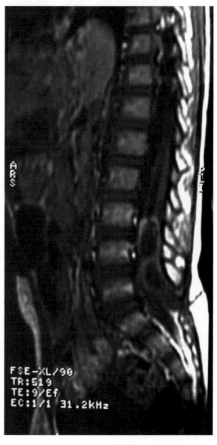

图19.7 皮肤窦道患儿，腰椎MR增强T₁加权像，硬膜内可见两个环状强化的脓肿［来自Sandler et al.（2013），经授权］

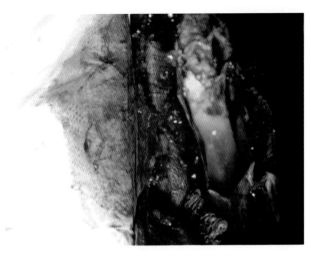

图19.8　一名儿童结核感染患者的术中照片，照片中可见硬膜内包裹性感染，感染灶内混有大量干酪样物质［来自Sandler et al.（2013），经授权］

皮质类固醇可用于广泛继发性脊髓水肿患者的辅助治疗以及预防闭塞性血栓性静脉炎。

预后

预后的判断，应结合临床表现、神经功能、生物指标检测和MRI表现做综合评估。

神经功能预后主要取决于患者的术前神经状况、发病到确诊的时间、治疗方法以及患者对治疗的反应。多数患者可获得良好的预后（运动功能比括约肌功能更容易恢复），死亡率较低。常见并发症包括截瘫、括约肌功能障碍、复发、脑脊膜炎、脓毒症，甚至死亡。

（鲁华山译　李　敏校）

推荐阅读

Agarwal N, Shah J, Hansberry DR, Mammis A, Sharer LR, Goldstein IM. Presentation of cauda equina syndrome due to an intradural extramedullary abscess: a case report. Spine J. 2014;14:e1–6. doi:10.1016/j.spinee.2013.09.029.

Akhaddar A, El Hassani MY, Gazzaz-Rifi M, Chakir N, El Khamlichi A, Jiddane M. MR imaging in the diagnosis of intradural extramedullary tuberculoma. Report of a case and review of the literature. J Neuroradiol. 2000;27:107–11.

Diehn FE. Imaging of spine infection. Radiol Clin N Am. 2012;50:777–98. doi:10.1016/j.rcl.2012.04.001.

Hasan MY, Kumar KK, Lwin S, Lau LL, Kumar N. Cervical intradural abscess masquerading as an epidural collection. Global Spine J. 2013;3:249–52. doi:10.1055/s-0033-1337123.

Khalil JG, Nassr A, Diehn FE, Campeau NG, Atkinson JL, Sia IG, et al. Thoracolumbosacral spinal subdural abscess: magnetic resonance imaging appearance and limited surgical management. Spine (Phila Pa 1976). 2013;38:E844–7. doi:10.1097/BRS.0b013e31828d5f30.

Kraeutler MJ, Bozzay JD, Walker MP, John K. Spinal subdural abscess following epidural steroid injection. J Neurosurg Spine.2015;22:90–3. doi:10.3171/2014.9.SPINE14159.

Lim HY, Choi HJ, Kim S, Kuh SU. Chronic spinal subdural abscess mimicking an intradural extramedullary tumor. Eur Spine J. 2013;22(Suppl 3):497–500. doi:10.1007/s00586-013-2700-1.

Manchikanti L, Atluri S, Kaye AD, Hirsch JA. A report of spinal subdural abscess provides incomplete and inaccurate information.J Neurosurg Spine. 2016;24:675–7. doi:10.3171/2015.7.SP INE15846.

Moritani T, Kim J, Capizzano AA, Kirby P, Kademian J, Sato Y. Pyogenic and non-pyogenic spinal infections: emphasis on diffusion-weighted imaging for the detection of abscesses and pus collections. Br J Radiol. 2014;87:20140011. doi:10.1259/bjr.20140011.

Nadkarni T, Shah A, Kansal R, Goel A. An

intradural-extramedullary gas-forming spinal abscess in a patient with diabetes mellitus. J Clin Neurosci. 2010;17:263–5. doi:10.1016/j.jocn.2009.05.019.

Ozates M, Ozkan U, Kemaloglu S, Hosoglu S, Sari I. Spinal subdural tuberculous abscess. Spinal Cord. 2000;38:56–8.

Park SW, Yoon SH, Cho KH, Shin YS, Ahn YH. Infantile lumbosacral spinal subdural abscess with sacral dermal sinus tract. Spine (Phila Pa 1976). 2007;32:E52–5.

Sandler AL, Thompson D, Goodrich JT, van Aalst J, Kolatch E, El Khashab M, et al. Infections of the spinal subdural space in children:a series of 11 contemporary cases and review of all published reports. A multinational collaborative effort. Childs Nerv Syst.2013;29:105–17. doi:10.1007/s00381-012-1916-4.

Sathi S, Schwartz M, Cortez S, Rossitch E Jr. Spinal subdural abscess:successful treatment with limited drainage and antibiotics in a patient with AIDS. Surg Neurol. 1994;42:424–7.

Usoltseva N, Medina-Flores R, Rehman A, Samji S, D'Costa M. Spinal subdural abscess: a rare complication of decubitus ulcer. Clin Med Res. 2014;12:68–72. doi:10.3121/cmr.2013.1174.

第20章　脊髓脓肿

脊髓脓肿是指脓肿局灶性的聚集在脊髓实质内（图20.1、图20.2）。是一种罕见的中枢神经系统感染，并可能造成永久性神经功能缺损。脊髓脓肿多见于儿童，尤其是存在先天性中线结构缺陷的儿童。在临床表现上，急性脓肿表现为急性横贯性脊髓炎；慢性脓肿往往缺少特异性表现，与脊髓肿瘤类似。钆剂增强磁共振是首选的检查方式。引起脊髓脓肿最常见的微生物是金黄色葡萄球菌和链球菌。罕见厌氧菌和真菌感染。尽管某些情况下，单独应用药物治疗可能有效，但通常治疗髓内脓肿多采取椎板切除术、脊髓切开脓肿引流术，术后使用适当的抗生素。预后取决于患者的总体健康状况、发病到诊断和治疗的时间，以及患者对治疗的反应，多数患者预后良好，死亡率低。常见并发症有截瘫、括约肌功能障碍、复发、脑脊膜炎、脊髓梗死、脓毒症，甚至死亡。

流行病学和病因

脊髓脓肿也称为髓内脓肿，是脓液在脊髓组织内的局限性聚积。这种罕见的中枢神经系统感染可能导致脊髓结构永久性破坏。

这种感染可通过血源性传播（从泌尿生殖道、肺炎、心内膜炎或耳炎）、临近感染部位直接蔓延（脊椎椎间盘炎、先天性皮肤窦道、髓内肿瘤）和直接接种（硬膜外麻醉、腰穿或针刺伤），但仍有些病例病因不明。

临床表现、神经影像学表现和实验室检查特征，取决于脊髓内脓肿的形成阶段。首先，多核白细胞浸润细菌性结节，形成化脓性脊髓炎（早期和晚期）；炎症中心出现液化性坏死；坏死灶周边形成囊壁。

下段胸椎和腰椎是易感部位（图20.3）。病变可延伸至1~6个脊髓节段，甚至更多。脊髓脓肿在男童中更常见（尤其先天性中线结构缺陷者），在成人中很少见。

临床表现

急性病例表现为急性脊髓综合征，类似急性横惯性脊髓炎。一般来说，症状包括疼痛、运动和感觉障碍、尿潴留、发热、假性脑脊膜炎，有时伴有脑干功能障碍。慢性脓肿往往缺乏特异性的症状，表现可类似于脊髓肿瘤，包括缓慢发展的神经功能缺陷和进行性背痛，没有发热症状。同时具有神经功能缺损、脊柱疼痛和发热的三联征的患者不足1/3。症状和体征取决于病变部位、脓肿的大小和数目，以及它们的发展速度。脊髓脓肿的症状与硬膜下脓肿的症状非常相似。

明确的病因包括解剖缺陷或近期感染史或侵入性手术。

影像学特征

平片和CT扫描通常表现正常。

MRI是脊髓脓肿的首选影像学方法。MRI特征与脑脓肿相似（见第8章）。脊髓脓肿在T_1加权像上表现为低信号，T_2加权像表现为高信号。注射钆

图20.1　脊髓脓肿
定位（横断面）

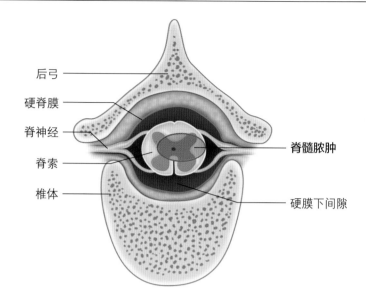

后弓

硬脊膜

脊神经

脊索

椎体

脊髓脓肿

硬膜下间隙

图20.2　脊髓脓肿
定位（纵断面）

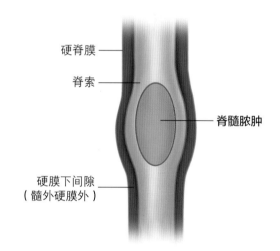

硬脊膜

脊索

脊髓脓肿

硬膜下间隙
（髓外硬膜外）

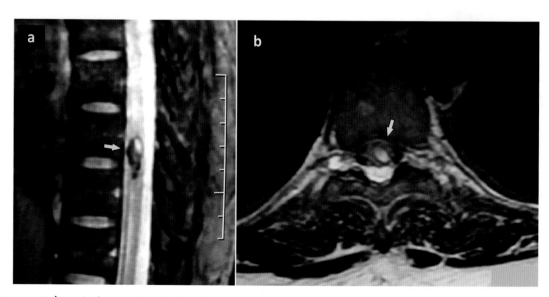

图20.3　一位表现为进行性发热性截瘫的糖尿病患者，MR矢状位（a）和轴位（b）T$_2$加权像。T$_9$~T$_{10}$椎体间髓内肉芽肿性脓肿（箭头）

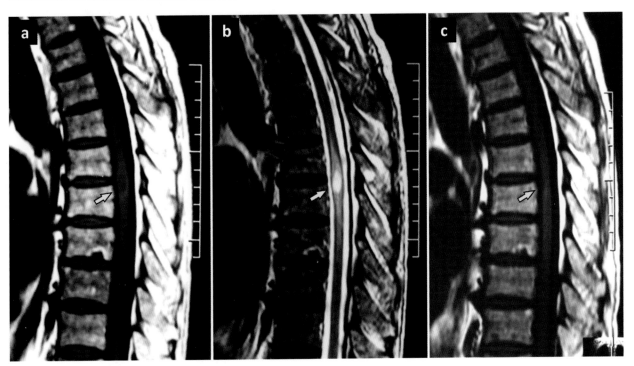

图20.4 MR矢状位钆增强T₁加权像（a）和T₂加权像（b）。这个脊髓环样病变（箭头）被证明是一个脓肿。经抗生素和糖皮质激素治疗后恢复良好。12周后行矢状位T₁加权像（c），显示中度脊髓萎缩，无钆增强（箭头）

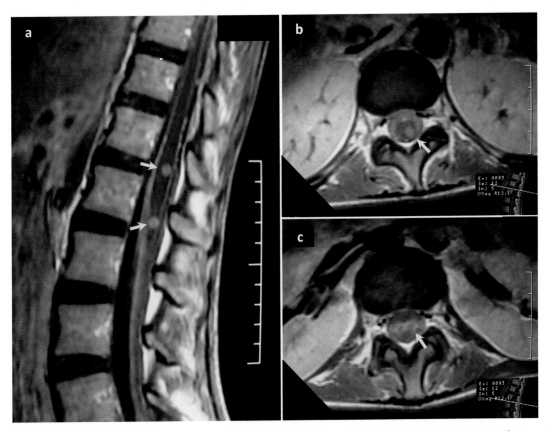

图20.5 MR矢状位（a）和轴位（b，c）T₁加权像显示一名20岁女性接受结核性脑膜炎治疗后，延髓圆锥（箭头）内有两个结核瘤

后，T$_1$加权像上，边缘增强效果不佳（图20.4~图20.6）。随后，MRI髓内中央可显示为边缘清晰的低信号。化脓性液体在弥散加权序列（DWI）上表现为高信号，表观扩散系数（ADC）值低，这表明弥散受限。筛查先天性脊柱缺陷［窦道、脊柱裂和（或）神经管缺损］是必要的，尤其是儿童。主要鉴别诊断包括脊髓缺血、血肿、脊髓炎、肉芽肿、多发性硬化、血管母细胞瘤和其他原发性或继发性髓内肿瘤（胶质瘤或转移瘤）。

实验室检查

引起脊髓脓肿最常见的微生物是金黄色葡萄球菌和链球菌。其他细菌包括流感嗜血杆菌、奇异变形杆菌、铜绿假单胞菌、大肠埃希菌和结核分枝杆菌。厌氧菌感染少见，但同时感染多种类型细菌常见，特别是存在生殖器窦道患者。真菌感染（念珠菌、诺卡菌属、隐球菌或曲霉属）罕见。超过30%的病例可培养出非致病菌。白细胞增多和炎症标志物升高（C-反应蛋白水平和红细胞沉降率）是常见的，但它们不是敏感的指标，特别是在慢性脓肿患者。脑脊液经常异常：白细胞增多，葡萄糖减少，蛋白质增加，革兰染色阳性。

治疗

脊髓脓肿的经典治疗包括脓肿腔的手术引流和敏感抗生素的应用，但在某些情况下，单纯药物治疗（保守治疗）即可，例如早期脓肿形成（化脓性脊髓炎）、小脓肿患者或没有先天性神经外胚层异常的患者。但是，如果诊断不清楚，或者患者对保守治疗没有反应，就应该进行手术减压。手术方法包括适当水平的椎板切除减压术、中线部脊髓切开术和脓肿腔的手术引流术。超声可作为术中引

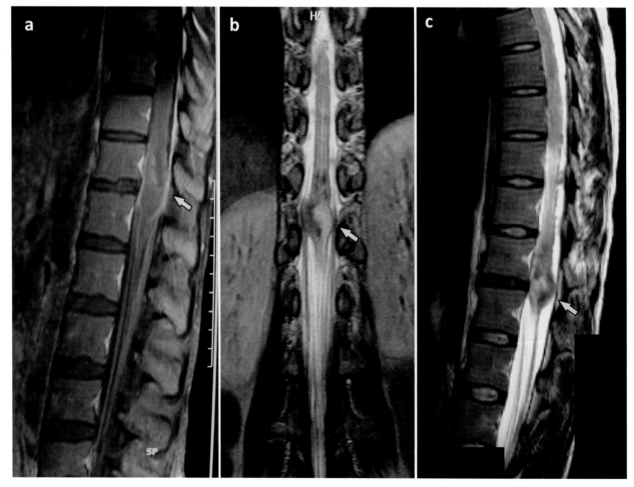

图20.6　早期感染性脊髓炎。MR矢状位增强T$_1$加权像（a）和冠状位（b）、矢状位（c）T$_2$加权像。在T$_2$加权像（b，c）上有一个高信号，T$_1$加权像（a）（箭头）的增强不明显

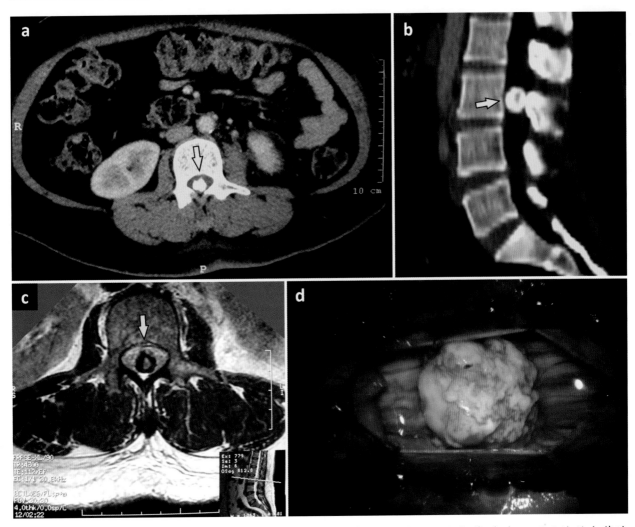

图20.7 腹部轴位增强CT（a），腰椎矢状位CT骨窗（b），MR轴位T$_2$加权像（c），显示终丝肉芽肿性结核瘤钙化（箭头）。术中显微下显示结核球（d）

导。先天性神经外胚层畸形患者应采取手术治疗。

建议使用静脉抗生素治疗至少4~6周，然后再口服抗生素2~3个月。

结核性和真菌性脓肿必须用适当的抗感染方案治疗（图20.7）。皮质类固醇可作为广泛继发性脊髓水肿患者的辅助治疗。

预后

应结合临床和神经评估、生物监测和MRI检查对脊髓脓肿的治疗效果进行评估。

神经预后主要取决于患者的术前情况、诊断和治疗的时机以及对治疗的反应。多数患者可获得良好的预后（运动功能比括约肌功能更容易恢复），死亡率较低。常见并发症包括偏瘫、括约肌功能障碍、复发、脑膜炎、脊髓梗死、脓毒症，甚至死亡。

死亡通常与漏诊、并发症、身体进一步感染有关，也可能是残存性截瘫或四肢麻痹的并发症（如压疮）。

（鲁华山 译 李 敏 校）

推荐阅读

Aggarwal M, Aggarwal KC, Karamchand, Aggarwal A. Intramedullary spinal cord abscess masquerading as spinal tumor. Indian Pediatr.2011;48:973–4.

Akhaddar A, Boulahroud O, Boucetta M. Chronic spinal cord abscess in an elderly patient. Surg Infect. 2011;12:333–4. doi:10.1089/sur.2010.064.

Akhaddar A, el Hassani MY, Ghadouane M, Hommadi A, Chakir N,Jiddane M, Boukhrissi N. [Dermoid cyst of the conus medullaris revealed by chronic urinary retention. Contribution of imaging]. J Neuroradiol. 1999;26:132–6. French.

Damaskos D, Jumeau H, Lens FX, Lechien P. Intramedullary abscess by Staphylococcus aureus presenting as cauda equina syndrome to the emergency department. Case Rep Emerg Med. 2016;2016:9546827. doi:10.1155/2016/9546827.

da Silva PS, de Souza Loduca RD. Intramedullary spinal cord abscess as complication of lumbar puncture: a case-based update. Childs Nerv Syst. 2013;29:1061–8. doi:10.1007/s00381-013-2093-9.

Dörflinger-Hejlek E, Kirsch EC, Reiter H, Opravil M, Kaim AH. Diffusion-weighted MR imaging of intramedullary spinal cord abscess. AJNR Am J Neuroradiol. 2010;31:1651–2. doi:10.3174/ajnr.A1912.

Gerlach R, Zimmermann M, Hermann E, Kieslich M, Weidauer S,Seifert V. Large intramedullary abscess of the spinal cord associated with an epidermoid cyst without dermal sinus. Case report J Neurosurg Spine. 2007;7:357–61.

Kanaheswari Y, Lai C, Raja Lope RJ, Azizi AB, Zulfiqar MA. Intramedullary spinal cord abscess: the result of a missed congenital dermal sinus. J Paediatr Child Health. 2015;51:223–5. doi:10.1111/jpc.12707.

Khalid M, Khalid S, Mittal S, Ahmad U. Intramedullary tubercular abscess with syrinx formation. J Pediatr Neurosci. 2012;7:61–3. doi:10.4103/1817-1745.97629.

Kurita N, Sakurai Y, Taniguchi M, Terao T, Takahashi H, Mannen T. Intramedullary spinal cord abscess treated with antibiotic therapy-case report and review. Neurol Med Chir (Tokyo). 2009;49: 262–8.

Nicola Z, Antonio C, De Tommasi A. Cervical dermal sinus complicated with intramedullary abscess in a child: case report and review of literature. Eur Spine J. 2014;23(Suppl 2):192–6. doi:10.1007/s00586-013-2930-2.

Ramesh VG, Karthikeyan KV, Kitchanan S, Sriraman B. Holocord abscess in association with congenital dermal sinus. J Pediatr Neurosci. 2013;8:198–200. doi:10.4103/1817-1745.123662.

Silva RT, Souza HC, Gepp R, Batista GR, Horan TA, Oliveira PC. Penetrating cervical spine injury and spinal cord intramedullary abscess. Arq Neuropsiquiatr. 2012;70:308–9.

Sinha P, Parekh T, Pal D. Intramedullary abscess of the upper cervical spinal cord. Unusual presentation and dilemmas of management:case report. Clin Neurol Neurosurg. 2013;115:1845–50. doi:10.1016/j.clineuro.2013.01.008.

Tihan T. Pathologic approach to spinal cord infections. Neuroimaging Clin N Am. 2015;25:163–72. doi:10.1016/j.nic.2015.01.010.

Vo DT, Cravens GF, Germann RE. Streptococcus pneumoniae meningitis complicated by an intramedullary abscess: a case report and review of the literature. J Med Case Rep. 2016;10:290.

第四部分
颅脑及脊柱手术相关感染

第21章　颅脑手术术区感染

颅脑手术术区感染（Surgical site infections，SSIs）仍是一个严重而棘手的临床难题，是神经外科常见致残及致死原因。典型的SSIs分为硬膜外感染和硬膜下感染。危险因素包括患者因素和医源相关性因素。临床表现多样，共同特征是发热、伤口炎症、脓液流出、头痛、意识变化、癫痫发作以及局部神经功能障碍。CT与MRI是诊断术区感染的基础检查方式。术后全身炎症指标变异较大，其中C-反应蛋白（C-reactive protein，CRP）和降钙素原对诊断的意义较大。CSF检查对于诊断硬膜下感染非常必要。最常见的病原体非常类似，主要是皮肤来源的革兰阳性菌群，特别是金黄色葡萄球菌。如果感染局限，患者只需局部处理和抗菌治疗。对于出现感染并发症的患者，则需要严密监测，必要时行外科处理。脑脓肿、硬膜下积脓以及大范围颅骨骨髓炎需要外科彻底清创，去除外来植入物，放置引流以及切口严密缝合。严谨的外科无菌观念、严密的外科操作流程能够降低SSIs的发生。如果SSIs能得到及时彻底的治疗，可以不留任何后遗症，但是有多病例特别是硬膜下感染的病例，仍会遗留较多的神经系统并发症。

流行病学和病因

虽然外科技术和感染控制技术长足进步，但是SSIs仍然是神经外科重要的临床难题和主要的致残及致死原因。此外，术后感染会增加医疗费用，导致患者就医满意度下降甚至起诉医院，令外科医师非常无奈。

颅脑手术SSIs的报道发生率低于17%（平均发病率为5%），因外科式式、术后随访时间及数据收集质量而不同。总体上，按照SSIs的深度可以分为帽状腱膜下、颅骨、硬膜外、硬膜下和（或）脑内。如果在某一层次发现积脓或分泌物培养阳性则可诊断为该层次存在感染。术区一般可以分为硬膜外（或称切口部位的）和硬膜内（或称器官相关性）部分。硬膜外感染包括头皮、颅骨或者硬膜外腔隙感染（图21.1~图21.18）。硬膜内感染包括硬膜下间隙感染（硬膜下积脓）或者脑内感染（脑脓肿），或者统称为脑膜炎或者脑室炎（图21.19~图21.28）。感染可累及单个或多个部位。神经外

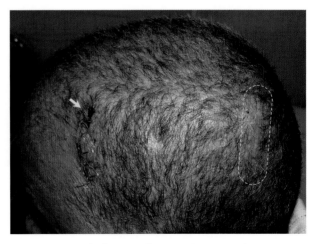

图21.1　该患者既往有糖尿病，2周前行慢性硬膜下血肿手术。切口后部愈合良好（虚线），但是切口前部发生了切口感染，并裂开，愈合延迟（箭头）

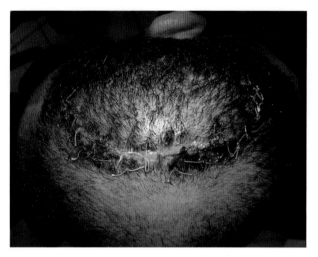

图21.2　该手术部位感染发生在一名36岁男性患者，他在4周前遭遇创伤性硬膜外血肿，术后管理不佳导致脓液流出

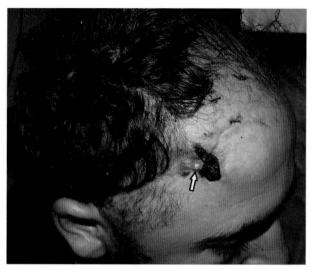

图21.4　一例术后脓液流出（箭头）病例，一名41岁男性4周前行了前额部颅骨凹陷整复术，因切口管理不佳而发生感染

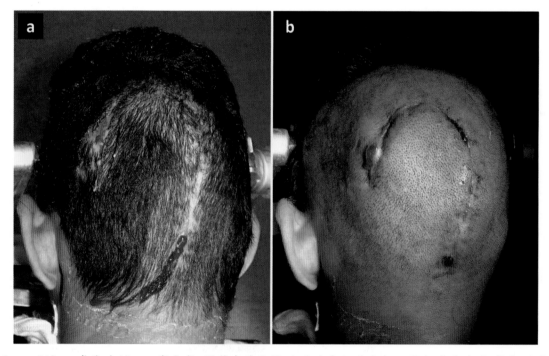

图21.3　一例切口感染病例，16岁少年3周前在外院做了硬膜外血肿手术，剃发前（a）与剃发后（b）

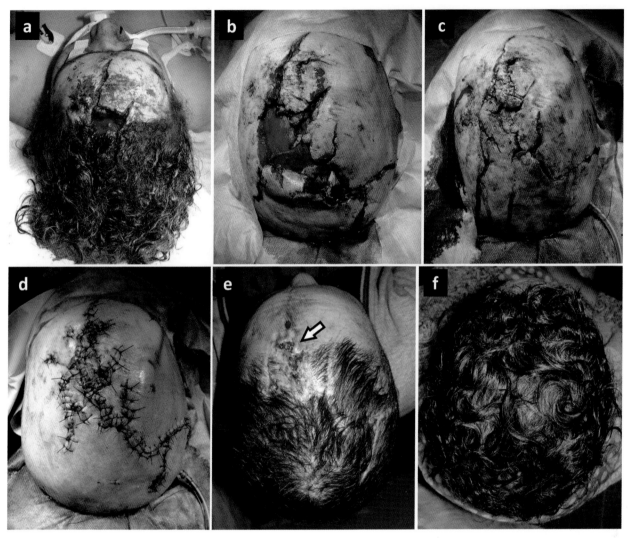

图21.5 创伤后严重头皮撕脱伤一例（a）。术前剃头前（a）与剃头后的照片（b）。缝合皮下，然后放置引流（c）。头皮缝合（d）。5周后伤口发生炎症（箭头）（e）。完全愈合（4个月后）（f）

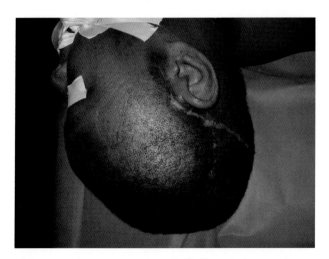

图21.6 病例21.1。右侧蝶骨翼脑膜瘤切除术后4周，颞部皮肤皮下开裂，脓液流出［来自Akhaddar（2016）；经Springer出版社授权］

科SSI的危险因素可以分为患者相关性和手术相关性。患者相关性危险因素包括糖尿病、肥胖、营养不良、吸烟、临近部位感染蔓延、术前住院时间延长、金黄色葡萄球菌定植、免疫功能低下、糖皮质激素使用、高龄等。手术相关性危险因素包括预防性抗生素使用不当、手术时间大于4 h、外来植入物、手术类型和方法、消毒技术缺陷、放/化疗、脑脊液漏。此外，还有一些术后因素也会增加感染概率，如伤口处理不当以及一期愈合不佳。SSIs中最常见的是手术切口感染，其次是脑膜炎、硬膜外及硬膜下积脓、骨瓣骨髓炎和脑脓肿。

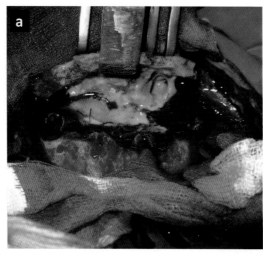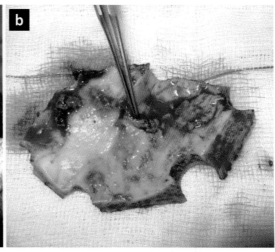

图21.7　病例21.1。术中观（a），可见大量硬膜外脓肿。感染的骨瓣（b）［来自Akhaddar（2016）；经Springer出版社授权］

临床表现

颅脑手术SSI潜伏期不尽相同，头皮感染（中位数13天），脑膜炎或者脑室炎（中位数7天）早于硬膜下积脓（中位数15天）。而骨瓣感染则潜伏期更长（中位数27天）。

临床症状多样，与感染部位、微生物毒力、患者年龄、发病前患者一般状况、手术方式、感染时间显著相关。最常见的临床表现是发热、溢脓、意识改变、头痛、呕吐、癫痫发作、局灶性神经功能障碍。发热不会发生于每一位感染患者，因此无发热不能排除感染。术后硬膜外SSIs主要表现为伴或不伴液体/脓液流出的局部感染症状，伤口开裂，局部疼痛及触痛。局部神经功能缺失不多见。骨瓣感染的临床表现往往出现很晚。脑膜炎的典型表现是发热、颈项强直、意识状态变化。

脑脊液分流术后感染的临床表现为急性脑膜炎，有时会表现为分流过度或者分流管堵塞（图21.29~图21.32）。

术后硬膜下积脓的临床表现为新发的神经功能障碍，原有的神经功能恶化。体温正常或升高，意识水平进行性恶化。

某些类型的SSIs临床表现不明显，出现一过性低热或者烦躁不安。对于此类患者，外科医师应该考虑感染的可能性并着手开始进行感染诊断评估。同时，务必全面评估其身体其他部位的合并感染。

影像学特征

术后感染筛查最为有效的检查方式为CT，它是诊断颅骨及颅内感染的基础手段，通常表现为囊性病变伴环形强化。MRI在筛查感染方面也是一个有力的武器，因为它除了提供解剖信息，还有脑灌注信息。

脑膜炎的患者CT通常正常或者可能脑室略微扩张。在MRI增强T_1加权像中会看到脑膜强化。

骨瓣骨髓炎的CT表现极为典型，最常见的表现为感染骨瓣的侵蚀变薄，帽状腱膜下和（或）硬膜外积气。

脓液在CT上一般为低密度而在MRI T_2加权像为高信号，同时伴有周围强化。脑脓肿的影像学表现因病程不同而变化。局限化的硬膜下积脓或者脑脓肿一般位于术腔内。因为硬膜下腔隙与术腔相通，所以硬膜下脓肿与脑脓肿连为一个整体。

实验室检查

炎性因子在术后表达差异较大。C-反应蛋白水平仍是最有用的术后感染诊断参数，尤其是术后大于4天该指标水平居高不下，或者正常后再次升高，则感染的可能性较大。降钙素原水平特异性更高，在随访中更有价值，但其敏感度较差。然而，即便患者没有发热、白细胞计数正常、血沉正常、血培养阴性，手术部位的感染仍不能排除。如果怀

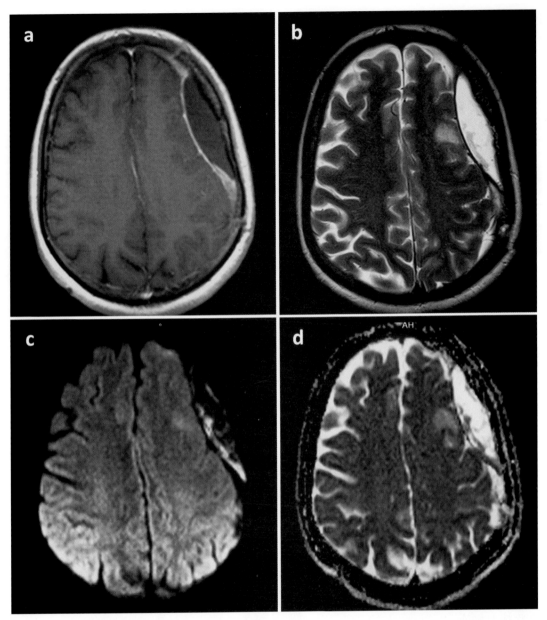

图21.8　病例21.2。一脑膜瘤切除术后2个月硬膜外脓肿的病例，轴位增强T$_1$加权像（a），T$_2$加权像（b），弥散加权像（DWI）（c），表面弥散系数图序列（ADC）（d）

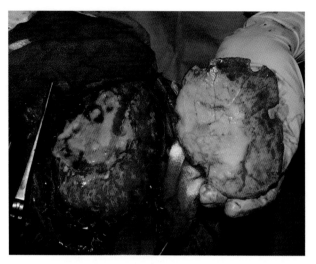

图21.9　病例21.2。术中观：切口被重新打开，骨瓣掀起后可见大量脓液。黄色脓液主要聚集在上次脑膜瘤手术区域的戈尔特斯脑膜区域

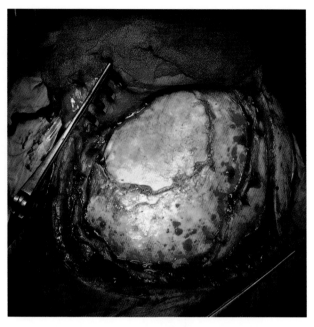

图21.10　病例21.2。术中观：手术区域行清创术，抗菌制剂冲洗，放置引流

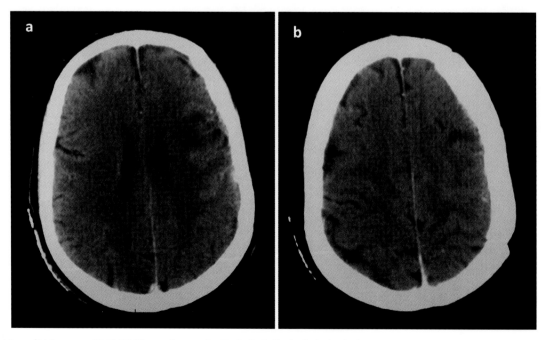

图21.11　病例21.2。轴位增强CT（a，b）显示硬膜外脓肿完全消失

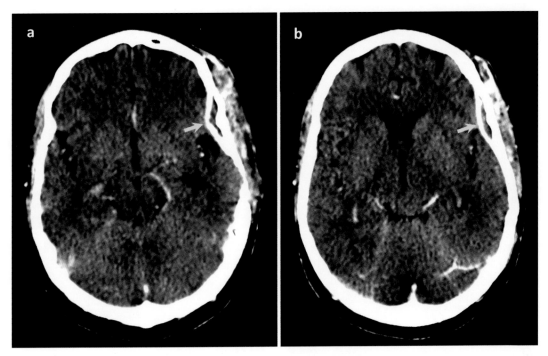

图21.12　病例21.3。一例蝶骨翼脑膜瘤全切术后4周出现硬膜外脓肿。轴位增强CT（a，b）显示左侧额颞叶硬膜外脓肿，箭头示环形增强

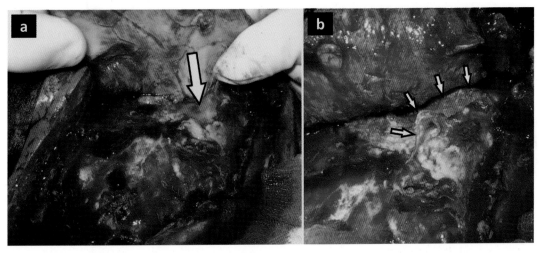

图21.13　病例21.3。术中观：骨瓣掀起后可见硬膜外脓液聚集（a）（箭头）。清创过程中发现原先外科手术中遗留的止血棉（b）（箭头）

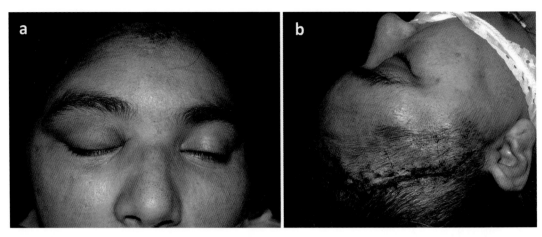

图21.14 病例21.4。患者右侧额颞部肿胀伴有眶周蜂窝织炎的临床影像（a）。嗅沟脑膜瘤术后2周发生切口感染（b）（来自Akhaddar（2016），第196页，经Springer出版社许可）

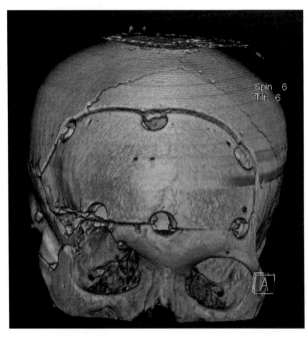

图21.15 病例21.4。术后颅骨三维重建显示骨瓣位置

疑患者有硬膜下感染，要尽可能评价患者的脑脊液。脑脊液蛋白、葡萄糖水平以及白细胞计数的异常具有提示意义，但确诊要依靠革兰染色及脑脊液培养。

颅脑手术术区感染病原体具有较高的相似性，最常见的病原体为革兰阳性皮肤菌群，特别是金黄色葡萄球菌和表皮葡萄球菌，但革兰阴性菌也并非少见。真菌感染罕见，但也不能排除。脑脓肿通常是多种微生物混合感染。

治疗

初始药物治疗首先使用广谱抗生素，然后根据培养药敏结果使用敏感药物治疗。

对于局限性头皮感染，单纯脑膜炎或神经影像上无脓肿表现的患者，行伤口局部处理和单纯抗生素治疗即可。对这些患者需要严密监测临床、生物学以及神经影像学变化，但如果出现并发症也要考虑手术。对于头皮脓肿、骨瓣感染以及硬膜外脓肿，应该在手术室处理，清除分泌物和失活组织、使用局部抗菌技术、实施引流，并且给与严密的伤口缝合。如果有大的头皮缺损需要选择特异的头皮重建方法，由整形外科医师实施手术。如果必要，需去除骨瓣，在数月后实施颅骨修补术。对于术后难治性的颅骨骨髓炎的病例（图21.33），高压氧治疗可能有效。

当出现硬膜下积脓时，开颅术彻底清除脓液优于钻孔术引流。处理术后脑脓肿（不像自发病例）需要重新打开手术部位获取标本，引流积脓，探查并清除脓腔。

对于部分硬膜内积脓的患者，可以考虑单用药物治疗，特别是针对有如下情况的病例：病变较小、感染局限、无颅内占位效应、无神经功能障碍，以及抗生素治疗敏感。应对这些患者进行严密随访及评估，必要时行手术治疗。

为了预防任何形式的手术部位感染，尤其是术后脑膜炎，应对脑脊液漏患者行手术治疗。短期保守治疗联合腰穿或腰大池引流可能会避免再次手

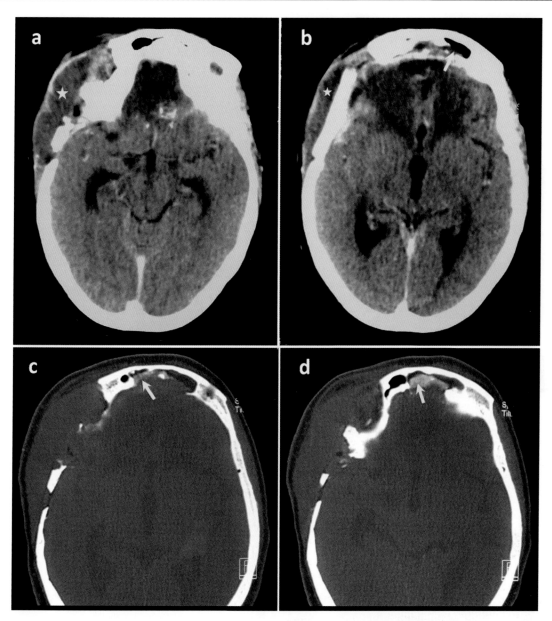

图21.16 病例21.4。轴位增强CT（a，b），CT骨窗（c，d）显示硬膜外脓肿形成（星号）。标注一个不完全的右侧额窦（箭头）［来自Akhaddar（2016），第197页，经Springer出版社授权］

术治疗，但大多数患者需行外科手术封闭瘘口（利用阔筋膜或腹部脂肪）。

脑脊液分流感染需要外科移除分流管，临时行脑室外引流，并行静脉抗菌治疗，如有需要，感

染被根除后需植入新的分流系统。对于所有病例，如果植入物发生严重感染，必须再次手术移除异体材料（图21.34和图21.35）。通常需要一系列的支持治疗，包括补液、镇痛、退热、抗凝、抗惊厥以及功能康复治疗。发生败血症甚至感染性休克的患者，需要在重症监护病房接受初始的复苏治疗。

严格的无菌意识以及术前术后标准化操作流程，可以降低手术部位感染的发生率。术者应当严格控制手术室环境，仔细准备手术，严格遵守无菌原则，预防性使用抗生素，减小组织损伤，及时进行手术，严密封闭创口。

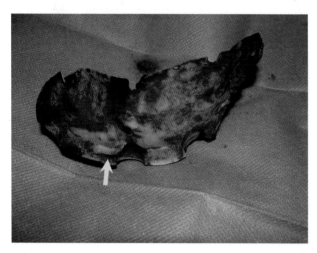

图21.17 病例21.4。额窦部分打开的感染骨瓣［来自Akhaddar（2016），第198页，经Springer出版社授权］

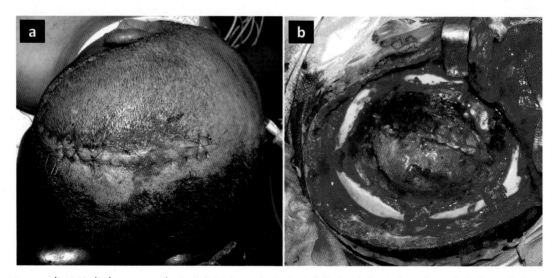

图21.18 40岁男性患者，10日前因"左侧颞顶凸面脑膜瘤"行手术治疗，术后手术部位感染，可见伤口的引流（a）。显示伤口的引流（a）。术中（b）见清除坏死组织前浆液脓性分泌物进入硬膜外间隙［来自Akhaddar（2016），第198页，经Springer出版社授权］

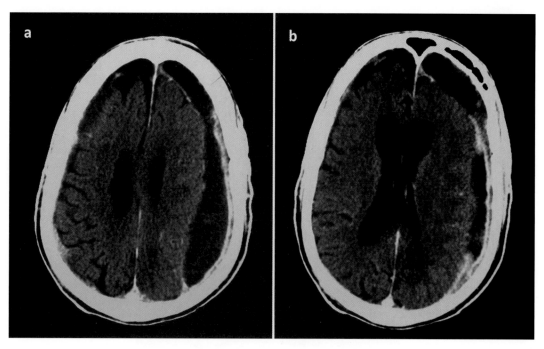

图21.19 病例21.5。80岁男性患者，因"慢性硬膜下血肿"行手术治疗后4周，术后发生硬膜下积脓。图为其轴位增强CT（a，b）图像

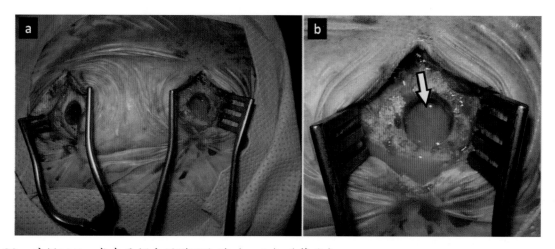

图21.20 病例21.5。术中见颅内硬膜下积脓（a，b）（箭头）

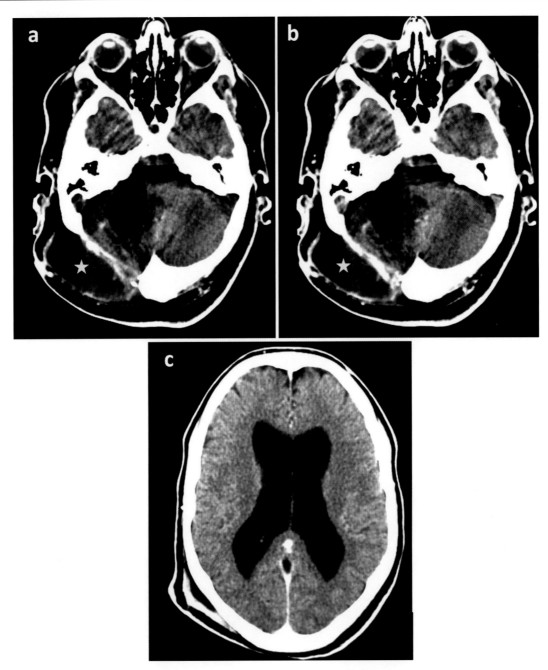

图21.21 轴位平扫CT（a）和增强CT（b，c）显示一个巨大的右侧枕下假性脑脊膜膨出（星号），患者3周前因患桥小脑角巨大前庭神经鞘瘤接受手术治疗。患者同时患有细菌性脑膜炎。注意假性脑脊膜膨出周边的增强（b）和伴随的脑积水（c）

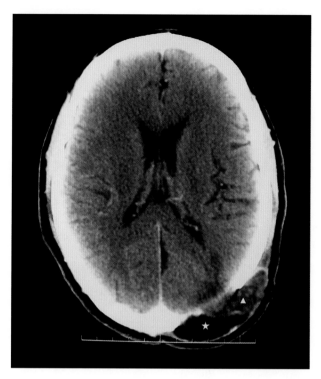

图21.22 一例凸面脑膜瘤术后4周，左侧顶枕部出现术后感染性假性脑脊膜膨出。轴位增强CT显示假性脑脊膜膨出伴液平面（三角形/星号）以及边缘强化

预后

如果处理及时且谨慎，手术部位感染能够得到解决且不发生严重后果，但可能会导致许多并发生症，这取决于感染的类型和部位、患者的年龄和一般状况、手术操作的类型、早期诊断和对治疗的反应。

不充分或不恰当的治疗会导致复发，相对于硬膜外感染，硬膜下感染的患者会有更高的神经致残率及致死率。严重的后遗症包括持续的癫痫、遗留局灶性神经功能障碍、持续精神症状以及瘢痕。

分流感染的预后不一，再感染的风险更高。患者可能会发生多囊性或多灶性的脑积水、癫痫以及智能水平的降低（尤其是对于儿童）。

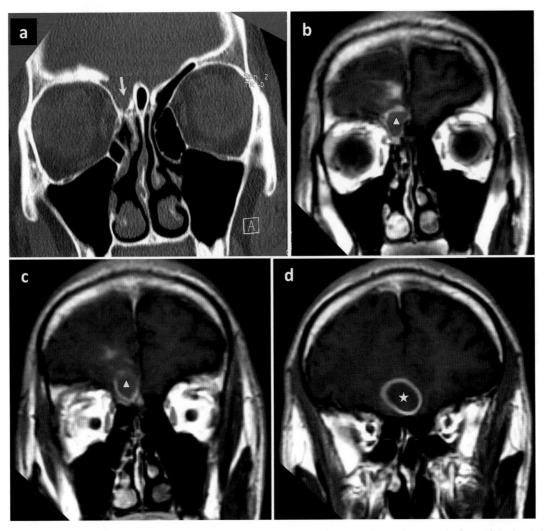

图21.23 病例21.6。颅面冠状位CT扫描（a）和MR增强T₁加权像（b~d）。该患者因筛状板缺损（箭头）发生颅前窝底自发性脑脊液漏，故接受内镜经鼻手术治疗。1个月后，发生两处颅内积脓，一处位于邻近的硬膜下间隙（三角形），一处位于额部脑间质内（星号）

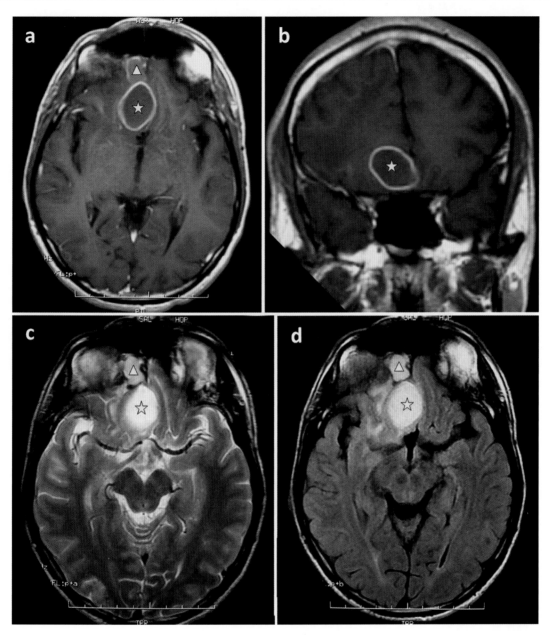

图21.24 病例21.6。轴位（a）和冠状位（b）增强T$_1$加权像，以及轴位T$_2$加权像（c）和FLAIR序列（d）的图像。这两处脓肿（三角形和星号）在T$_1$加权像上呈等信号或低信号，在T$_2$呈高信号，且增强后出现环形强化

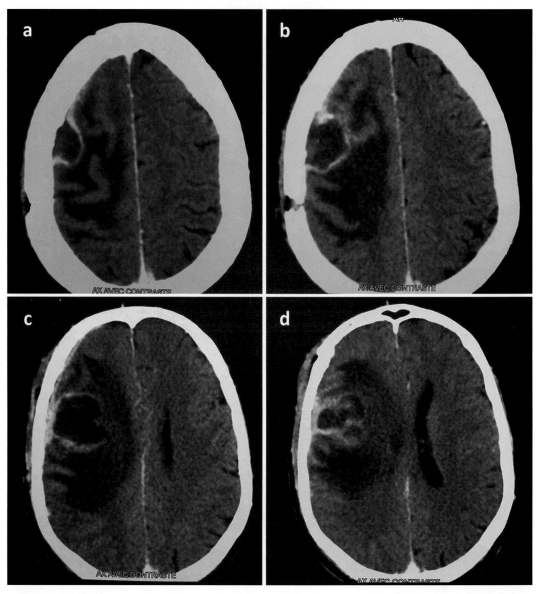

图21.25　53岁的男性患者，7周前因邻近部位凸面脑膜瘤接受手术治疗，颅脑轴位增强CT显示位于右额叶的术后脑脓肿（a~d）

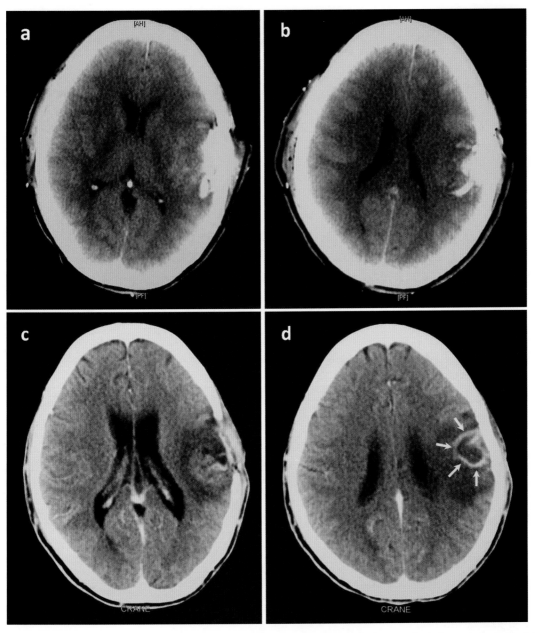

图21.26　28岁男性患者，因位于左侧额顶部位的开放性凹陷性颅骨骨折接受手术，病变在颅脑轴位平扫CT上可见（a，b）。6周以后，发生位于邻近部位脑实质内的脑脓肿。术后增强CT（c，d）显示呈环形强化的脑病变，即"脓肿形成"（箭头）伴广泛的病灶周围水肿

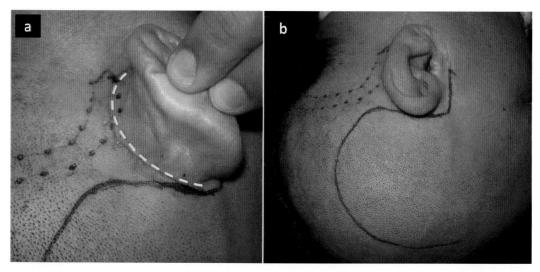

图21.27 病例21.7。53岁女性患者的临床图片，该患者1个月前接受了由耳鼻喉科医师完成的左侧中耳的胆脂瘤切除手术，手术使用的是耳后切口（黄色虚线）（a）。患者随后发生了脑脊液耳漏，并且疑似脑膜炎。故计划利用岩上硬膜外入路进行硬膜修补（紫色实线）（b）

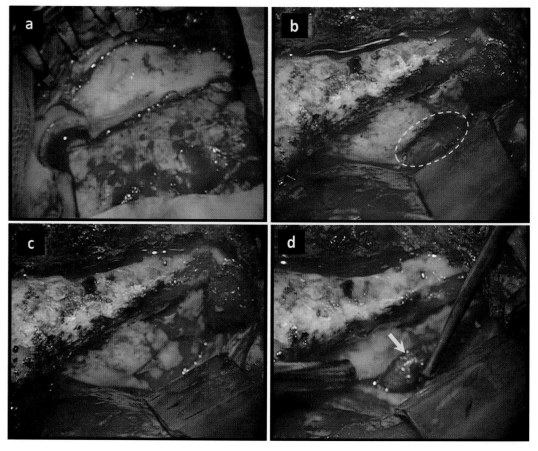

图21.28

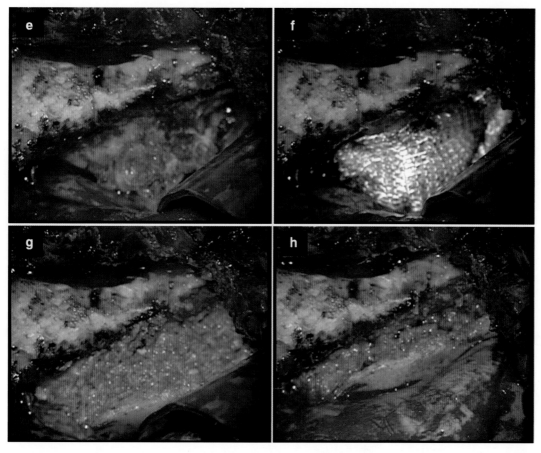

图21.28　病例21.7。显微镜放大下的手术视野（一步一步地手术操作）。移除左侧的颞骨骨瓣（a）。分离硬膜，辨识医源性骨质缺损（椭圆形虚线）（b）。缺损的骨质被界定并清除（c），一块颞肌移植物被插入缺损骨质内（箭头）（d）。用纤维胶固定肌肉移植物（e），用可吸收针织网状止血纱（速即纱）（f）和自体骨（g，h）充填（多层封闭技术）。术中再未发现脑脊液漏，这名患者预后良好

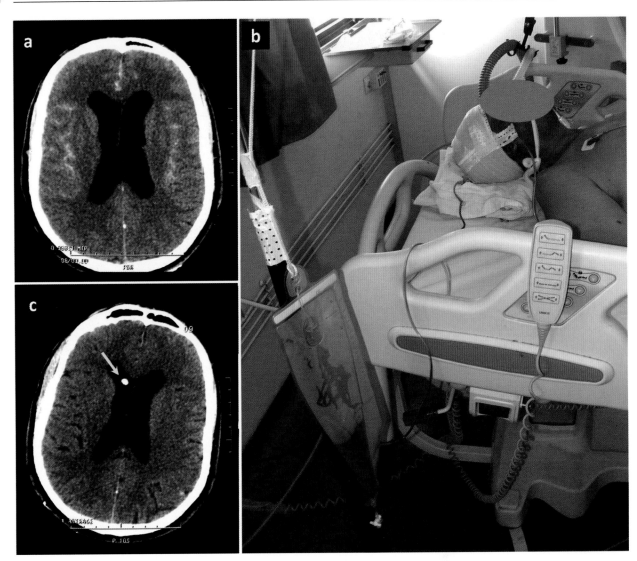

图21.29　颅脑轴位平扫CT显示非创伤性蛛网膜下隙出血伴急性脑积水（a）。行脑脊液脑室外引流治疗，术后第7天发生脑膜炎（b）。CT扫描显示右额脑室内导管

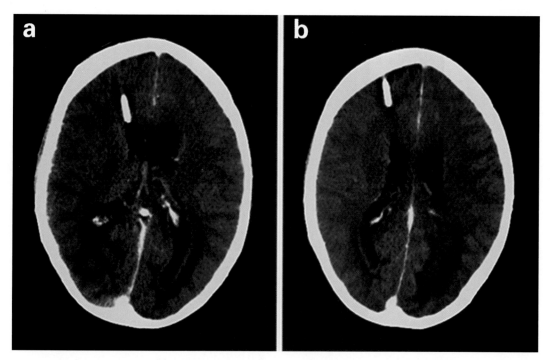

图21.30 一例脑实质内血肿伴出血破入脑室的患者，入院后23天行增强CT扫描（a，b）。可见右额脑室腹腔分流管。侧脑室枕角的室管膜线显示厚壁增强，符合脑室炎的表现。脑室周围汇合的低密度的边缘提示室周炎症。在枕角对应病变的部位，有脑室内组织碎片，密度高于非病变对应的侧脑室内的脑脊液成分［来自Jorens（2009），经Springer出版社授权］

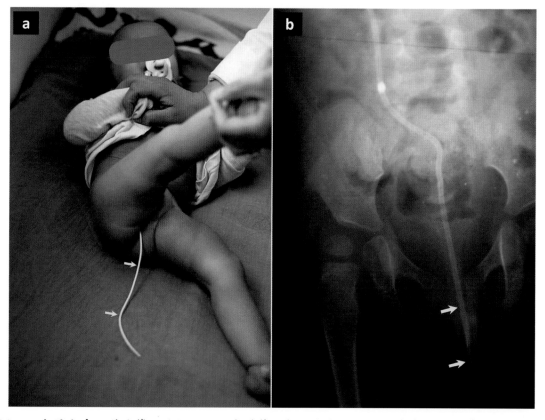

图21.31 18个月女童，引流管远端经肛门脱出（箭头），发生了脑膜炎（a）。分流管于6个月前植入腹膜腔内。腹部平片（b）显示腹腔导管向腹膜外脱出（箭头）

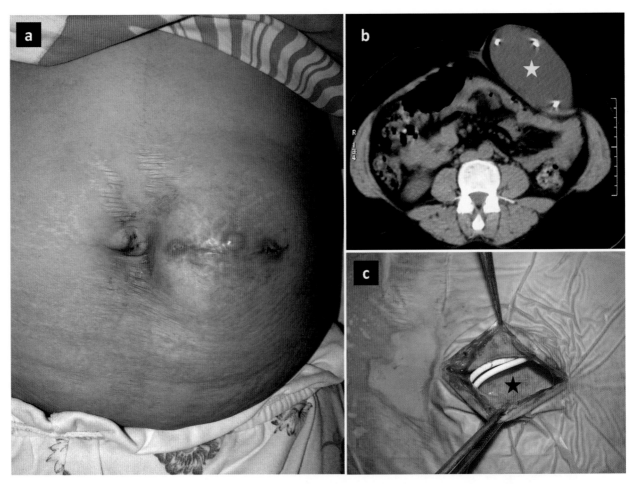

图21.32　肿胀的红斑性脐周腹部创口（a）。腹部轴位CT扫描显示腹膜外皮下假性囊肿，远端的分流管导管位于积液内（b）。术中探查显示皮下远端引流导管参与了假性囊肿的形成［来自Akhaddar（2015），经Springer出版社许可］

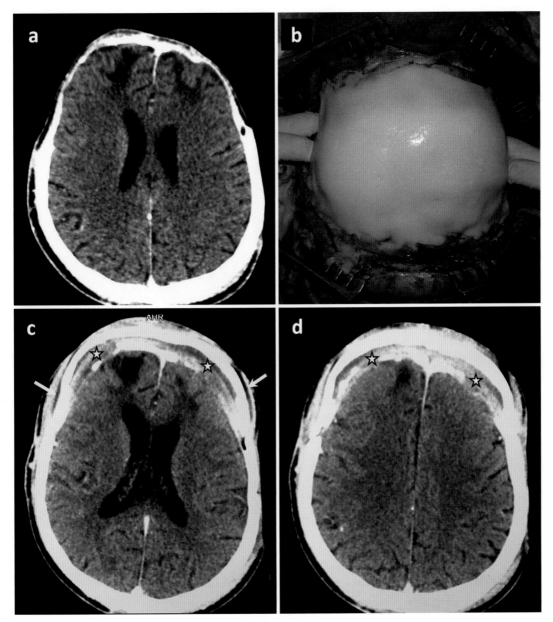

图21.33 年轻患者，在18个月前接受双额开颅去骨瓣减压术，颅脑轴位CT扫描（a）。手术视野显示利用抗生素浸泡的聚甲基丙烯酸甲酯实施额部颅骨成型术（b）。颅脑轴位增强CT（c，d）示术后第10周出现颅外积脓（箭头）和颅内硬膜外积脓（星号）

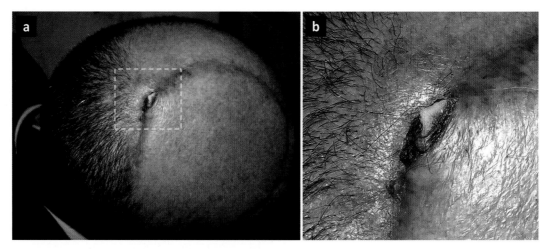

图21.34　临床图片（a，b）显示暴露的颅骨修补使用的丙烯酸甲酯板。该患者也有持续的颅骨骨髓炎，其11年前因急性硬膜下血肿接受手术治疗，并且接受了使用聚甲基丙烯酸甲酯实施的颅骨成型术

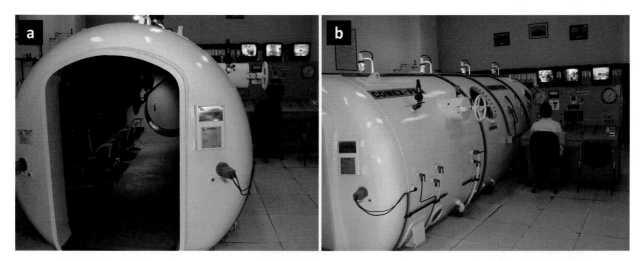

图21.35　多位置高压氧舱（a，b），氧舱内空气被压缩，患者通过清洁罩吸入100%纯氧（N. El Omari，医学博士馈赠，Mohammed V军医教学医院，高压氧医学科，Rabat, Morocco）

（李　敏，葛顺楠 译　李立宏 校）

推荐阅读

Akhaddar A. Cranial osteomyelitis. Diagnosis and treatment.Switzerland: Springer International Publishing; 2016.doi:10.1007/978-3-319-30268-3.

Akhaddar A. Infective complications. In: Di Rocco C, Turgut DM,Jallo G, Martinez-Lage DJF, editors. Complications of CSF shunting in hydrocephalus: prevention, identification, and management. Switzerland: Springer International Publishing; 2015. p. 141–8.doi:10.1007/978-3-319-09961-3-9.

Bekelis K, Coy S, Simmons N. Operative duration and risk of surgical site infection in neurosurgery. World Neurosurg. 2016;94:551–5. doi:10.1016/j.wneu.2016.07.077.

Bruce JN, Bruce SS. Preservation of bone flaps in patients with postcraniotomy infections. J Neurosurg. 2003;98:1203–7.

Chidambaram S, Nair MN, Krishnan SS, Cai L, Gu W, Vasudevan MC. Postoperative central nervous system infection after neurosurgery in a modernized, resource-limited tertiary neurosurgical center in South Asia. World Neurosurg. 2015;84:1668–73. doi:10.1016/j.wneu.2015.07.006.

Dashti SR, Baharvahdat H, Spetzler RF, Sauvageau E, Chang SW,Stiefel MF, et al. Operative intracranial infection following craniotomy.Neurosurg Focus. 2008;24:E10. doi:10.3171/FOC/2008/24/6/E10.

Horan TC, Gaynes RP, Martone WJ, Jarvis WR, Emori TG. CDC definitions of nosocomial surgical site infections, 1992: a modification of CDC definitions of surgical wound infections. Am J Infect Control. 1992;20:271–4.

Horan TC, Andrus M, Dudeck MA. CDC/NHSN surveillance definition of health care-associated infection and criteria for specific types of infections in the acute care setting. Am J Infect Control. 2008;36:309–32. doi:10.1016/j.ajic.2008.03.002.

Jorens PG, Voormolen MH, Robert D, Parizel PM. Imaging findings in pyogenic ventriculitis. Neurocrit Care. 2009;11:403–5. doi:10.1007/s12028-009-9263-3.

Korinek AM, Golmard JL, Elcheick A, Bismuth R, van Effenterre R,Coriat P, et al. Risk factors for neurosurgical site infections after craniotomy: a critical reappraisal of antibiotic prophylaxis on 4,578 patients. Br J Neurosurg. 2005;19:155–62.

McClelland S 3rd, Hall WA. Postoperative central nervous system infection: incidence and associated factors in 2111 neurosurgical procedures. Clin Infect Dis. 2007;45:55–9.

Nabavi A, Knerlich-Lukoschus F, Stark AM. Postoperative intracranial infections. In: Hall WA, Kim PD, editors. Neurosurgical infectious disease. Surgical and nonsurgical management. New York: Thieme; 2014. p. 196–207.

O'Keeffe AB, Lawrence T, Bojanic S. Oxford craniotomy infections database: a cost analysis of craniotomy infection. Br J Neurosurg.2012;26:265–9. doi:10.3109/02688697.2011.626878.

Shi ZH, Xu M, Wang YZ, Luo XY, Chen GQ, Wang X, et al. Post-craniotomy intracranial infection in patients with brain tumors: a retrospective analysis of 5723 consecutive patients. Br J Neurosurg. 2017;31:5–9. doi:10.1080/02688697.2016.1253827.

Valentini LG, Casali C, Chatenoud L, Chiaffarino F, Uberti-Foppa C,Broggi G. Surgical site infections after elective neurosurgery: a survey of 1747 patients. Neurosurgery. 2008;62:88–95. doi:10.1227/01.NEU.0000311065.95496.C5.

第22章 脊柱外科术后手术部位感染

脊柱外科术后手术部位感染（surgical site infections, SSIs）仍然是一种需要紧急处置的重要并发症。尽管无菌术及预防性抗生素已普遍使用，但仍有相当比例的患者继发术后感染，并需要再次手术及升级抗生素治疗方案。根据所涉及的组织部位间隙，经典的手术部位感染包括手术切口感染（浅表及深部组织）和器官腔隙感染。患者的临床表现差异巨大，最常见的症状包括发热、脊柱疼痛、局部炎症、伤口渗液，新发神经功能障碍少见。CT和MRI检查为诊断脊柱和椎管内感染提供了必要的基础信息。炎症指标的表达往往变异较大，最常用指标是降钙素原和淀粉样血清蛋白A。如条件许可，对于疑似硬膜内感染病例需要进行脑脊液检查。皮肤革兰阳性菌是最常见致病性病原体，尤其是金黄色葡萄球菌。对于大多数浅表伤口感染及局限性深部组织感染，通过局部换药配合抗生素治疗处置即可；但对于需要密切观察病情变化的患者，一旦出现并发症应考虑手术治疗。对于切口渗液或裂开、临床脓毒症、由于积液或占位效应继发神经功能障碍、脊髓或硬膜外脓肿、因骨质破坏或植入物固定失败而导致的脊柱失稳等，均为手术治疗指征。如处置迅速果断，SSIs能够完全治愈并不留后遗症，但对于深部组织感染的患者来说，仍有发生后遗症的可能。后遗症包括脊柱失稳和畸形、假关节形成、遗留神经功能障碍和慢性脊神经痛。

流行病学和病因

脊柱外科术后SSIs仍然是导致发病率上升、住院时间延长和医疗费用增加的重要原因。尽管无菌术及预防性抗生素已普遍使用，但仍有相当比例的患者继发术后感染，并需要采用积极的抗生素治疗方案配合/不配合再次手术治疗。面对患者的不满甚至诉讼，术后感染也是令外科医师极为无奈的问题。

根据所涉及的不同组织部位，经典的手术部位感染包括手术切口感染（浅表及深部组织）和器官腔隙感染。浅表切口SSI包括皮肤和（或）皮下组织感染（图22.1~图22.4）。深部切口SSI可局限于筋膜及肌肉层之间（图22.5~图22.10）。术后脊髓深部组织腔隙感染可能涉及诸多结构，例如椎间盘（椎间盘炎）、椎体（脊柱骨髓炎）或硬膜外间隙（硬膜外脓肿）（图22.11~图22.15）。感染可累及单处或多处部位。

SSI定义是手术后30天内或放置异物（如脊柱内固定器械）后12个月内发生的感染。据报道，脊柱外科术后SSI发病率低于14%，而发病率主要取决于术式类型、术后随访时间和收集的数据质量。据报道，对于采用微侵袭入路、脊柱前路入路和退行性脊柱疾病患者而言，SSI发病率较低；而对于行脊柱内固定、复杂外科手术术后、创伤性脊髓损伤或肿瘤患者，其发病率似乎更高。SSI的患者特异性危险因素包括高龄、吸毒和酗酒、吸烟、糖尿病、肥胖、营养不良、长期使用类固醇以及免疫功能障碍。手术风险因素与再次手术、多节段融合、脊柱后路手术、手术时间较长、输血和术中出血较多有关。术后恢复情况也同样重要，例如伤口局部护理不理想及切口一期愈合不佳。

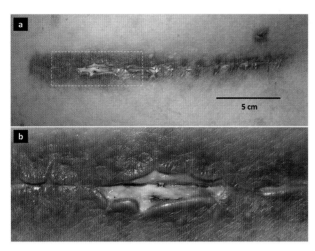

图22.1　（a，b）糖尿病患者，3周前行腰背脊髓损伤手术，切口附近有局部炎症迹象，并伴有浅表伤口裂开、愈合延迟

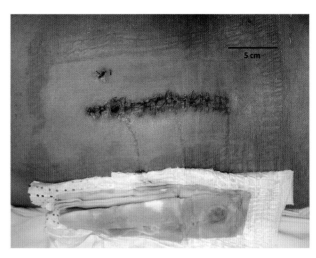

图22.3　病例22.1。16岁，女孩，10天前接受腰椎骨折手术，术后手术部位感染。可见伤口延迟愈合、伤口裂开和脓性分泌物。注意沾有脓性分泌物的敷料

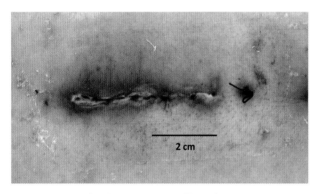

图22.2　36岁，男性，行腰椎间盘突出症术后10天，出现伤口炎症伴浅表组织裂开

临床表现

　　临床表现和病程长短取决于感染部位、致病病原体、患者年龄和病前状况、手术类型和感染时间。最常见的临床表现为发热、脊柱疼痛、切口附近局部炎性症状、伤口渗液，新发神经功能障碍少见。发热症状并不一定发生，所以无发热并不能排除感染的可能性。也可出现全身性症状，包括寒战、盗汗、厌食和全身不适。部分患者会出现严重脓毒症及终末器官衰竭。

　　出现浅表切口感染的患者通常表现出疼痛、手术部位触痛、局部红肿或肿胀及伤口分泌物渗出（血清源性或脓性）。深部切口感染患者的临床表

现可仅出现局部脊柱疼痛及炎性症状，而不出现切口裂开或渗液。偶有脓性液体流出，但典型的脓毒症并不常见。

　　存在器官腔隙性感染的患者可表现出后背部手术部位持续、进行性的疼痛、脊柱活动度受限和椎旁肌肉痉挛。脊柱疼痛若加重则会放射至髋、腿、臀部、腹部或会阴部，但这种疼痛不是真性神经根痛。深部感染通常缺乏明显的浅表特征。

　　颈前入路手术术后感染少见，若发生感染则可能是术中损伤咽或食管所致。因此，最常见的症状是咽后脓肿，并往往伴有吞咽疼痛。

　　局部神经功能障碍通常少见，一旦发生应当考虑硬膜外脓肿，甚至更少见的硬膜下脓肿。

　　脑膜炎患者通常表现为发热、颈项强直和意识水平改变。腰大池脑脊液（CSF）分流术后感染病例表现出急性细菌性脑膜炎的临床症状，有时也表现为分流障碍或梗阻。

　　应注意身体其他部位可能伴随的感染。

影像学特征

　　平片是最初怀疑脊柱感染时采用的影像学方法，但阴性结果不能排除感染。

　　术后脊柱深部组织感染主要通过MRI平扫和增强（钆造影剂）的方式进行评估。相关组织通常在T_2加权像上呈高信号，椎体骨髓炎和椎间盘炎由于

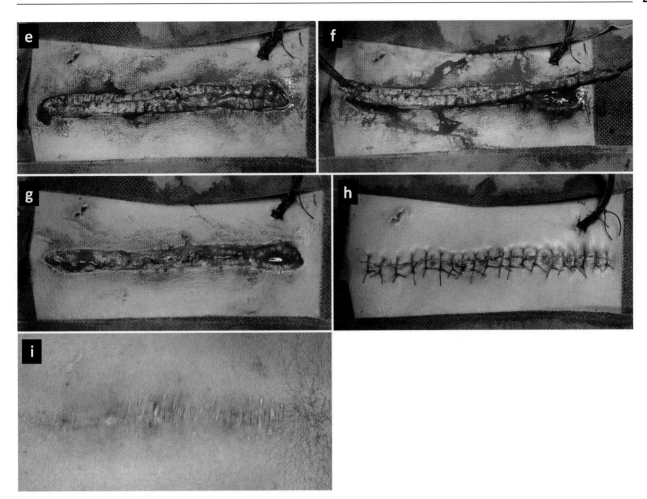

图22.4　病例22.1。手术视野：切口拭子清洁，去除外科缝线，再次开放切口，收集标本（避免皮肤污染），注意引流和清创，再用消毒产品清洗手术部位。闭合肌肉筋膜和皮下组织层次（如果需要，可原位留置引流管）。去除切口边缘组织（包括脓液及无活性皮肤组织）（e~g）。浅表切口闭合（h）。完全恢复（3个月后背部照片）（i）

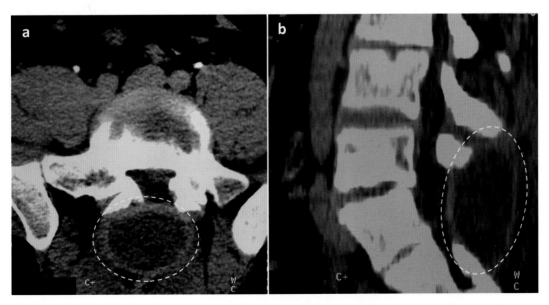

图22.5　腰椎轴位（a）和矢状位（b）增强CT示术后深部组织脓肿聚集（椭圆形虚线区域）

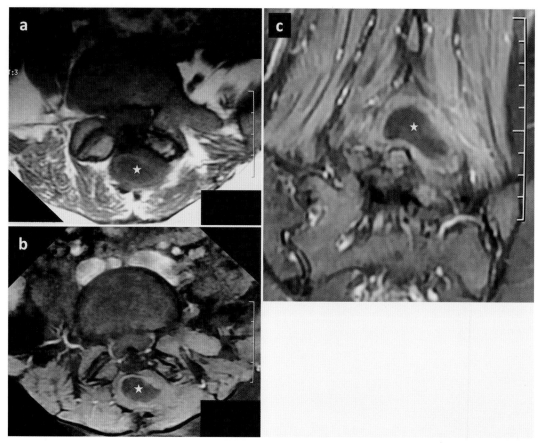

图22.6 术后腰椎脓肿。腰椎轴位平扫（a）和增强（b）T$_1$加权像，冠状位增强T$_1$加权像（c）。注射钆造影剂后可见环状强化的低信号囊状病变（星号）

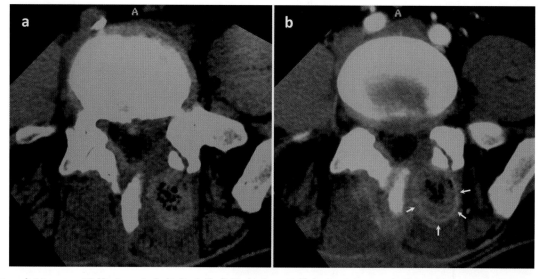

图22.7 病例22.2。腰椎后入路手术术后椎旁纱布瘤。腰椎轴位平扫CT（a）和增强CT（b）。典型的混杂气泡影的海绵状结构代表"纱布瘤"。注意增强扫描后可见环形强化（箭头）

组织水肿，因此二者在T₁加权像上表现为低信号，在T₂加权像上表现为高信号。注射钆造影剂后，炎症病变组织会明显强化，尤其在椎间盘末端和脓肿形成的部位。

在感染早期，短时间反转恢复（STIR）序列表现出的高信号有助于区分感染区域和正常脊柱组织。核医学成像，尤其是氟脱氧葡萄糖正电子发射断层扫描（FDG-PET），对于早期发现疑似的椎间盘炎更为敏感。MRI还可用于确诊椎管内病变，特别是脊髓硬膜外脓肿及脊髓压迫。

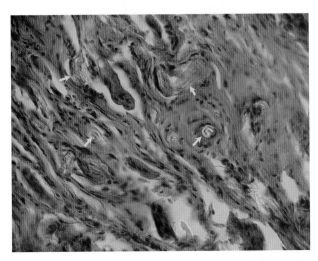

图22.8 病例22.2。"纱布瘤"的组织学特点：在横轴和纵轴切片上，可见纤维周围含有多核巨细胞的异物肉芽肿（中倍镜放大，苏木精–伊红染色）

CT是评估椎体骨髓炎的最佳方法。最常见的表现是椎间盘间隙变窄和相邻终板被侵蚀。植入物周围存在晕圈（裂隙）往往提示感染继发的植入物固定失败。脓液聚集在CT上表现为低密影，给予造影剂后增强扫描可见周围组织强化。在极少数情况下，出现带有气泡的海绵状图案时，应怀疑椎旁纱布瘤。CT也可用于引导术后椎间盘炎或骨髓炎的组织活检，或引导脓腔脓液的针吸活检以获得微生物学诊断。

实验室检查

常规的炎症生物标志物（红细胞沉降率、C–反应蛋白和白细胞计数）在术后变化很大，并且均为非特异性的指标。无发热、白细胞计数正常、ESR正常和血培养阴性的患者不应排除SSI。降钙素原水平更具特异性，并有助于监测脊柱感染情况，但同时缺乏敏感性。血清淀粉样蛋白A（SAA）水平在脊柱手术后SSI评估中被认为是较好的炎症指标。

若情况允许，应对疑似术后硬膜内感染的患者进行脑脊液（CSF）评估。蛋白质/葡萄糖水平和白细胞计数的改变具有提示作用，但只有革兰染色和（CSF）培养才能明确诊断。

脊柱手术后SSI中最常见的致病病原体是革兰阳性皮肤菌群，特别是金黄色葡萄球菌和表皮葡

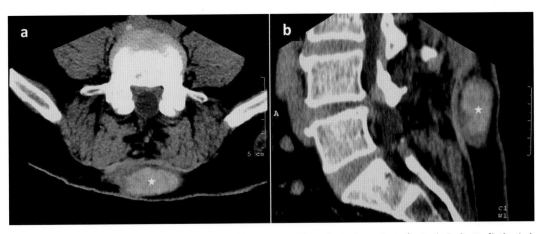

图22.9 腰椎轴位（a）和矢状位（b）CT扫描图像。腰椎间盘突出症术后表浅手术部位感染（皮下脓肿形成，星号）

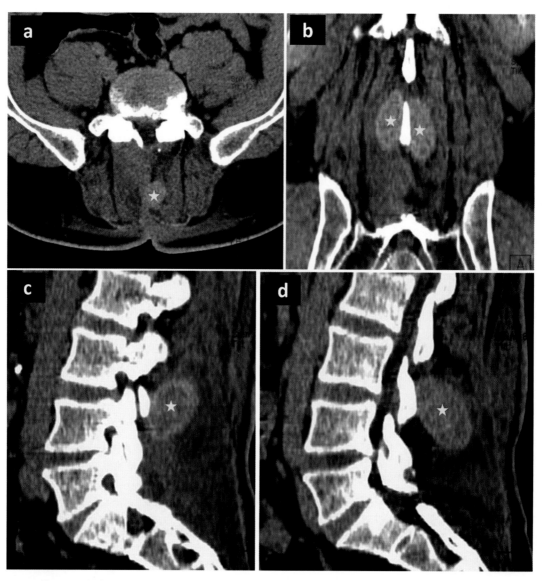

图22.10 腰椎轴位（a）、冠状位（b）和矢状位（c、d）CT扫描示腰椎后路手术后深部手术部位感染（棘突两侧脓肿形成，星号）

萄球菌，粪肠球菌和阴沟肠杆菌也不罕见。肺炎克雷伯菌、大肠埃希菌、铜绿假单胞菌和变形杆菌属是脊柱手术术后切口感染最常见的革兰阴性菌株。真菌和分枝杆菌感染很罕见，但应始终纳入考虑范畴。

治疗

药物治疗始于覆盖广谱革兰阳性菌和革兰阴性菌的抗生素治疗，并根据培养结果和抗菌药敏试验进行修正。深部组织SSI患者首选3~6周的肠外抗生素治疗，通常随后继续接受2~4个月的口服抗生素治疗。大多数浅表切口感染采用局部伤口护理和口服平均2~3周的抗生素方案进行治疗。抗微生物治疗的具体持续治疗时间取决于临床表现、实验室检查和影像学结果。非手术患者应密观病情，必要时多次评估及手术干预。对于无需手术治疗的深部组织SSI患者，应当明确要求患者脊柱支具外固定制动、严格卧床休息以及在活动时配戴束腹带。

对于需要切口引流或切口裂开、临床脓毒症、由于液体积聚或占位效应从而继发神经功能障碍、脊柱或硬膜外脓肿、骨质破坏或植入物固定失败导致脊柱不稳定的患者，可以采取手术治疗。手术的目的是清除所有坏死和无活性组织、稳定脊柱以避免畸形和（或）神经损伤。在闭合切口前应尽快使用外科引流管。

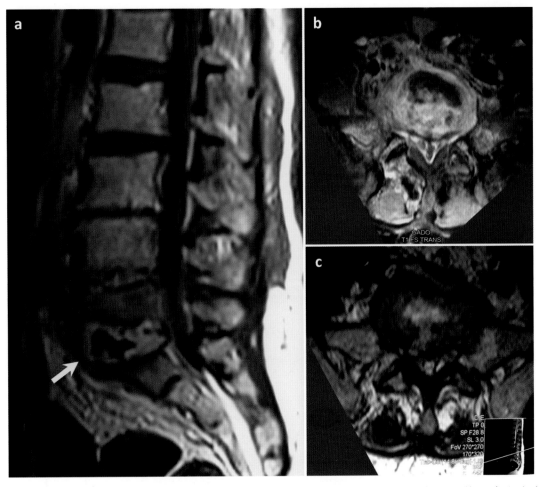

图22.11 腰椎MR增强矢状位（a）和轴位（b）T$_1$加权像，轴位T$_2$加权像（c）。腰椎间盘突出术后1个月L$_5$~S$_1$水平（箭头）出现术后椎间盘炎

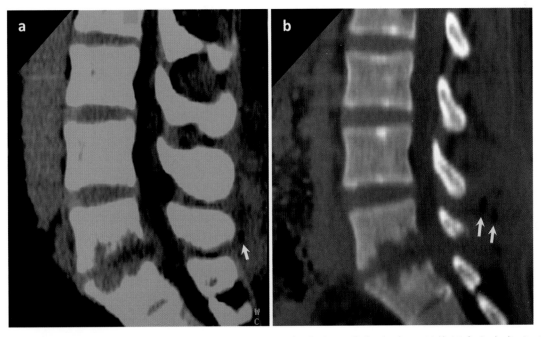

图22.12 病例22.3。腰椎矢状位CT平扫，分别为组织窗（a）和骨窗（b）。腰椎间盘突出术后5周，可见脊柱L$_5$~S$_1$水平椎间盘炎。注意沿手术入路的气泡（箭头）

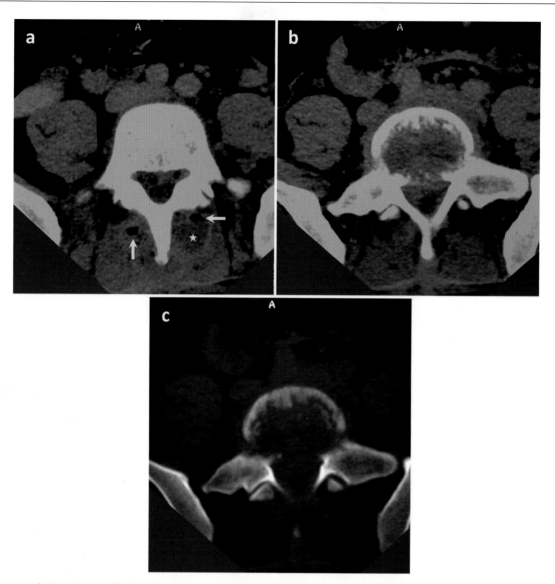

图22.13   病例22.3。腰椎轴位CT平扫，分别为组织窗（a、b）和骨窗（c）。左后侧可见一椎旁脓肿（星号）伴双侧气泡影（箭头）

在存在脊柱内固定植入物的情况下发生术后感染时，对于是否移除固定物没有明确的共识（图22.16~图22.20）。大多数作者建议保留所有稳定的内固定物，但若发生固定失败时首选更换内固定物。如果有临床证据表明不受控制的感染仍在继续发展，则需进一步行清创术。

若伤口缺损较大，可能需要整形外科医师进行特殊重建手术。对一些难治性病例中，负压吸引装置或高压氧疗法对病情可能有所帮助。

支持性治疗通常是必要的，包括液体治疗、镇痛治疗、退热、抗凝和功能康复。一些脓毒症甚至脓毒性休克患者可能需要在重症监护病房进行初始复苏治疗。

若存在CSF漏，则应手术治疗以预防任何形式的SSI，尤其是术后脑膜炎。

严格遵守术前和术后无菌规范流程、不断提高卫生清洁意识可降低脊柱手术术后SSI的发生率。

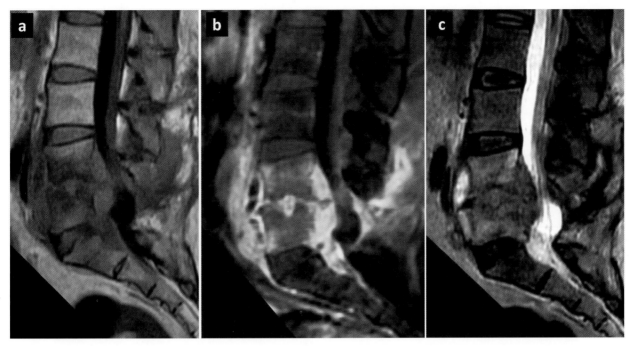

图22.14　病例22.4。腰椎矢状位平扫（a）和增强（b）T₁加权像，T₂加权像（c）可见术后L₄~L₅节段椎间盘炎并伴有椎管内及椎旁扩散

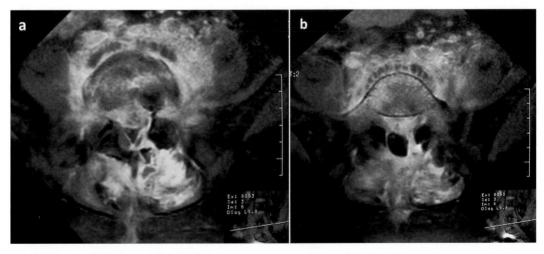

图22.15　病例22.4。腰椎轴位增强T₁加权像（a、b）。注意给予造影剂增强扫描后可见炎症组织信号广泛强化

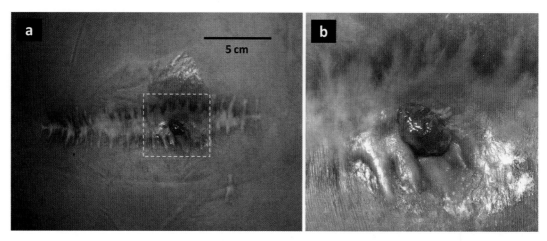

图22.16　病例22.5。（a、b）截瘫患者，行胸椎脊髓损伤后路内固定手术后4年，新发的化脓性切口瘘（间歇性脓性引流）

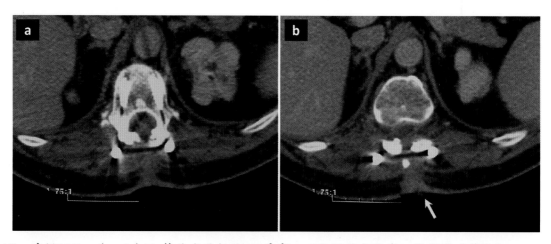

图22.17　病例22.5。（a、b）T$_{11}$椎体水平轴位CT骨窗，可见深层皮肤瘘口的位置（箭头）

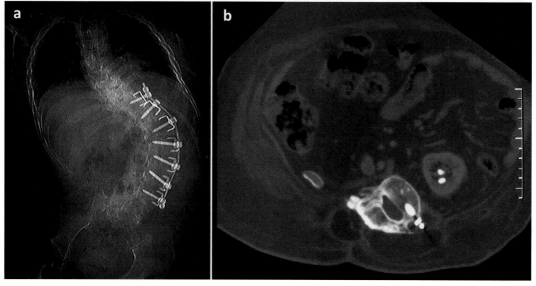

图22.18　病例22.6。正位脊柱平片（a）及腰椎轴位CT骨窗（b）。这位48岁的截瘫患者在30多年前曾使用Dwyer脊柱内固定器械治疗腰背神经源性脊柱侧凸

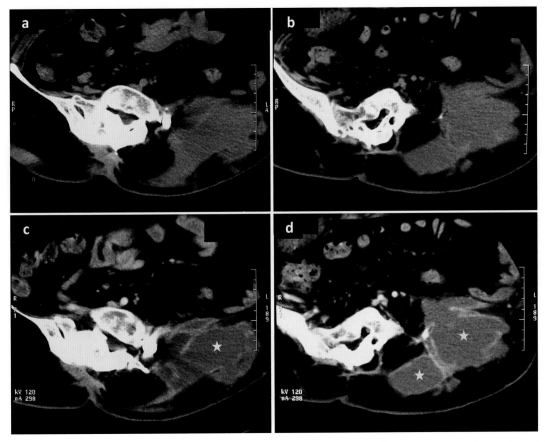

图22.19 病例22.6。患者出现左侧腰椎旁组织显著肿胀伴发热。腰椎轴位平扫CT（a，b）和增强CT（c，d）可见皮下多部位脓肿形成（星号），脓肿深达椎旁和腹膜后空间

预后

如果及时积极地治疗，SSI可以彻底治愈并没有后遗症。但是根据不同感染的类型和位置、患者的年龄和潜在疾病状况、外科手术的类型、确诊的时间以及对治疗的反应，仍然可能发生诸多并发症。

不充分或不适当的治疗可能导致感染复发和扩散。相比于浅表感染患者，深部感染患者的神经系统发病率和死亡率要更高。脊髓SSI的死亡率低于1.4%。

后遗症包括脊柱失稳和畸形、假关节、残留神经功能障碍和慢性脊柱疼痛。

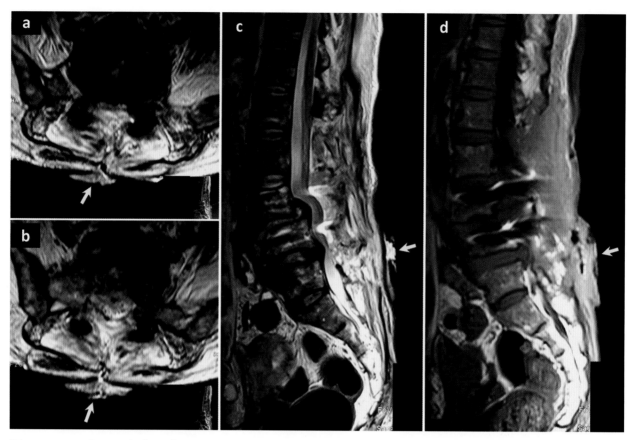

图22.20　58岁女性患者，有糖尿病史，3个月前因腰椎滑脱在L₃~L₄椎体水平行后路脊柱内固定术。MR轴位（a、b）和矢状位（c）T₂加权像、矢状位T₁加权像（d）显示后中线皮肤切口瘘（箭头），瘘管偶尔有脓性物质流出

（王　元　译　李立宏　校）

推荐阅读

Akhaddar A, Boulahroud O, Naama O, Al-Bouzidi A, Boucetta M. Paraspinal textiloma after posterior lumbar surgery: a wolf in sheep's clothing. World Neurosurg. 2012;77:375–80. doi:10.1016/j.wneu.2011.07.017.

Akhaddar A, Oukabli M, Elmostarchid B, Albouzidi A, Boucetta M. Recurrent lumbosciatica because of cotton granuloma after surgery for lumbar disc herniation. Spine J. 2011;11:363–4. doi:10.1016/j.spinee.2011.03.002.

Bekelis K, Coy S, Simmons N. Operative duration and risk of surgical site infection in neurosurgery. World Neurosurg. 2016;94:551–5. doi:10.1016/j.wneu.2016.07.077.

Billières J, Uçkay I, Faundez A, Douissard J, Kuczma P, Suvà D, et al. Variables associated with remission in spinal surgical site infections. J Spine Surg. 2016;2:128–34. doi:10.21037/jss.2016.06.06.

Boody BS, Jenkins TJ, Hashmi SZ, Hsu WK, Patel AA, Savage JW. Surgical site infections in spinal surgery. J Spinal Disord Tech.2015;28:352–62. doi:10.1097/BSD.0000000000000339.

Chahoud J, Kanafani Z, Kanj SS. Surgical site infections following spine surgery: eliminating the controversies in the diagnosis. Front Med (Lausanne). 2014;1:7. doi:10.3389/fmed.2014.00007.

Fei Q, Li J, Lin J, Li D, Wang B, Meng H, et al. Risk factors for surgical site infection after spinal surgery: a meta-analysis. World Neurosurg. 2016;95:507–15. doi:10.1016/j.wneu.2015.05.059.

Grandhi R, Harrison G, Tyler-Kabara E. Implanted devices and central nervous system infections. In: Hall WA, Kim PD, editors. Neurosurgical infectious disease. Surgical and nonsurgical management. New York: Thieme; 2014. p. 208–30.

Horan TC, Andrus M, Dudeck MA. CDC/NHSN surveillance definition of health care-associated infection and criteria for specific types of infections in the acute care setting. Am J Infect Control. 2008;36:309–32. doi:10.1016/j.ajic.2008.03.002.

McClelland S 3rd, Hall WA. Postoperative central nervous system infection: incidence and associated factors in 2111 neurosurgical procedures. Clin Infect Dis. 2007;45:55–9.

Nota SP, Braun Y, Ring D, Schwab JH. Incidence of surgical site infection after spine surgery: what is the impact of the definition of infection? Clin Orthop Relat Res. 2015;473:1612–9. doi:10.1007/s11999-014-3933-y.

Radcliff KE, Neusner AD, Millhouse PW, Harrop JD, Kepler CK, Rasouli MR, et al. What is new in the diagnosis and prevention of spine surgical site infections. Spine J. 2015;15:336–47. doi:10.1016/j.spinee.2014.09.022.

Sebastian A, Huddleston P 3rd, Kakar S, Habermann E, Wagie A, Nassr A. Risk factors for surgical site infection after posterior cervical spine surgery: an analysis of 5,441 patients from the ACS NSQIP 2005-2012. Spine J. 2016;16:504–9. doi:10.1016/j.spinee.2015.12.009.

Schimmel JJ, Horsting PP, de Kleuver M, Wonders G, van Limbeek J. Risk factors for deep surgical site infections after spinal fusion. Eur Spine J. 2010;19:1711–9. doi:10.1007/s00586-010-1421-y.

Weinstein MA, McCabe JP, Cammisa FP Jr. Postoperative spinal wound infection: a review of 2,391 consecutive index procedures. J Spinal Disord. 2000;13:422–6.

第五部分
特异性病原体感染及其他特殊感染

第23章 脑结核瘤

脑结核瘤是一种严重的肺外结核。该病的发生率在发达国家中呈上升趋势，主要源于移民和HIV疾病的流行。脑结核瘤可以是单发的或多发的，伴或不伴结核性脑膜炎。结核瘤在儿童中常常位于幕下，而在成人中常常位于幕上。占位性病灶会缓慢地隐袭地进展。主要临床表现包括癫痫、颅高压以及局灶性神经功能缺损。CT和MRI通常可以看到病灶均匀强化，周围水肿较重。MRI波谱成像和弥散加权成像有助于明确诊断。常规的实验室检查不具有特异性。需行抗酸染色或组织病理学检查来确认结核杆菌，其组织病理学特征为上皮样巨细胞肉芽肿合并干酪样坏死。立体定向活检技术大大提高了脑组织活检的安全性，并且新的技术有益于早期快速诊断。脑结核瘤的主要治疗方式为长疗程的抗结核药物治疗，手术治疗的主要目的为明确诊断，解除肿块的占位效应或降低颅内压及行CSF分流。单个结核瘤对抗结核疗法敏感，大多数患者的预后良好。有时会出现神经后遗症，包括癫痫、局灶性神经功能缺损、失语、失明和认知功能障碍。发生耐药与高死亡率相关。

流行病学和病因

结核病在发展中国家（尤其是东南亚和非洲）很常见，由于移民和免疫缺陷人群的增多，结核感染在发达国家逐渐增多。全球登记的结核病新发病例中，大约14%是HIV感染者。结核的病原体主要是结核分枝杆菌，它是一种抗酸染色阳性菌，在肺外组织中不常见。中枢神经系统（central nervous system, CNS）（占所有结核感染的10%~15%）感染主要表现为脑膜炎和脑膜脑炎。占位性病变、脓肿，尤其是结核瘤比较少见，一旦出现与高发病率和高死亡率相关。脑结核瘤可以单发亦可多发，伴或不伴脑膜炎。可以发生在脑的任何部位，在儿童中常位于颅后窝，在成年人中常位于幕上（图23.1~图23.12）。

与其他形式的结核病一样，脑结核瘤进展的危险因素包括结核的个人史和家族史、贫穷、营养不良、酗酒、滥用毒品、监禁、糖尿病、高龄、免疫抑制治疗、HIV感染和慢性肾衰竭。细菌和宿主的遗传因素在CNS结核病的发病机制中扮演了至关重要的角色。

临床表现

既往结核病接触史可能对诊断有提示作用。

脑结核瘤作为一种占位性病变，其进展非常缓慢隐袭。症状和体征多变，取决于肉芽肿性病灶位置、大小、数量和侵袭程度。脑结核瘤最常见的临床表现为癫痫、颅高压（进行性加重的头痛、呕吐、视力丧失、复视和意识障碍）和局灶性神经功能缺损。其他不常见的临床表现包括颈项强直、运动障碍、垂体功能减退和脑干综合征。

有些患者可以表现为全身性症状，包括发热、寒战、夜间盗汗、厌食、体重下降以及全身不适。应该进行仔细的临床查体以寻找并发的神经系统外的疾病，尤其是肺结核或淋巴结结核。

脑结核瘤的进展期特征性表现为严重水肿、

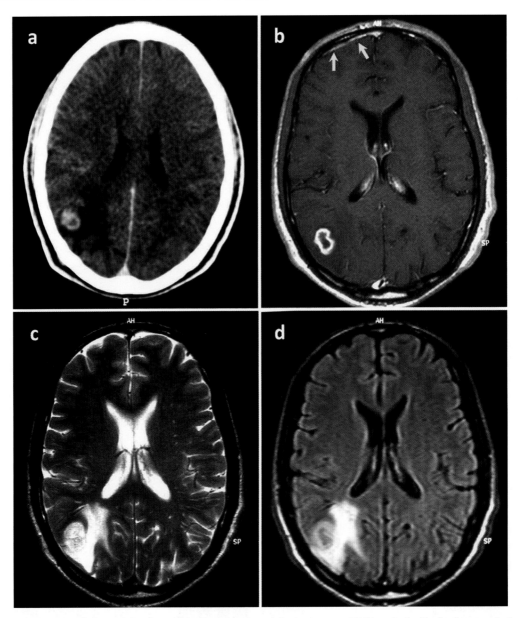

图23.1 病例23.1。单发脑结核瘤。头颅轴位增强CT（a），MRI增强T$_1$加权像（b），T$_2$加权像（c）和FLAIR序列（d）。位于右顶区域的肉芽肿性病灶被强化，伴随周围水肿。注意伴随的前额脑膜强化（箭头）

偏瘫或截瘫、去脑强直、生命体征恶化，甚至死亡。由于免疫缺陷患者的免疫应答减弱，其临床表现往往容易被忽视。

影像学特征

CT和MRI的典型特征为病灶强化伴随病灶周围广泛水肿。结核瘤具有不成比例的占位效应，与周围严重的脑水肿有关。病灶可呈环形强化或均匀强化。对识别微小病灶和幕下病灶，MRI比CT具有更高的敏感性和特异性，但是最好使用CT观察更具有特异性的"靶环征"（中央钙化病灶）（图23.13~图23.18）。脑结核瘤在儿童中通常位于颅后窝。伴有结核性脑膜炎的患者可能有基底池脑膜增厚强化伴有脑梗死（尤其位于内囊、基底神经节和丘脑区域）和（或）脑室扩大。

脑结核瘤需与其他的大脑环形强化的病损相鉴别（表8.1），尤其是化脓性脑脓肿、其他肉芽肿性病灶或肿瘤。在HIV患者中，应考虑会引起颅内占位性病变的各种感染和恶性肿瘤，包括弓形虫病、进行性多灶性白质脑病、隐球菌病和淋巴瘤（见第30章，尤其是图30.15，HIV合并小脑结核瘤的影像）。

　　MR波谱分析（MR spectroscopy, MRS）和弥散加权成像（diffusion-weighted imaging, DWI）是有效诊断结核瘤的非侵袭性检查方式。在DWI上，

结核瘤为低信号。在MRS上，随着胆碱（Cho）水平升高和NAA及肌酐（Cr）水平下降，结核瘤常常会显示出巨大的脂质峰。Cho/Cr比值大于1通常提示脑结核瘤的存在。结核瘤也会表现出NAA/Cr比值的明显下降和NAA/Cho比值的轻微下降。

　　进一步检查包括胸部、腹部和盆腔的影像学检查可以确定是否存在神经系统外的结核病灶。

实验室检查

　　常规实验室检查（红细胞沉降率或C-反应蛋白水平升高和白细胞增多）不具特异性。结核菌素试验存在高度变异，假阴性结果在免疫功能缺陷人群中应该审慎解读。

　　对于不典型结核性脑膜炎患者，脑脊液（Cerebrospinal fluid, CSF）检查在大多数患者中可以发现蛋白升高，有时伴有中度的脑脊液细胞增多。然而与结核性脑膜炎的患者相比，很少能在这类患者的CSF中发现抗酸杆菌。通常不建议在出现颅高压时进行腰椎穿刺。来自于其他潜在感染部位（如痰液、胃液、尿液和骨髓）的标本培养可能有助于发现神经系统以外的结核病。组织病理检查用于确诊，立体定向（使用有框架或无框架系统）活

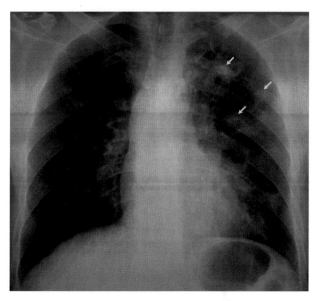

图23.2　病例23.1。胸部X线片示多发肺部结核瘤（箭头）

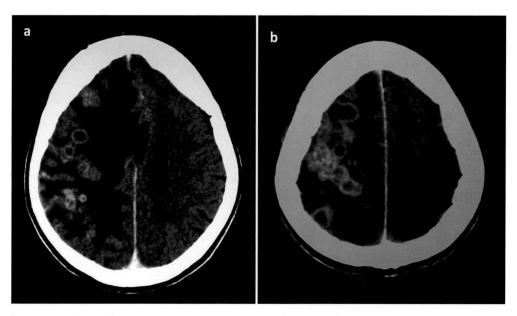

图23.3　病例23.2。（a，b）头颅轴位增强CT示右额顶多发结核瘤伴随周围水肿

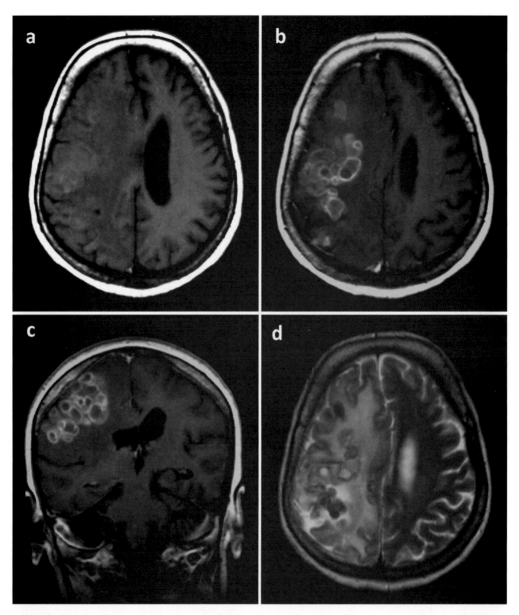

图23.4 病例23.2。MR轴位平扫（a）和增强（b）T$_1$加权像，冠状位T$_1$加权像（c）和轴位T$_2$加权像（d）。示多发结核性肉芽肿伴随周围广泛水肿和占位效应，脑室受压/中线移位

检技术大大提高了脑组织活检的安全性。

确诊需要行抗酸染色组织病理检测。除了结核性脑脓肿，其他形式的脑结核病变很难通过传统微生物学方法如抗酸染色发现结核分枝杆菌。另外通过Lowenstein-Jensen培养基需要6~8周时间才能长出菌落。

DNA扩增技术如聚合酶链式反应（polymerase chain reaction, PCR）和QuantiFERON®-TB Gold In-Tube试验可早期快速诊断CNS结核病，非常有前景。合并细菌或真菌的感染很少见，但也应该考虑。

治疗

脑结核瘤的主要治疗方式为长疗程抗结核药物。然而部分患者需要手术治疗。

一线方案是联合使用异烟肼、利福平、吡嗪酰胺和乙胺丁醇或链霉素治疗2个月，接着使用异烟肼和利福平2种药物治疗7~10个月。HIV感染患者的抗结核方案与未感染的患者相同。

在一些病例中，由于药物相关毒性可能需要改变使用的药物，并且也需要考虑新耐药菌株的出现，此时需要使用二线方案（氟喹诺酮、吡嗪酰

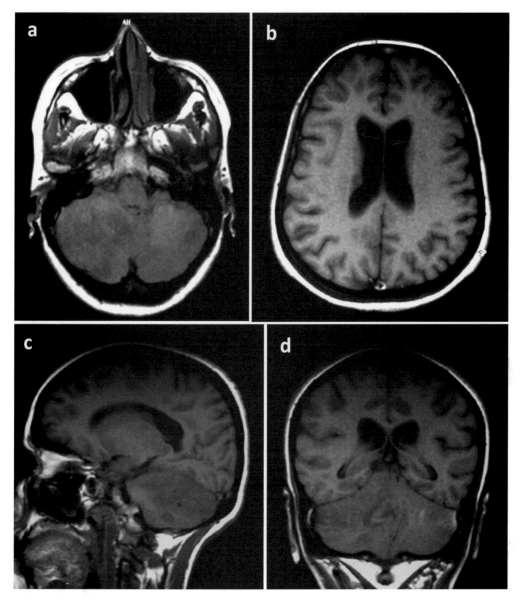

图23.5 病例23.3。头颅MR平扫T₁加权像：轴位（a，b），矢状位（c）和冠状位（d）。幕上和幕下多发的小病灶（结核瘤）

胺、乙硫异烟胺或丙硫异烟胺和一种注射剂如阿米卡星或卷曲霉素）。为达到完全治愈，规律的后续治疗是必不可少的。

尽管使用皮质类固醇治疗脑结核瘤存在争议，但是类固醇在一些病例中是有效的，包括颅高压、具有占位效应的严重脑水肿、精神或神经状态不佳和潜在有生命危险的情况下如脑疝，疗程不要超过8周。如果病灶临近致癫痫区域，可能需要考虑预防性抗癫痫治疗。

以下几种情况下需要神经外科手术干预（图23.19~图23.23）：

● 确诊（活检）
● 缓解肿块病灶的占位效应（开颅和显微手术切除）
● 药物治疗无效
● 治疗颅高压（去骨瓣减压术）
● 对脑积水病例行CSF分流（脑室外引流、内分流置入或内镜下三脑室切开术）

物理康复、营养支持以及处理潜在的内科并发症对于成功治疗CNS结核病是至关重要的。

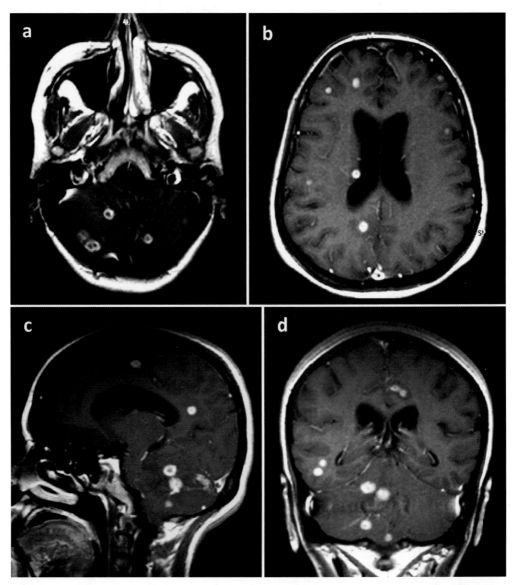

图23.6 病例23.3。MR增强T₁加权像：轴位（a，b），矢状位（c）和冠状位（d）。增强后容易看到结核瘤（粟粒样）

预后

　　脑结核瘤的预后取决于患者的一般健康状况、潜在的神经病学情况、是否合并结核性脑膜炎、确诊时间以及对抗结核药物的反应。对一线抗结核药物敏感的单个结核瘤的患者，大多数有较好的预后，但是在治疗后大约有20%遗留各种各样的神经后遗症，包括癫痫、局灶性神经功能缺损、失语、失明或认知功能障碍。存在对药物普遍耐药的患者预后不良。

　　结核病的预防基于普遍与控制性免疫（卡介苗接种）连同改善医疗卫生和人群居住条件。

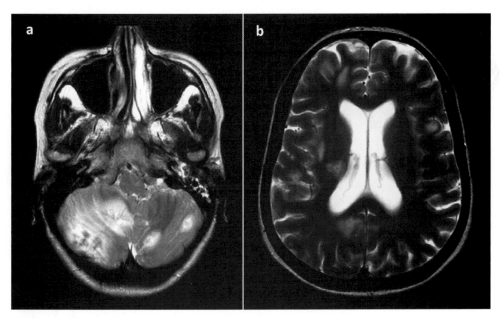

图23.7 病例23.3。同样的脑部病灶在MR轴位T₂加权像上的表现（a，b）

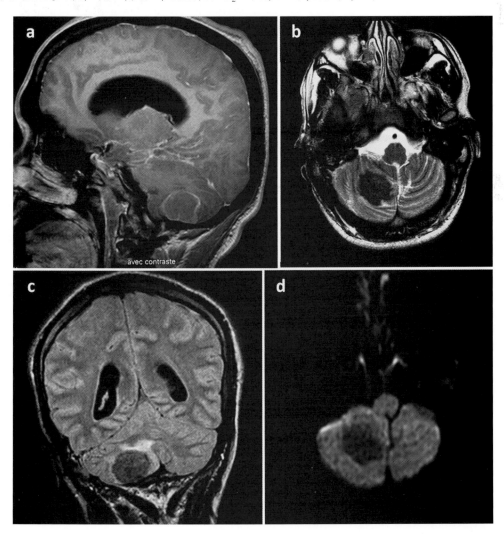

图23.8 病例23.4。位于右侧小脑半球的颅后窝巨大单发结核瘤。MR矢状位增强T₁加权像（a），轴位T₂加权像（b），冠状位FLAIR序列（c），弥散加权像（d）

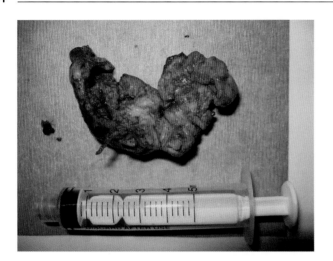

图23.9　病例23.4。完全切除的肉芽肿样病灶

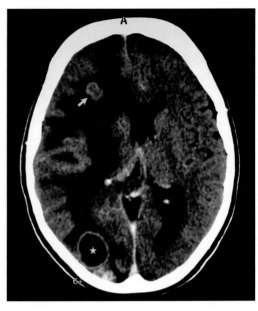

图23.11　病例23.5。轴位增强CT发现多发的顶枕环形（星号）和额部结节样（箭头）脑结核瘤

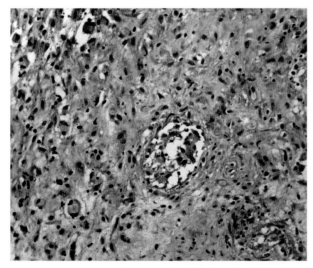

图23.10　病例23.4。小脑结核瘤的组织病理学特征，表现为上皮样巨细胞肉芽肿伴随单核细胞浸润（苏木精–伊红染色）

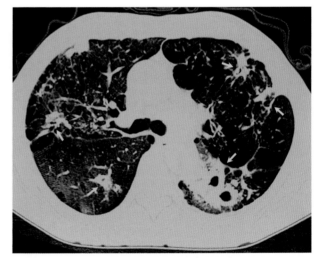

图23.12　病例23.5。该患者通过胸部CT发现肺部病灶（箭头）

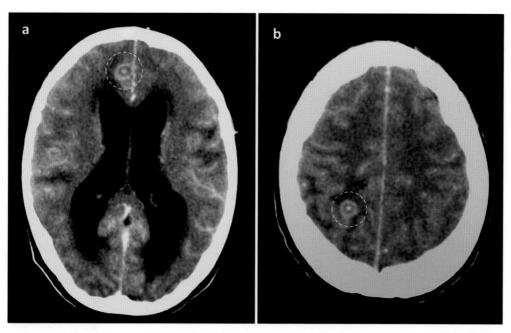

图23.13 （a，b）结核性脑膜脑炎患者，轴位增强CT示脑结核瘤，表现为中央病灶钙化的"靶环征"（虚线圆圈）。注意扩张的侧脑室（脑积水）

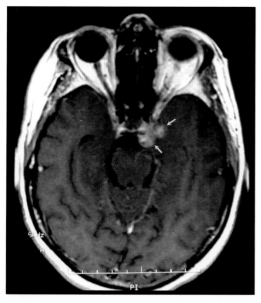

图23.14 MR轴位增强T_1加权像示视交叉处结核瘤（箭头）

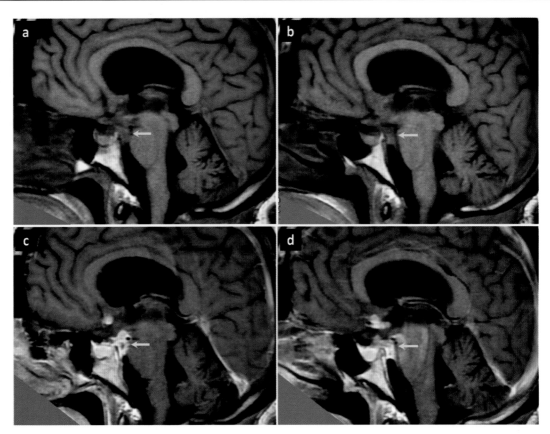

图23.15 病例23.6。MR矢状位平扫（a，b）和增强（c，d）T₁加权像显示鞍区、视交叉上、视交叉后和鞍后区域的多发结核瘤

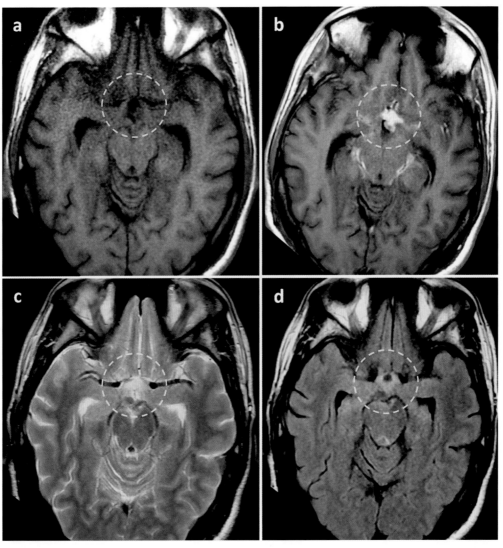

图23.16 病例23.6。MR轴位平扫（a）和增强（b）T₁加权像，轴位T₂加权像以及FLAIR序列，示丘脑视交叉上的结核瘤（虚线圆圈）

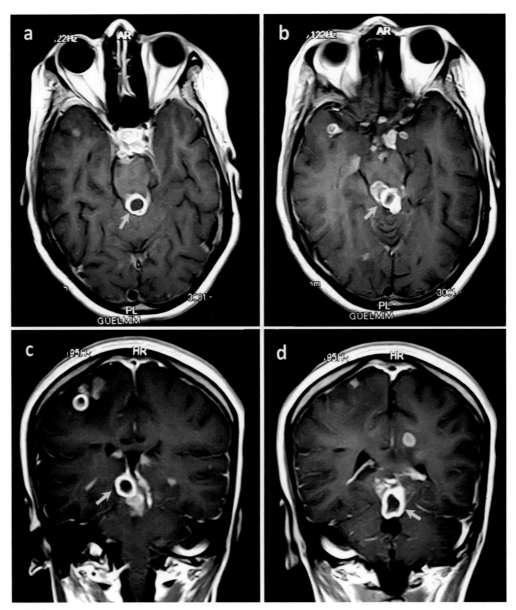

图23.17　MRI轴位（a，b）和冠状位（c，d）增强T$_1$加权像示少见的位于松果体区（箭头）的多发脑结核瘤

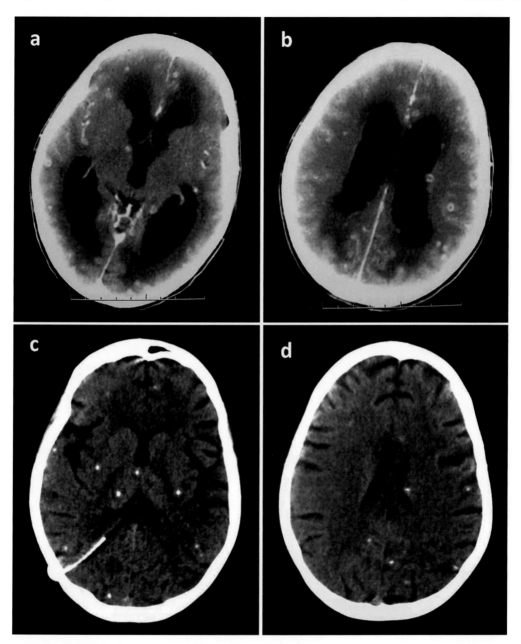

图23.18 正在接受治疗的结核性脑膜炎继发急性脑积水的患儿, 行脑室分流术前 (a, b) 和术后 (c, d) 轴位增强CT。注意散在的粟粒样的脑结核瘤

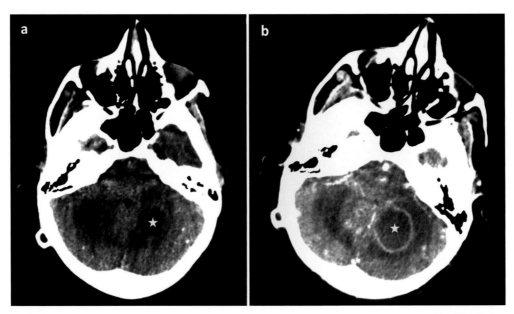

图23.19 病例23.7。抗结核治疗中的脑膜脑炎患者，轴位平扫（a）和增强（d）CT示左侧小脑半球脓肿（星号）。脓肿呈环形强化。

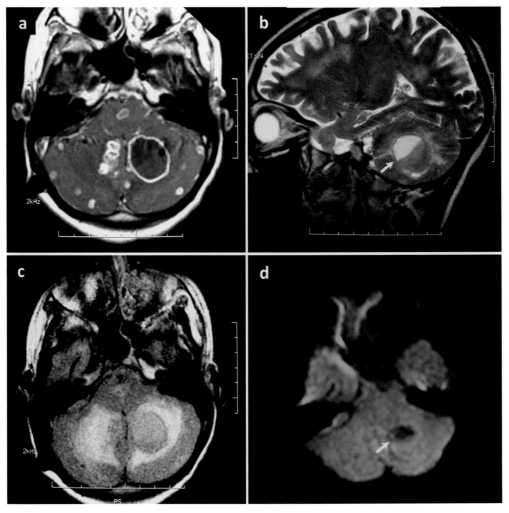

图23.20 病例23.7。此结核性小脑脓肿在MR轴位增强T₁加权像（a），矢状位T₂加权像（b），FLAIR序列（c）和弥散加权像（d）上的表现。注意脓肿的液平（箭头）（b，d）

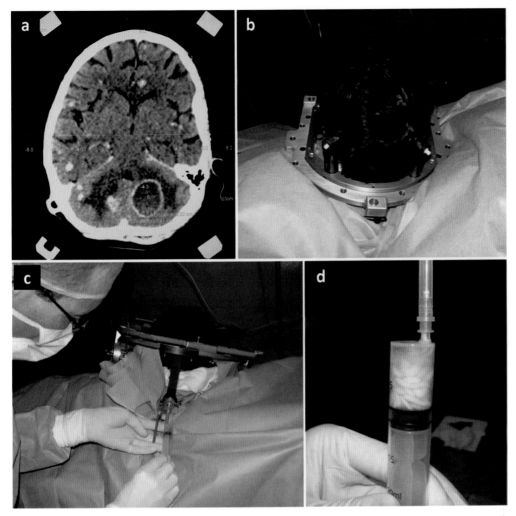

图23.21 病例23.7。小脑脓肿行立体定向导航抽吸术前的头颅轴位增强CT（a）。Radionics™ Cosman‑Roberts‑Wells（CRW™）框架（b）。操作视图（局麻下经皮左侧枕下入路）：立体定向导航下抽吸脓肿（c）。适度的抽吸后，注射器中充满了脓性物质（d）

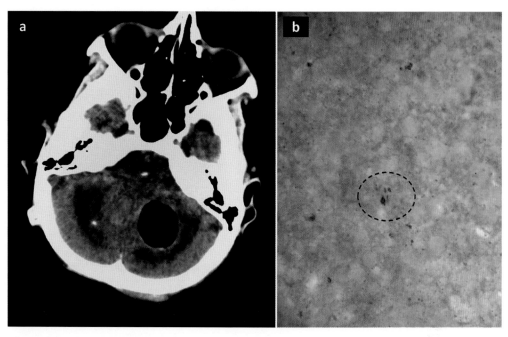

图23.22　病例23.7。术后即刻行轴位CT显示小脑脓肿的残余空腔（a）。该患者Ziehl‑Neelsen染色后抗酸杆菌（acid‑fast bacillus, AFB）阳性（b）

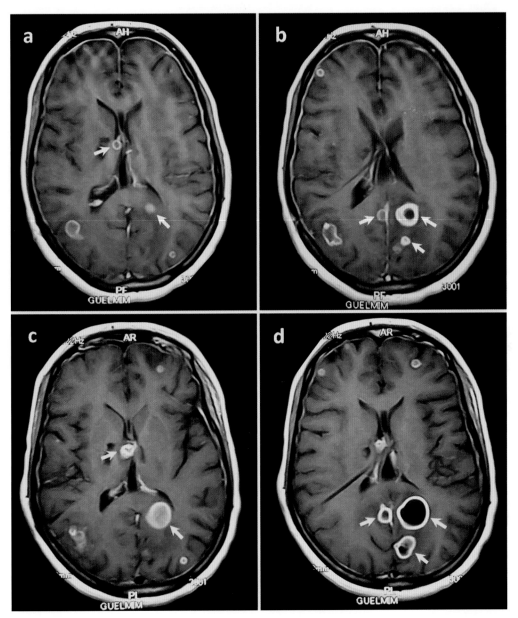

图23.23 21岁，女性患者，结核性脑膜炎经治疗后多发脑结核瘤反而扩大。治疗前MR增强T_1加权像（白色箭头）（a，b）。尽管给予了有效的抗结核治疗，4个月后的增强MR（c，d）发现一些结核瘤反而扩大了（黄色箭头）

（贾 颖 译 江荣才 校）

推荐阅读

Akhaddar A, Boucetta M. Images in clinical medicine. Multiple intracranial tuberculomas. N Engl J Med. 2011;365:1527. doi:10.1056/NEJMicm1103165.

Akhaddar A, Mahi M, Harket A, Elmostarchid B, Belhachemi A,Elasri A, et al. Brainstem tuberculoma in a postpartum patient.J Neuroradiol. 2007;34:345–6.

DeLance AR, Safaee M, Oh MC, Clark AJ, Kaur G, Sun MZ, et al.Tuberculoma of the central nervous system. J Clin Neurosci.2013;20:1333–41. doi:10.1016/j.jocn.2013.01.008.

El Azbaoui S, Sabri A, Ouraini S, Hassani A, Asermouh A, Agadr A,et al. Utility of the QuantiFERON®-TB gold in-tube assay for thediagnosis of tuberculosis in Moroccan children. Int J Tuberc Lung Dis. 2016;20:1639–46. doi:10.5588/ijtld.16.0382.

Gupta RK, Kumar S. Central nervous system tuberculosis. Neuroimaging Clin N Am. 2011;21:795–814. doi:10.1016/j.nic.2011.07.004.

Garg RK, Paliwal V, Malhotra HS. Tuberculous optochiasmatic arachnoiditis:a devastating form of tuberculous meningitis. Expert RevAnti-Infect Ther. 2011;9:719–29. doi:10.1586/eri.11.93.

Garg RK, Sinha MK. Multiple ring-enhancing lesions of the brain.J Postgrad Med. 2010;56:307–16. doi:10.4103/0022-3859.70939.

Li H, Liu W, You C. Central nervous system tuberculoma. J Clin Neurosci. 2012;19:691–5. doi:10.1016/j.jocn.2011.05.045.

Murthy JM. Management of intracranial pressure in tuberculous meningitis.Neurocrit Care. 2005;2:306–12.

Naama O, Boulahroud O, Elouennass M, Akhaddar A, Gazzaz M,Elmoustarchid B, et al. Primary tuberculous cerebellar abscess in animmuno competent adult. Intern Med. 2010;49:875–6.

Psimaras D, Bonnet C, Heinzmann A, Cárdenas G, Hernández José LuisS, Tungaria A, et al. Solitary tuberculous brain lesions: 24 new casesand a review of the literature. Rev Neurol (Paris). 2014;170:454–63. doi:10.1016/j.neurol.2013.12.008.

Rajshekhar V. Surgery for brain tuberculosis: a review. Acta Neurochir.2015;157:1665–78. doi:10.1007/s00701-015-2501-x.

Schoeman JF, Donald PR. Tuberculous meningitis. Handb Clin Neurol.2013;112:1135–8. doi:10.1016/B978-0-444-52910-7.00033-7.

Thwaites G, Fisher M, Hemingway C, Scott G, Solomon T, Innes J,et al. British Infection Society guidelines for the diagnosis and treatmentof tuberculosis of the central nervous system in adults and children.J Inf Secur. 2009;59:167–87. doi:10.1016/j.jinf.2009.06.011.

Turgut M, Akhaddar A, Turgut AT, Garg RK. Tuberculosis of thecentral nervous system: pathogenesis, imaging, and management. Switzerland: Springer International Publishing; 2017. doi:10.1007/978-3-319-50712-5.

第24章　脊柱结核

脊柱结核是一种严重疾病，可以导致脊柱畸形、节段性结构不稳、神经功能丧失。脊柱结核往往是由于肺结核通过血行播散而来，脊柱结核包括椎间盘结核，硬脊膜外、硬脊膜下甚至脊髓病变。最常见的脊柱结核形式是椎间盘炎（Pott病）（图24.1）。脊柱结核发展缓慢，且比较隐匿。常见临床表现有脊柱疼痛和压痛、截瘫和脊柱畸形。MRI敏感性高于X线平片，特异性强于CT。常规实验室检查没有特异性。可通过在病理标本上发现结核分枝杆菌或者在组织学上证实上皮样巨型细胞肉芽肿合并干酪样坏死而确诊。DNA扩增技术和QuantiFERON®-TB Gold In-Tube 试验可用于早期和快速诊断。脊柱结核主要靠药物治疗。手术适应证包括：药物保守治疗无效、进展性神经功能缺失、脊柱畸形的预防和纠正。若被早期诊断和充分治疗，结核性椎间盘炎尤其是尚未出现脊柱畸形和神经缺失症状者，一般预后良好，患者一般不会出现神经功能缺失和脊柱畸形。如果出现硬脊膜下病变，与结核性椎间盘炎相比，则患者的神经系统预后不良。

过血行播散而来，病理分型有：

● 椎间盘炎
● 硬脊膜外病变
● 硬脊膜下病变
● 脊髓结核球

椎间盘炎最为常见，称为Pott病，它是脊柱骨髓炎和关节盘炎的混合表现，并向椎旁硬膜外侵袭，相反，向硬脊膜内侵袭形成病变却少见。

椎间盘炎是一种严重疾病，可导致脊柱畸形、节段性结构不稳及神经功能缺失。结核性椎间盘炎相关的神经病学机制见表24.1。各个节段均可受累，而胸腰段受累最为常见。两个节段受累是典型表现，椎体受累较后弓受累更为常见。主要发病患者群为年轻男性。

Pott病的发病诱因包括：既往结核病史或接触史、贫穷、营养不良、酗酒、药物滥用、牢狱史、糖尿病、高龄、免疫抑制治疗、HIV感染和慢性肾衰竭。

流行病学和病因

结核病在发展中国家仍然是一个严重的健康问题，而在欧洲和北美的发达国家也呈重燃之势（与大量移民、HIV流行有关）。主要的致病菌是结核分枝杆菌，它在抗酸染色中呈阳性，但在肺外器官中并不常见。

脊柱结核往往是从肺结核活动性结核灶中通

临床表现

脊柱结核发展缓慢且隐匿。与化脓性椎间盘炎相比，病史较长，症状较轻。临床症状和体征表现形式多样，可以是单纯的脊柱疼痛，也可以是完全性截瘫或四肢瘫痪，其症状体征轻重取决于受累部位、病灶大小，以及肉芽肿和（或）化脓性病变所累及的范围。

图24.1 脊柱结核的典型位置及其范围

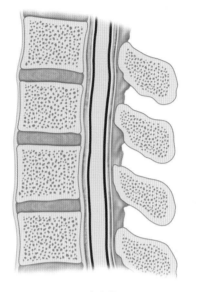
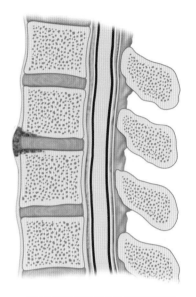

A 正常脊柱　　　　　　　　　　　　B 椎间盘周围区域或终板感染

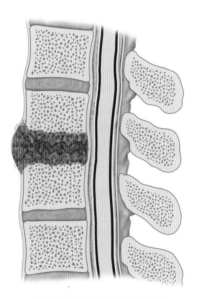
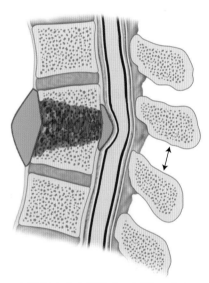

C 椎间盘感染（关节盘炎）　　　　　D 椎间盘炎合并驼背及韧带下脓肿

表24.1 脊柱结核中神经系统受累机制

类型	机制
A	椎间盘炎直接的机械压力
B	肉芽肿病变
C	感染性脊髓炎或神经根脊髓炎
D	感染性脊髓动脉血栓形成
E	蛛网膜炎或硬脊膜炎

最常见的结核性脊椎椎间盘炎的临床表现为感染部位的疼痛，而发热、寒战、夜间盗汗、食欲不振、体重下降和全身不适等全身症状也很常见。其他临床症状包括椎旁肌肉痉挛、僵硬、脊柱畸形甚至重度成角性软骨病、神经根痛、神经功能缺失，这些症状可单独或同时存在。

咽后壁、纵隔、腰大肌、臀部等部位的冷性脓肿应引起足够重视。脓肿常见，并可以长到体积很大而没有疼痛或其他炎性反应征象。相对罕见的是，慢性椎间盘炎皮肤引流窦道形成应给患者做全身扫描检查，以寻找伴随的感染疾病。

影像学特征

脊柱病变部位及范围的确定主要依靠影像学检查。MRI敏感率高于X线平片，特异性强于CT（图24.2~图24.47）。

X线平片可用于初步诊断，特征性表现包括：椎体终板稀疏、椎间盘高度缺失、骨质破坏、软组织脓肿、脊柱后凸、新生骨及骨桥形成。这些病变需要几周时间才能形成。脊柱后部结构的异常可保持很长时间。应常规检查胸片，因为高达50%的脊柱结核患者合并有肺结核。

CT平扫及三维重建可提供骨质破坏程度、硬脊膜外病变范围、软组织受损等重要信息，用于手术计划制订、影像引导的活检和椎旁脓肿引流。软组织钙化高度提示Pott病。

MRI常被应用来证实涉及椎间盘上下两面的变化如椎间盘破坏、冷性脓肿、椎体塌陷和脊柱畸形。在早期阶段，仅可见椎间盘信号改变伴异常骨髓信号。椎体周围脓肿形成及肉芽组织延伸生长高度提示脊柱结核。MRI还可用于检查椎管病变，尤其是硬脊膜外病变、髓内及髓外结核球、蛛网膜炎或硬脊膜炎、脊髓水肿或空洞。

早期检测可疑的椎间盘炎（远远早于脊柱破坏的出现）时，核医学影像检查的敏感性远较其他影像手段高。受结核感染的部位常常会出现热点，但乏血管区的骨质可表现为冷点。单光子发射计算机断层成像术（SPECT）比传统的闪烁扫描术更精确。SPECT的扫描结果结合CT扫描则可优

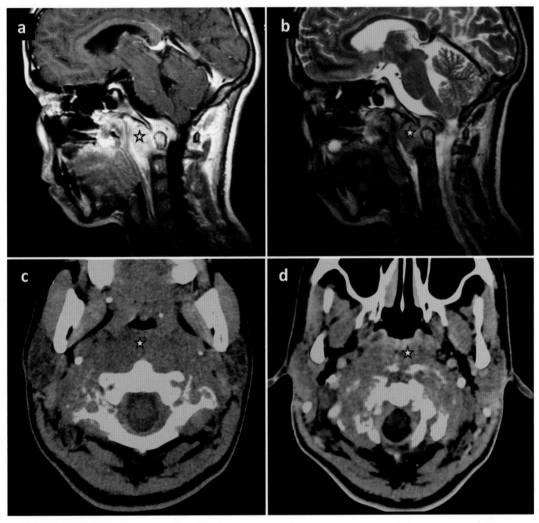

图24.2 累及颅颈关节的结核性疾病。MR矢状位T_1加权像（a）和T_2加权像。轴位增强CT扫描（c，d）。肉芽肿病变累及齿状突，C_1前外侧累及咽后壁（星号）。注意枕骨脱白及枕骨大孔扩张

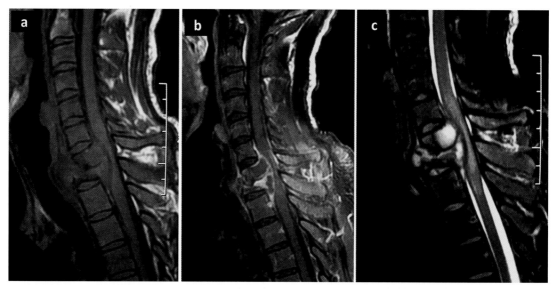

图24.3   病例24.1。颈胸段Pott病。MR矢状位平扫（a）和增强（b）T_1加权像，T_2加权像（c）。C_7、T_1塌陷合并骨质破坏、脊柱半脱位及病变向硬脊膜外扩展。注意脊髓内广泛高信号（c）

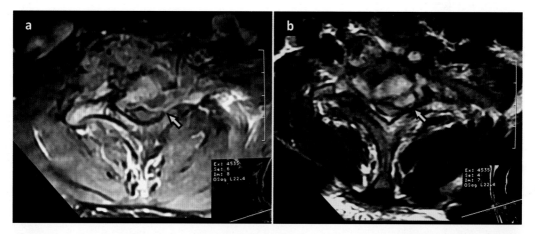

图24.4   病例24.1。MR轴位增强T_1加权像（a）和T_2加权像（b）。注意硬脊膜外脓肿压迫脊髓（箭头）

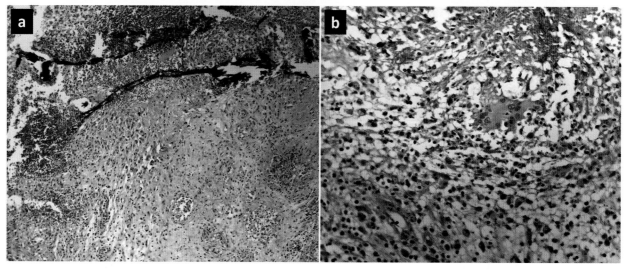

图24.5   结核性椎间盘炎组织病理学特点（出现上皮样肉芽肿及巨型细胞合并单核细胞浸润）。显微镜中倍镜（a）和高倍镜（b），苏木精–伊红染色

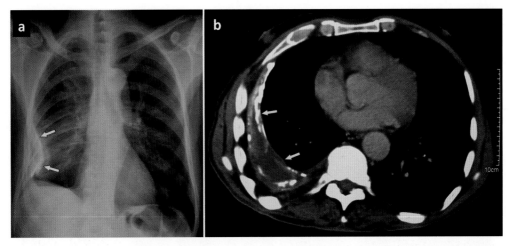

图24.6　病例24.2。胸片（a）和胸部轴位CT（b）。此患者既往存在结核所致右侧钙化性肥厚性胸膜炎（箭头）

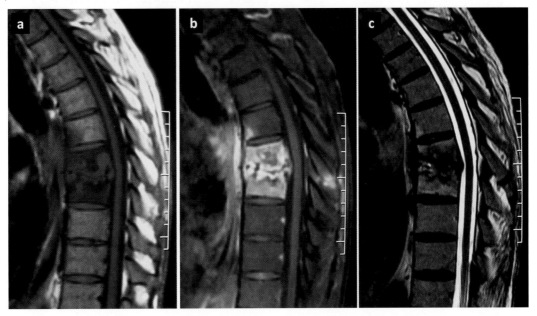

图24.7　病例24.2。患者出现T$_7$~T$_8$段的椎间盘炎，但无神经功能缺失。MR矢状位平扫（a）和增强（b）T$_1$加权像，T$_2$加权像（c）。注意椎间盘破坏及其两端的椎体受累

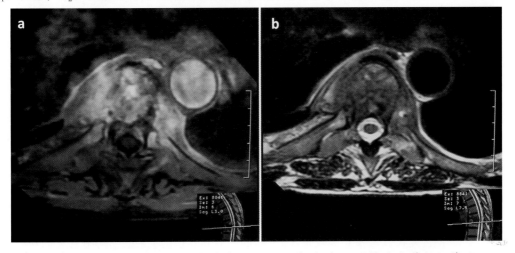

图24.8　病例24.2。MR轴位增强T$_1$加权像（a）和T$_2$加权像（b）可见椎体肉芽组织蔓延

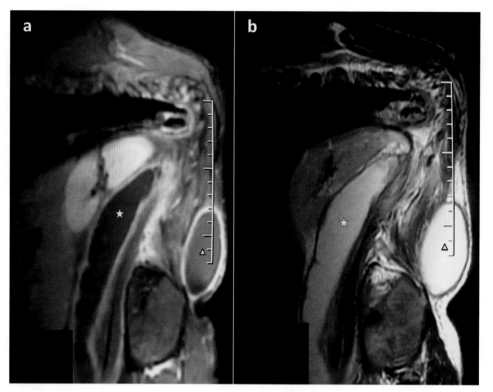

图24.9　病例24.3。男性，26岁，儿时患Pott病，未予重视。近期出现腰椎后部肿胀及发热，无神经功能缺失。MR矢状位增强T₁加权像（a）和T₂加权像（b）可见胸段畸形（先前结核所致脊柱后侧凸）合并新发腰段椎间盘炎

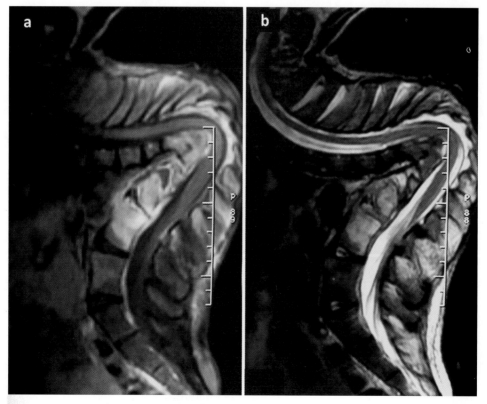

图24.10　病例24.3。MR矢状位增强T₁加权像（a）和T₂加权像（b）可见椎旁两个巨大的冷性脓肿：腰大肌处（星号）和腰部皮下处（三角形）

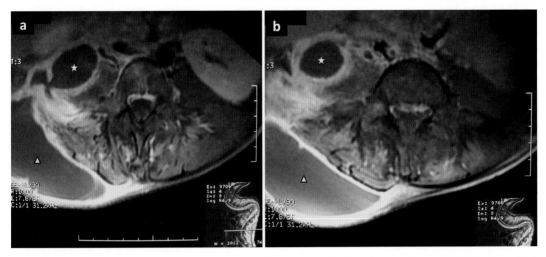

图24.11 病例24.3。MR轴位增强T₁加权像（a，b）可见脓肿的位置：腰大肌（星号）和腰部皮下（三角形）

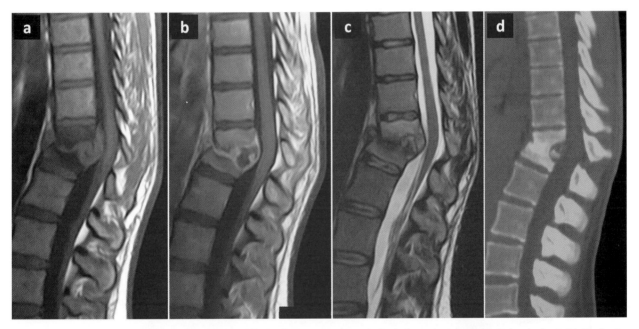

图24.12 病例24.4。T₁₁~T₁₂段的结核性椎间盘炎，无神经功能缺失。MR矢状位平扫（a）和增强（b）T₁加权像，T₂加权像（c）。其接受抗结核药物及外固定治疗达9个月。治疗末期矢状位平扫CT骨窗可见椎体融合

化诊断。近来，脱氧葡萄糖正电子成像术（FDG-PET）作为另一种精确诊断新工具已被用于诊断结核性椎间盘炎。

鉴别诊断包括：其他感染所致椎间盘炎、骨质疏松性骨折、退行性病变、炎性脊椎关节病、脊柱肿瘤尤其是转移瘤。

实验室检查

常规实验室检查，如红细胞沉降率（ESR）、C-反应蛋白（CRP）或白细胞升高均没有特异性，但ESR对于监测治疗反应价值较高。血培养阳性率很低。结核菌素试验结果非常多样，而在免疫功能低下人群中可以出现假阴性，应慎重参考试验结果。对潜在感染的标本如痰、胃液、尿液等进行结核菌培养，在某些病例或许有用。

图24.13　病例24.4。治疗前全身放射性核素骨扫描（^{99}Tc-亚甲基二磷酸骨扫描）可见示踪剂聚集于T_{11}和T_{12}（箭头）

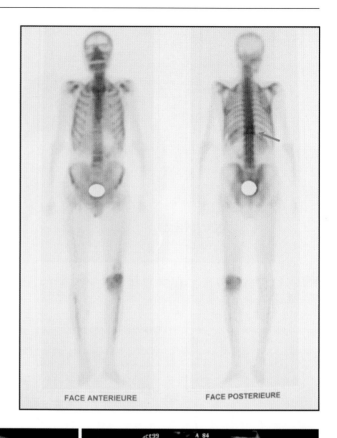

图24.14　病例24.5。$L_1 \sim L_2$段Pott病合并多处椎旁脓肿。轴位增强CT（a，b），冠状位像（c，d）可见椎旁右后部脓肿（星号）及左侧腰大肌多房脓肿（三角形）

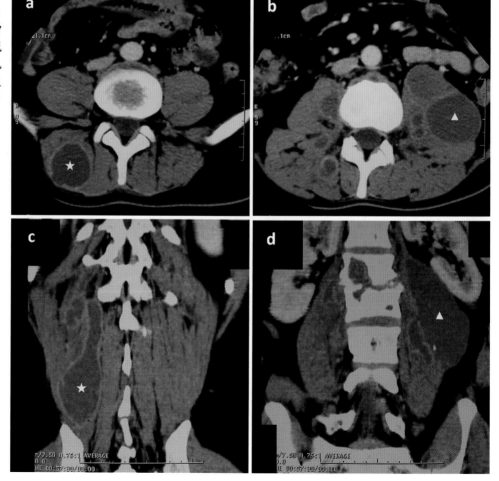

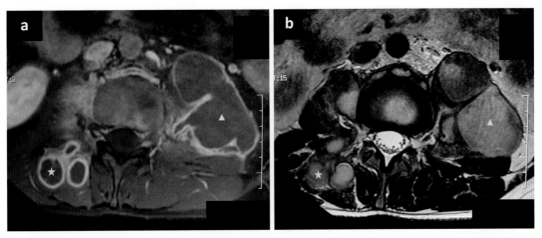

图24.15 病例24.5。MR轴位增强T$_1$加权像（a）和T$_2$加权像（b）可见右后方的椎旁脓肿（星号）及左侧腰大肌多房脓肿（三角形）

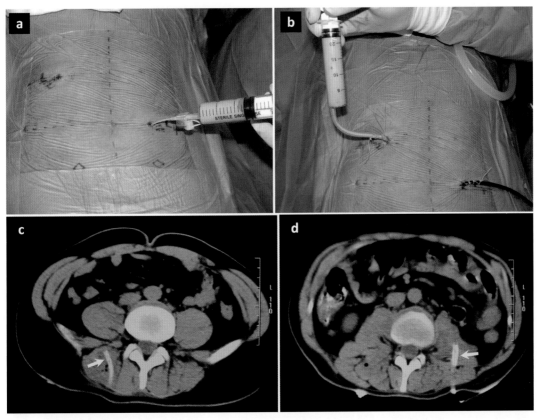

图24.16 病例24.5。局麻手术引流两处脓肿。经皮穿刺抽吸/引流右后方脓肿（a）和左侧腰大肌脓肿（b）。CT可见留置的引流管（箭头），脓肿完全消失（c，d）

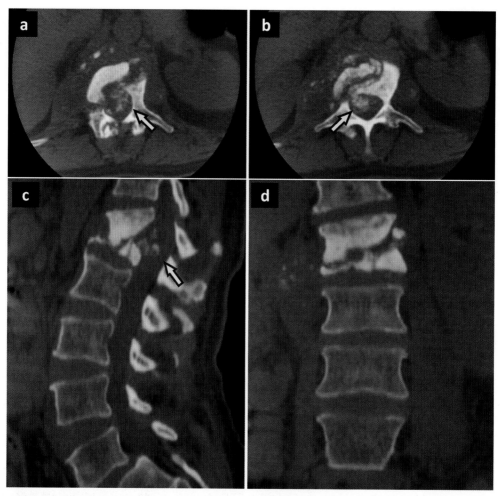

图24.17　病例24.6。脊柱轴位（a，b）、矢状位（c）和冠状位（d）CT骨窗可见椎体破坏，T_{12}和L_1塌陷并进入椎管内。注意椎旁软组织钙化

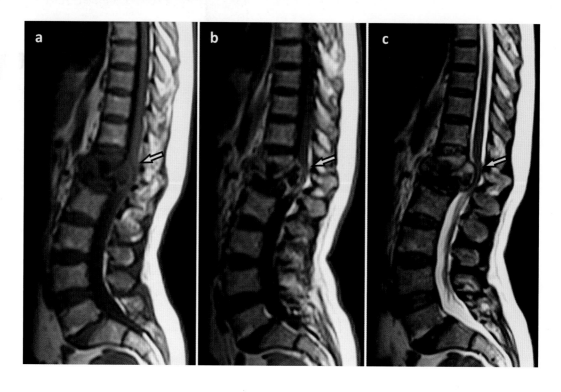

图24.19　病例24.6。后入路术中所见：荧光引导下放置椎弓根螺丝于T_{10}、T_{11}、L_2和L_3（a）。椎板切除（L_1~T_{12}）后路减压，放置双向连杆螺丝（b）

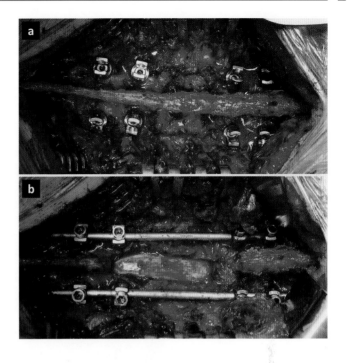

图24.20　病例24.6。术后脊柱X线平片（a，b）可见脊柱后方固定装置及前方椎体融合

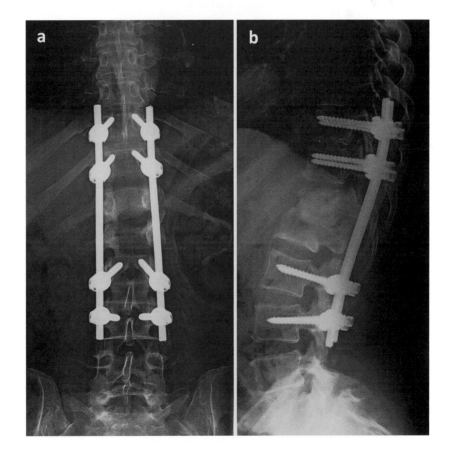

图24.18　病例24.6。MR矢状位平扫（a）和增强（b）T_1加权像，T_2加权像（c）可见脊髓受压（箭头）

图24.21 病例24.7。MRI矢状位T$_1$加权像（a）和T$_2$加权像（b）可见L$_2$椎体骨髓信号强度改变（早期阶段），无椎间盘受累。该阶段无法诊断

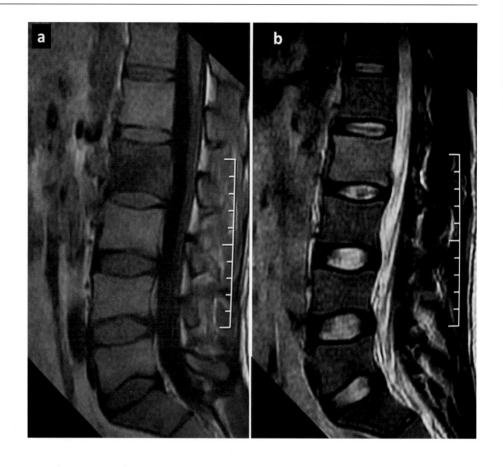

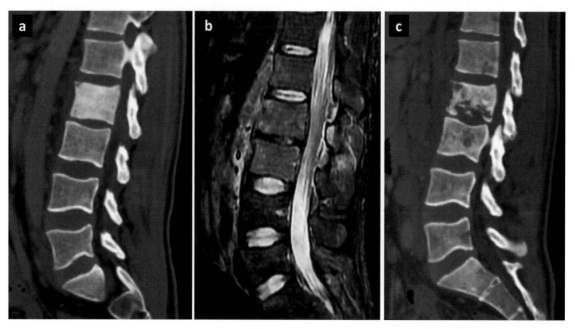

图24.22 病例24.7。2个月后脊柱矢状位平扫CT（a）和MR矢状位T$_2$加权像（b）可见早期椎间盘高度丧失，无骨质破坏。CT引导下行活组织检查；感染性椎间盘炎诊断明确，但未分离出病原体。尽管接受非特异性抗生素治疗，1个月后临床症状仍在恶化。复查CT可见L$_2$椎体骨质破坏（c）。活组织检查确定结核病诊断，经抗结核药物及外固定治疗患者预后良好

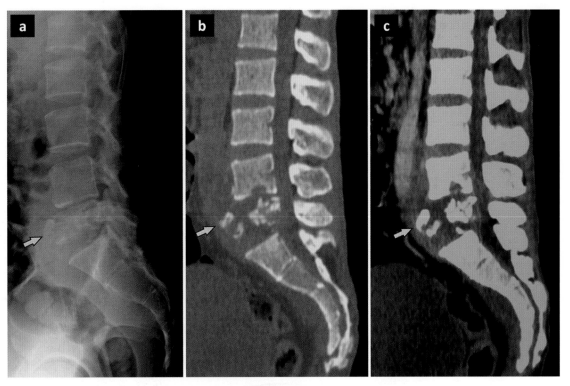

图24.23　病例24.8。41岁患者出现双侧腰骶部疼痛及腰肌炎。侧位平片（a），矢状位CT骨窗相（b），增强后软组织相（c）可见L₅椎体及L₄下终板破坏，椎体前方塌陷（箭头）

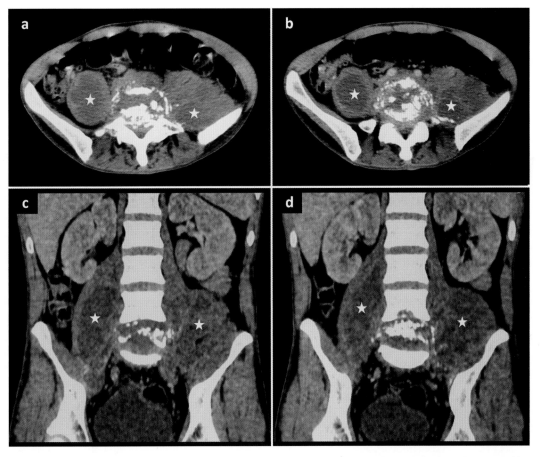

图24.24　病例24.8。轴位增强CT（a，b），冠状位（c，d）可见双侧髂腰肌冷性脓肿，周边强化（星号）

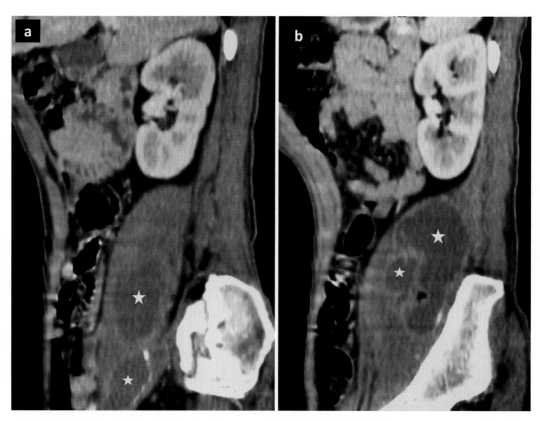

图24.25 病例24.8。脊柱矢状位增强CT显示右侧（a）和左侧（b）多发髂腰肌脓肿（星号）

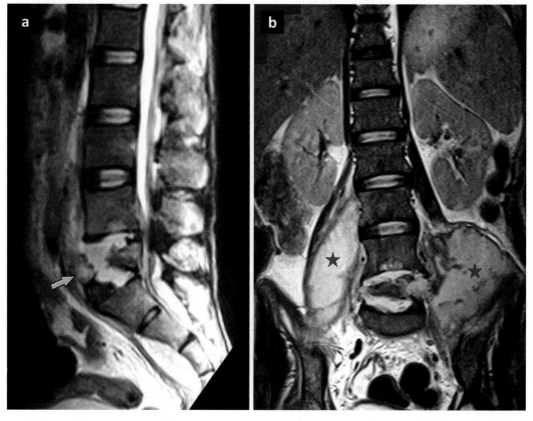

图24.26 病例24.8。MR矢状位（a）和冠状位（b）T₂加权像可见L₅椎体前部（箭头）及其相邻的椎间盘破坏（a）。注意髂腰肌脓肿呈高信号（星号）（b）

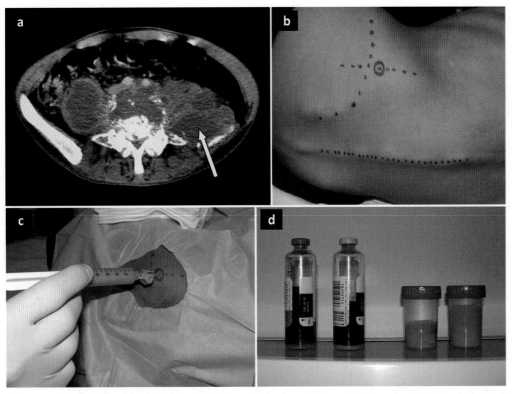

图24.27 病例24.8。左侧腰大肌脓肿经皮抽吸及引流明确诊断。（通过GeneXpert MTB/RIF分析试验，结核分枝杆菌被识别）。轴位增强CT（a）显示左后入路（箭头）。预先皮肤标记完成手术计划。局麻下行腰大肌脓肿抽吸、引流。脓液标本收集在无菌瓶中，送至实验室

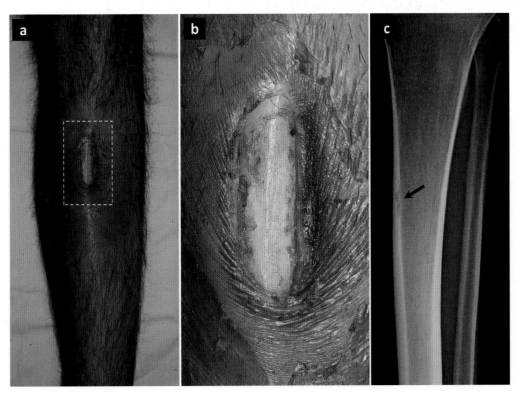

图24.28 病例24.8。该患者左腿同时存在一个慢性伤口（a，b），怀疑胫骨骨干前部有结核，见X线平片（箭头）（c）

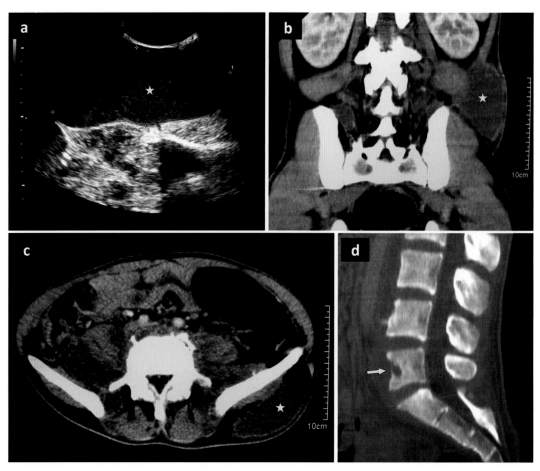

图24.29 病例24.9。患者诊断为竖脊肌脓肿，接受非特异性抗生素疗法。左侧竖脊肌肿胀行超声检查（a），腹部冠状位（b）、轴位（c）CT，腰椎矢状位CT骨窗（d）可见左侧竖脊肌皮下脓液形成（星号）及右侧腰大肌脓肿。注意L_5椎体前骨质溶解（箭头）

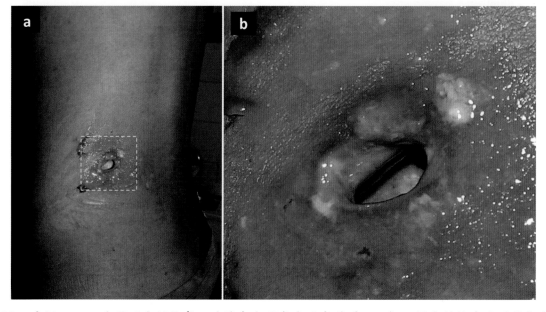

图24.30 病例24.9。1个月后左侧竖脊肌脓肿自发形成皮肤窦道（a，b）。微生物检查发现结核分枝杆菌及金黄色葡萄球菌（合并感染）

图24.31 病例24.9。腹部轴位增强CT（a，b），可见皮肤窦道位置及其深部所达（箭头）。注意右侧腰大肌脓肿向背部蔓延（三角形）

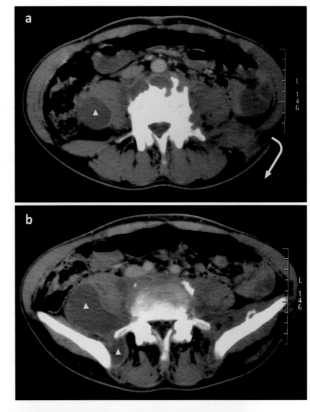

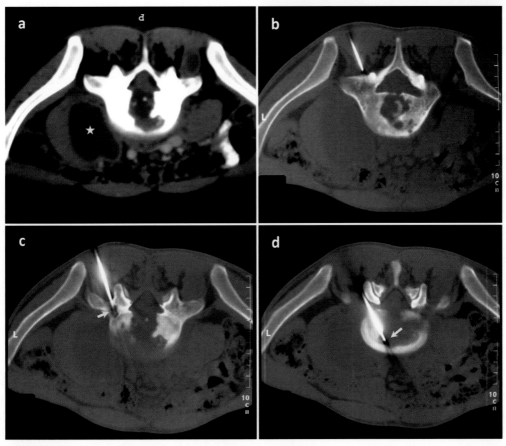

图24.32 病例24.10。腰骶部椎间盘炎。轴位增强CT软组织窗（a）和骨窗（b~d）可见CT引导下局麻活组织检查（箭头）。注意左侧腰大肌脓肿（星号）（a）

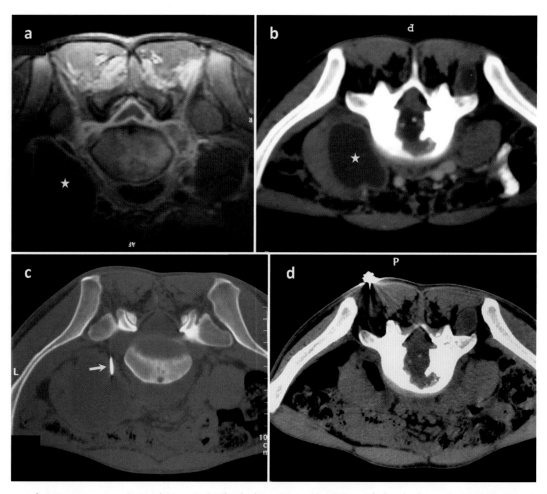

图24.33 病例24.10。MR轴位增强T₁加权像（a），增强CT软组织窗相（b）可见左侧腰大肌脓肿（星号）。轴位CT骨窗（c）可见CT引导下行腰大肌脓肿抽吸、引流（箭头）。近期CT扫描可见脓肿引流完全

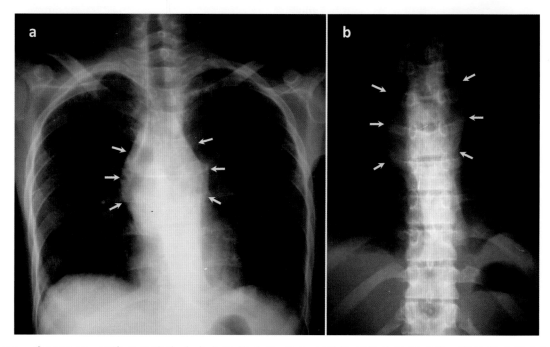

图24.34 病例24.11。X线正位胸片（a）和胸椎平片（b）可见梭形或纺锤形不透X线阴影（箭头）

图24.35 病例24.11。颈胸椎（a），胸腰椎（b）MR T_1加权像，T_2加权像（c，d）可见$T_6 \sim T_7$及$T_{11} \sim T_{12}$两个水平独立非邻近的椎间盘炎。注意椎体前方多房的冷性脓肿（箭头）

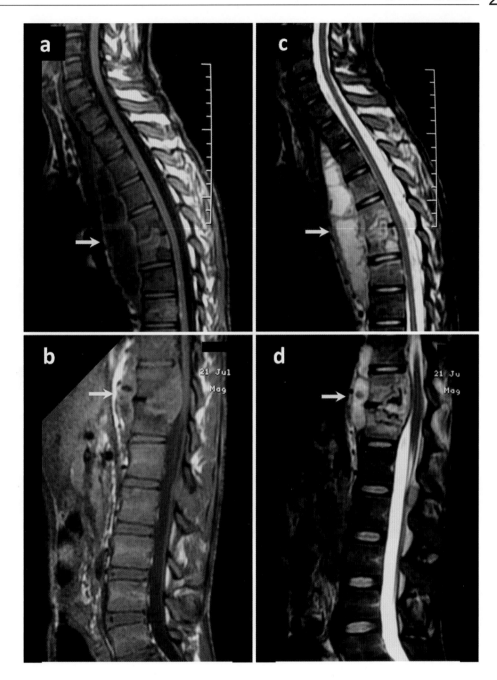

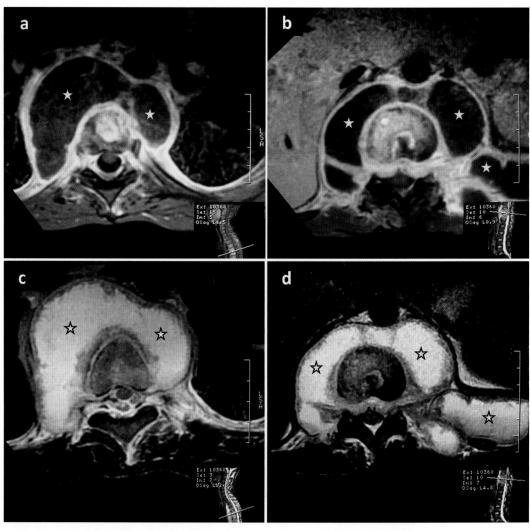

图24.36　病例24.11。MR轴位增强T$_1$加权像T$_7$水平（a），T$_{11}$水平（b），T$_2$加权像（c，d）可见椎旁脓肿（星号）

图24.37 病例24.11。MR冠状位T$_2$加权像颈胸段（a）、胸腰段（b）可见椎旁梭形冷性脓肿（星号）

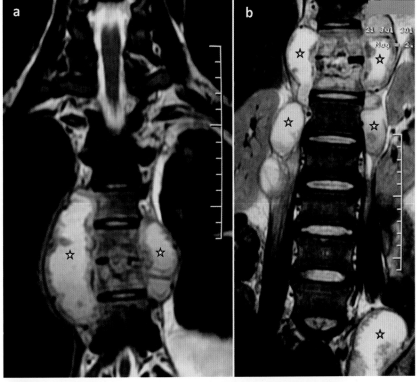

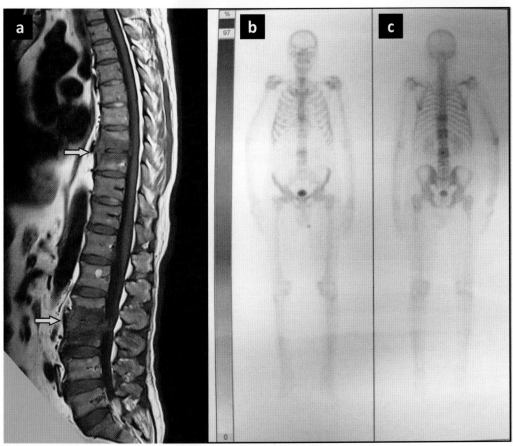

图24.38 病例24.12。MR矢状位T$_1$加权像（a）可见T$_8$~T$_9$和L$_2$~L$_3$水平椎体受累，骨髓信号强度改变（b，c）。应用^{99m}Tc-MDP全身放射性核素骨扫描可见示踪剂聚集于T$_8$~T$_{12}$、L$_2$和L$_3$椎体。注意MR未见T$_{11}$、T$_{12}$病变

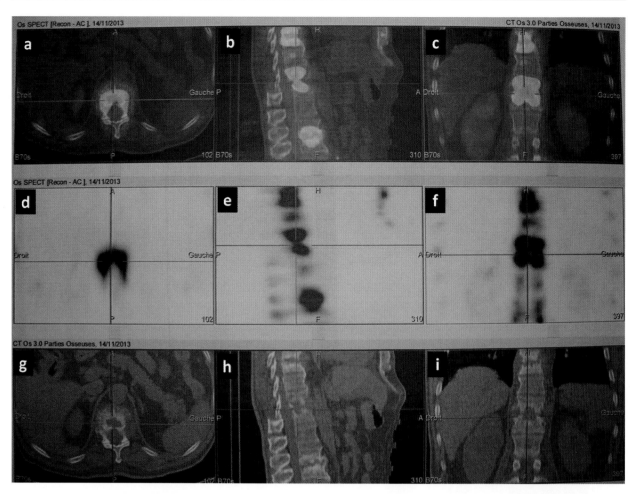

图24.39 病例24.12。SPECT/CT（a~c）、SPECT（d~f）、CT（g~i）可见多病灶性椎体受累。怀疑该老年患者为前列腺癌骨转移，但经化疗及药物治疗未见好转

图24.40 病例24.12。3个月后行脊柱矢状位平扫CT软组织窗（a）、骨窗（b）示脊柱病变扩大（箭头）

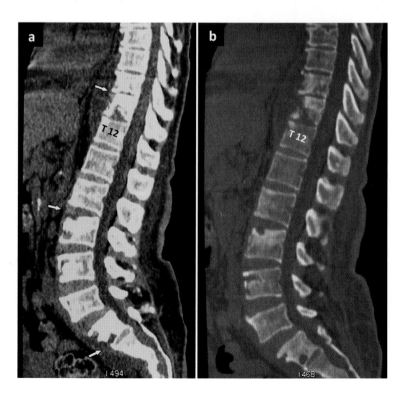

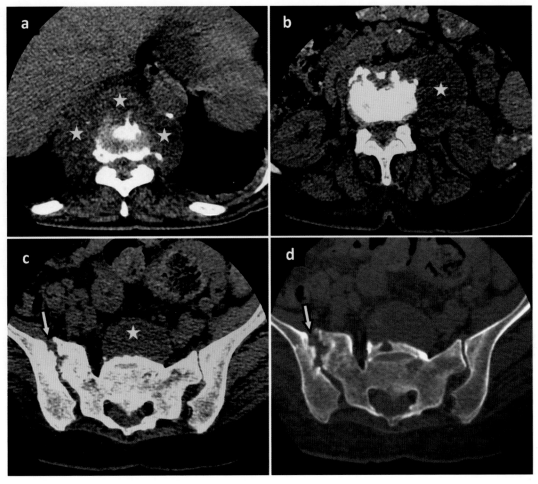

图24.41　病例24.12。脊柱轴位平扫CT T_{10}水平（a）、L_2（b）水平、S_1水平（c），可见椎体骨质溶解及椎旁脓肿（星号）及右侧并发的骶髂关节炎（箭头）

图24.42　病例24.12。该患者胸部平片可见肺部受累，因为神经系统病变恶化（马尾综合征）入院。出于诊断及神经系统结构减压目的行手术治疗。经病理组织学检查及结核分枝杆菌培养明确结核病诊断

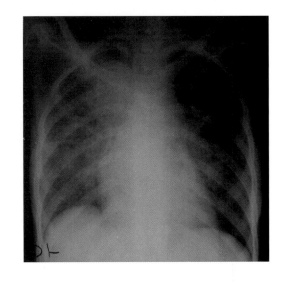

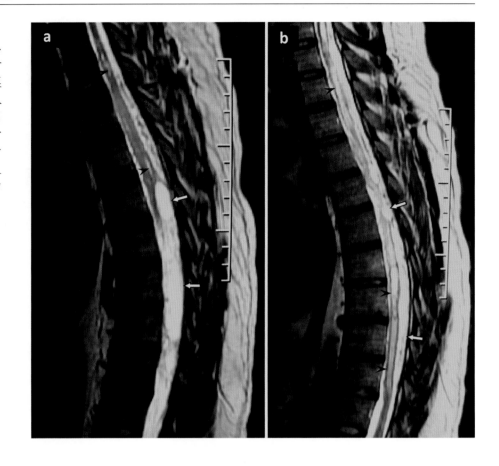

图24.43 病例24.13。男性，38岁，2年前患结核性脑膜炎，此次诊断为脊柱结核性蛛网膜炎。MR矢状位T$_2$加权像可见胸段脊髓周围多房的囊性病变（箭头）。注意脊髓高信号影（箭头）。蛛网膜炎可以是单发的、多发的或弥漫性的

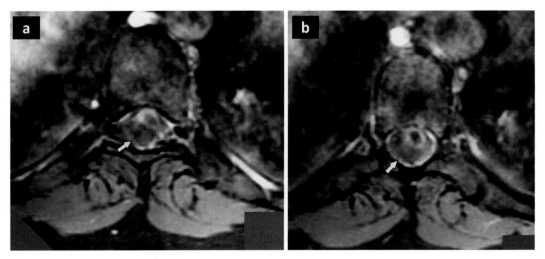

图24.44 病例24.13。MR轴位T$_2$加权像（a，b）可见脊髓后方多发的硬膜下囊肿（箭头）。常见血管受累，表现为动脉周炎和小血管闭塞。由于直接压迫、缺血，神经元结构被破坏

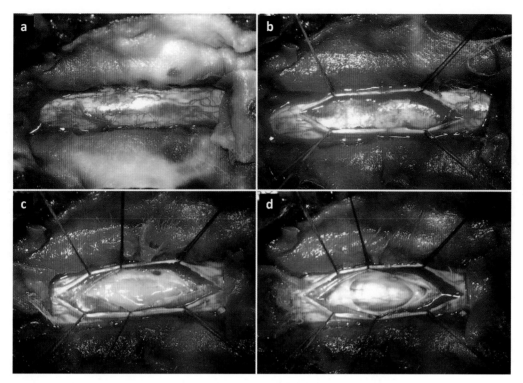

图24.45 病例24.13。胸椎后部局部椎板切除后术中所见（a~d）。硬脊膜被打开（b）。注意蛛网膜纤维化后粘连增厚（网状外观）（c）。小心切开蛛网膜暴露脊髓（d）

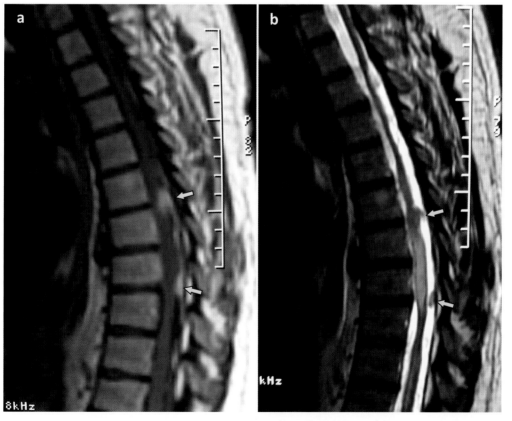

图24.46 病例24.14。胸髓硬膜下髓外结核瘤。MR矢状位增强T$_1$加权像（a），T$_2$加权像（b）可见T$_5$~T$_7$水平脊髓炎、T$_5$~T$_6$及T$_7$~T$_8$椎体水平的硬膜下髓外结核瘤（箭头）

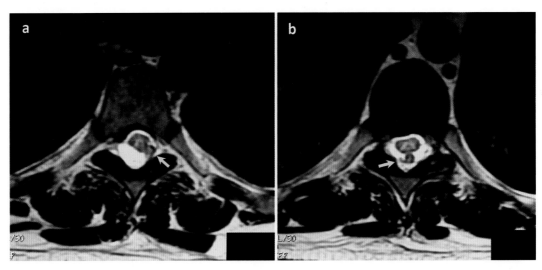

图24.47　病例24.14。MR轴位T_2加权像可见T_5~T_6及T_7~T_8椎体水平的两个硬膜下髓外结核瘤

　　为预防神经系统症状加重，一般不推荐腰椎穿刺（经椎管取脑脊液）。结核性椎间盘炎很少伴发脑膜炎。

　　可通过以下两种检查确诊该病：通过取病理标本实施抗酸杆菌染色，或者在活检标本中检测到上皮样巨型细胞肉芽肿合并干酪样坏死。其他手段失败时，可考虑应用神经影像引导活检来证实神经系统外周的活动性结核。虽然如此，利用传统的微生物学方法（如齐–内染色）来发现结核分枝杆菌仍然是很困难的，而应用Lowenstein–Jensen medium培养法则需要花费6~8周时间。

　　DNA扩增技术，如聚合酶链式反应（PCR）和QuantiFERON®-TB Gold In-Tube试验用于该病的早期和快速诊断已经取得了较为满意的结果。诊断还应充分考虑合并细菌或真菌感染的可能性。

治疗

　　结核性脊椎椎间盘炎的治疗目标：消除感染、保留脊柱稳定性及神经功能。

　　患者需要长期的抗结核药物治疗。一线药物为联合异烟肼、利福平、比嗪酰胺、乙胺丁醇、链霉素，应用2个月，然后应用联合异烟肼、利福平（6~9个月）。有些患者出现药物相关性毒性，则需停药或换药。此外，新的耐药菌株出现需要考虑应用二线方案。为达到完全痊愈，严格的后续治疗是相当重要的。

　　目前激素在治疗结核性椎间盘炎中的作用仍没有明确，除非是脊髓蛛网膜炎、脊髓炎、非骨性脊柱结核。如果存在明显的疼痛或潜在的脊柱不稳定因素，推荐植入外固定材料（矫形器、支柱、项圈）。

　　手术适应证如下：

● 结核性椎间盘炎诊断明确
● 神经结构减压
● 预防或矫正脊柱不稳定，严重驼背或明显畸形
● 引流大型脓肿
● 保守治疗无效或症状恶化

　　有些作者推荐清除肉芽肿和溶骨性病变有利于加速康复。

　　脊柱手术所使用的入路是前路、后路、后侧路或联合入路。尽管可能感染，椎体融合术和（或）内固定术（固定板、螺钉、钩、Cage或者固定棒等）均有在临床应用。

　　康复理疗、营养支持、药物治疗并发症对成功治疗Pott病相当重要。

预后

　　结核性脊椎椎间盘炎的预后取决于患者的总体健康状况、潜在的神经系统病变、局灶病变的范

围、早期确诊及对治疗的敏感性。无神经系统缺陷或变形的患者预后往往较好。如果不是漏诊、合并症或并发截瘫或四肢瘫，Pott病很少导致死亡。

若存在硬膜内病变，其神经系统预后远比单纯的椎间盘炎者差。与脊柱结核相关的常见后遗症包括：持续的虚弱、下肢痉挛、括约肌功能失调、脊柱畸形。

结核的预防需要建立在普及计划免疫、改善人口的医疗卫生水平和生活水平的基础上。

（魏盈胜 译　江荣才 校）

推荐阅读

Akhaddar A, El Hassani MY, Gazzaz-Rifi M, Chakir N, El Khamlichi A, Jiddane M. MR imaging in the diagnosis of intradural extramedullary tuberculoma. Report of a case and review of the literature.JNeuroradiol. 2000;27:107–11.

Akhaddar A, Oukabli M, Gazzaz M, Albouzidi A, ElmostarchidB,Boucetta M. Posttraumatic osteolysis of the cervical spine mimicking a spondylodiskitis. PM R. 2009;1:1112–3. doi:10.1016/j.pmrj.2009.09.015.

Ansari S, Amanullah MF, Ahmad K, Rauniyar RK. Pott's spine: diagnostic imaging modalities and technology advancements. N Am J Med Sci. 2013;5:404–11. doi:10.4103/1947-2714.115775.

De la Garza RR, Goodwin CR, Abu-Bonsrah N, Bydon A, Witham TF, Wolinsky JP, et al. The epidemiology of spinal tuberculosis in the United States: an analysis of 2002–2011 data. J Neurosurg Spine.2016;16:1–6. doi:10.3171/2016.9.SPINE16174.

Diehn FE. Imaging of spine infection. Radiol Clin N Am. 2012;50:777–98. doi:10.1016/j.rcl.2012.04.001.

Fucs PM, Meves R, Yamada HH. Spinal infections in children: a review.Int Orthop. 2012;36:387–95. doi:10.1007/s00264-011-1388-2.

Garg RK, Somvanshi DS. Spinal tuberculosis: a review. J Spinal Cord Med. 2011;34:440–54. doi:10.1179/2045772311Y.0000000023.

Godlwana L, Gounden P, Ngubo P, Nsibande T, Nyawo K, Puckree T. Incidence and profile of spinal tuberculosis in patients at the only public hospital admitting such patients in KwaZulu-Natal. Spinal Cord. 2008;46:372–4. doi:10.1038/sj.sc.3102150.

Guerado E, Cerván AM. Surgical treatment of spondylodiscitis. An update Int Orthop. 2012;36:413–20. doi:10.1007/ s00264-011-1441-1.

Lu M. Imaging diagnosis of spinal intramedullary tuberculoma: case reports and literature review. J Spinal Cord Med. 2010;33:159–62.

Principi N, Esposito S. Infectious discitis and spondylodiscitis in children. Int J Mol Sci. 2016;17:539. doi:10.3390/ijms17040539.

Swanson KI, Resnick DK. Vertebral column infections. In: Hall WA,Kim PD, editors. Neurosurgical infectious disease. Surgical and nonsurgical management. New York: Thieme; 2014. p. 147–62.

Thwaites G, Fisher M, Hemingway C, Scott G, Solomon T, Innes J,et al. British Infection Society guidelines for the diagnosis and treatment of tuberculosis of the central nervous system in adults and children.J Inf Secur. 2009;59:167–87. doi:10.1016/j.jinf.2009.06.011.

Turgut M, Akhaddar A, Turgut AT, Garg RK. Tuberculosis of the central nervous system: pathogenesis, imaging, and management. Switzerland: Springer International Publishing; 2017. doi:10.1007/978-3-319-50712-5.

Zohoun A, NgohAkwa E, El Ochi M, Oragwu N, Akhaddar A, Albouzidi A, et al. Bacteriological features of infectious spondylodiscitis at Mohammed V Military Teaching Hospital of Rabat. Braz J Microbiol. 2012;43:1327–31. doi: 10.1590/ S1517-838220120004000013.

第25章　脑囊虫病

脑囊虫病是中枢神经系统最常见的寄生虫病。猪肉绦虫的虫卵是其致病原因。在中枢神经系统内，脑实质是最常见的受累部位，其次是蛛网膜下隙和脑室系统，发生在脊髓的罕见。体征和症状变异较大，这取决于囊尾蚴在中枢神经系统内的位置、数量和宿主的免疫反应。囊尾蚴的存活状态和宿主免疫反应不同，其神经影像学的表现也不同。MRI在观察脑结构和囊性病变方面优于CT扫描，但CT扫描对观察钙化病变更有优势。血清学检查可能有助于诊断。驱虫剂（包括吡喹酮和阿苯达唑）是治疗脑实质囊虫病的主要手段，激素可能有助于减少水肿和预防一些并发症。手术则有助于确诊、切除病变、脑脊液分流或脊髓减压。在脑实质的脑囊虫病预后较好，而在蛛网膜下隙和脑室内的囊肿则导致较高死亡率。应该侧重于避免寄生虫的传播。

流行病学和病因

囊虫病是中枢神经系统最常见的寄生虫感染，在发展中国家是癫痫发作的主要原因。这种人兽共患病是由猪肉绦虫的幼虫引起的。猪是中间宿主，人类是最终宿主，而人类在意外摄食绦虫卵（自体感染或被粪便污染的食物/水）后也可能成为中间宿主（图25.1）。

脑囊虫病是拉丁美洲、印度次大陆、南亚和撒哈拉以南非洲地区的地方病，但由于禁止吃猪肉，在伊斯兰国家罕见。近年来，由于移民和旅行，欧洲和北美洲的疾病患病率有所上升。

在中枢神经系统内，脑实质是最常见的受累部位（60%），其次是蛛网膜下隙（30%）和脑室系统（15%）（图25.2~图25.5），在脊髓的病变相对罕见（低于5%）。25%~50%的患者脑内可能发现多发病变（混合病变）。

典型的脑囊虫病分为四个阶段：囊泡期、胶样囊泡期、结节期和钙化期（表25.1）。两种类型的囊肿倾向于在大脑中发展：单发囊肿（猪囊尾蚴）或多发囊肿（葡萄状囊尾蚴）。

临床表现

脑囊虫的体征和症状是由占位效应、炎症反应或脑脊液阻塞而产生的。因此，症状表现是多样的，这取决于病变（脑囊虫）在中枢神经系统的位置、尾蚴的数量和宿主的免疫应答。

脑实质的病变可导致癫痫发作、局部神经功能缺损、颅内压增高、神志状态改变。在蛛网膜下隙内，囊肿可能产生基底部脑膜炎、脑神经麻痹、血管炎和脑卒中。在脑室内，囊性病变（尤其是游离漂浮的脑室囊肿）可能诱发间歇性梗阻性脑积水。头部运动可以迅速增加颅内压（Brun综合征）。脊髓受累可能导致蛛网膜炎、脑膜炎、骨髓炎或脊髓压迫，特别是胸椎受累导致的麻痹性截瘫可合并膀胱功能障碍。症状也可能来源于疾病的继发免疫反应。

还要考虑囊肿还可能发生于其他部位，特别是骨骼肌肉、眼睛和皮下组织。

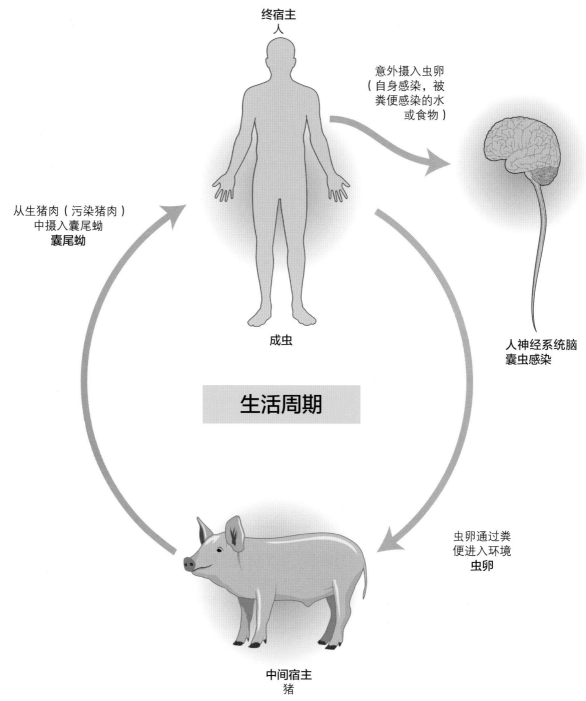

终宿主
人

意外摄入虫卵
（自身感染，被
粪便感染的水
或食物）

从生猪肉（污染猪肉）
中摄入囊尾蚴
囊尾蚴

成虫

人神经系统脑
囊虫感染

生活周期

虫卵通过粪
便进入环境
虫卵

中间宿主
猪

图25.1　猪肉绦虫的生活周期

影像学特征

　　脑囊虫病的神经影像学表现根据囊尾蚴的存活状态和宿主免疫反应而变化。MRI在观察脑结构、解剖和囊性病变方面优于CT扫描，但CT扫描对观察钙化病变更有优势（图25.6和图25.7）。存活的囊尾蚴不会强化，且周围水肿不明显。炎症反应使得强化和囊周水肿更明显。也可看到基底脑膜的强化。当病变处于钙化期，可发现多个小的钙化结节，周围伴随少量水肿或没有水肿，并无强化。

　　在囊泡期和胶样囊泡期，在囊泡内可见一个偏心的头节，使病变在MRI上表现为"黑靶征"。脊髓硬膜内囊虫病的MRI表现与颅内蛛网膜下隙和实质内囊肿相似（图25.8）。

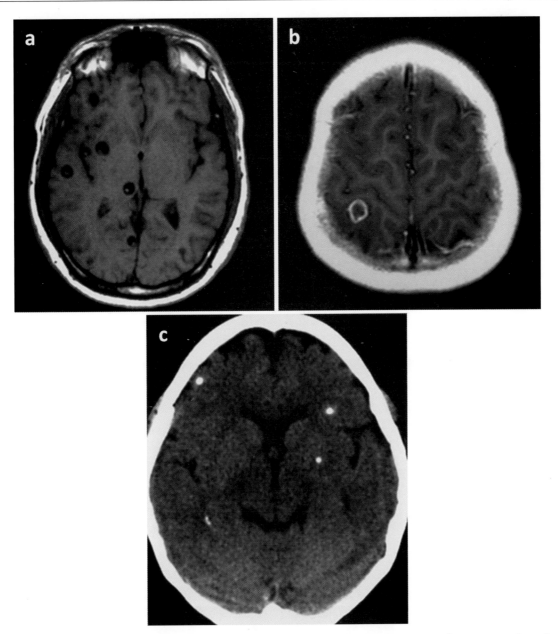

图25.2 脑实质脑囊虫病患者的影像学表现：活的囊尾蚴显示有头节（a）、存在环形强化病灶（b）和钙化（c）［摘自Del Brutto（2012）］

高级的MRI序列（弥散加权成像、弥散张量成像、磁敏感加权成像、稳态图像构造干扰、磁共振波谱和灌注磁共振成像）有助于更好地可视化囊肿。

实验室检查

可发生轻度嗜酸性粒细胞增多。脑脊液可表现为淋巴细胞和嗜酸性粒细胞增多，当脑膜受累时可导致脑脊液低糖。

目前虽然开发了一些用于检测循环血中对抗囊虫抗原的宿主抗体的实验室方法，但在实践中最有效的还是酶联免疫吸附法（ELISA）和电免疫印迹法（EITB）测定。这些检测可在血液（血清）或脑脊液中进行。

在一些不易诊断的情况下，立体定向活检（如果条件允许）所得到的寄生虫组织学表现可以明确诊断。囊壁在显微镜下表现为波状、致密的角质层和焦点球状结构，提示头节结构。

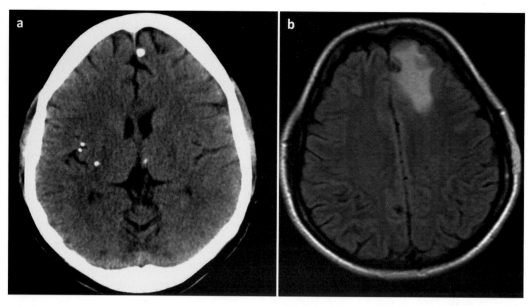

图25.3   基线CT扫描显示左额叶钙化灶，也存在其他钙化点灶（a）。癫痫发作后液体衰减反转恢复序列（FLAIR）显示病变周围存在水肿（b）［摘自Coyle和Tanowitz（2009）］

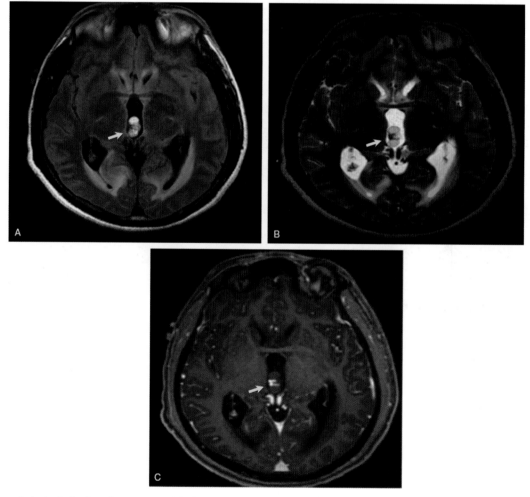

图25.4   脑室内囊虫病。轴位FLAIR（a）、MR T_2加权像（b）和增强T_1加权像（c）示脑室内囊肿引起脑积水和室管膜炎，进而导致脑室周围信号的改变。囊肿（箭头）具有不同于CSF的信号，并易于增强［摘自Aygun（2013）］

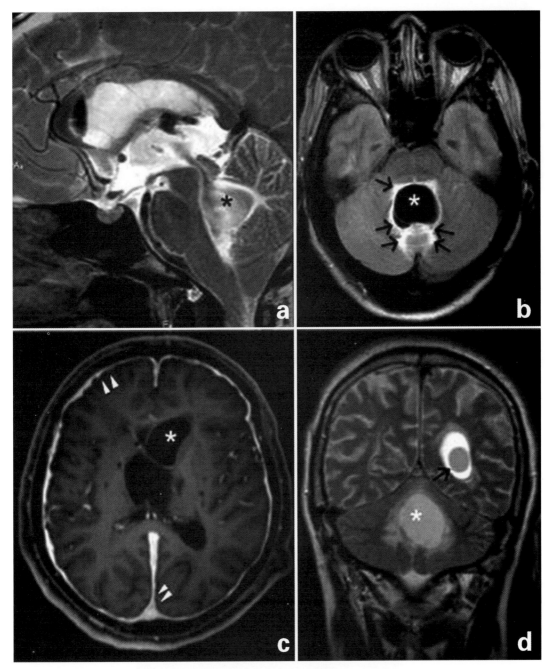

图25.5　脑室内囊肿的MR像。第四脑室是脑室内囊虫病最常见的部位。第四脑室的大囊肿（星号）（a）导致患者颅后窝病变周围的水肿（箭头）（b）。侧脑室也是囊肿的常见部位。左侧脑室内囊肿（星号）的患者存在脑膜强化（箭头）（c）。在一些患者中，多个脑室可受累，图上显示左侧脑室（白箭头）和第四脑室（星号）存在囊肿（d）［摘自Bazan（2016）］

表25.1 脑囊虫病的病理分期

分期	名称	病理表现
1	囊泡期	有明显液体和活幼虫的囊肿（偏心头节）
2	胶样囊泡期	幼虫开始退化，液体开始变浑浊
		病变周围水肿
3	结界期	治疗期，囊肿收缩
		头节开始钙化
		病变周围水肿，有时存在坏死
4	钙化期	肉芽肿病变收缩，伴随纤维化和钙化
		周围无水肿

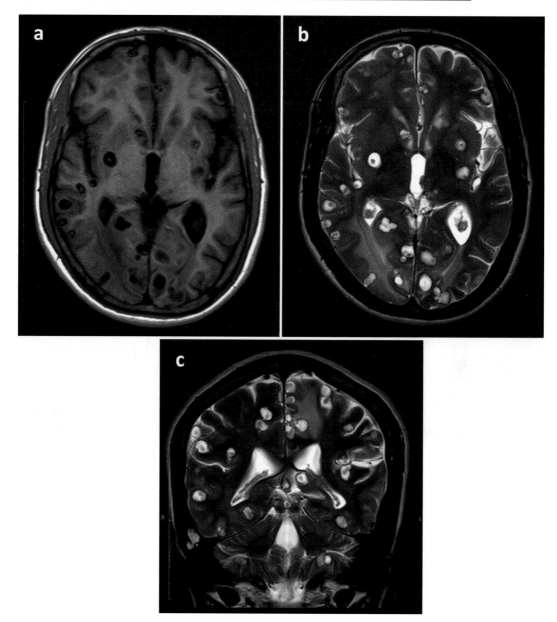

图25.6 42岁，男性，多发性脑囊虫病的"星空"表现。MR轴位增强T$_1$加权像（a）和T$_2$加权像（b），冠状位T$_2$加权像（c）。注意在某些囊肿内可以看到头节（由印度，加尔各答Prasad Krishnan医师提供）

图25.7　7岁女孩的MR轴位T₂加权像显示位于右脑顶叶区域的一个猪头绦虫囊肿（由印度，加尔各答Prasad Krishnan医师提供）

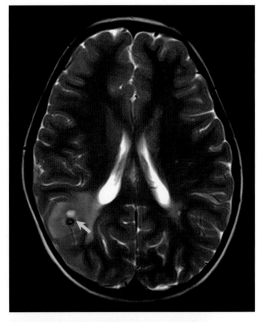

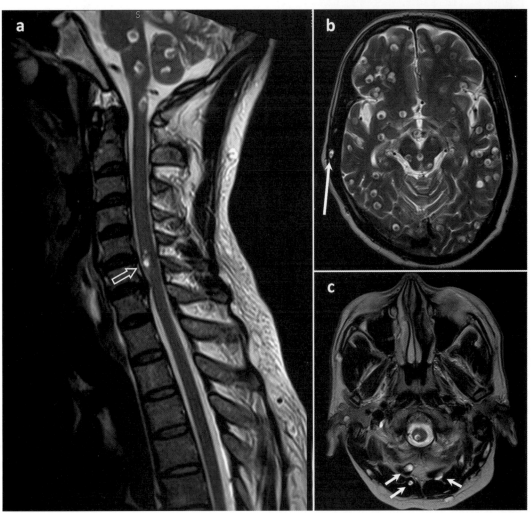

图25.8　50岁，男性，广泛脑和脊髓脑囊虫病，可见于矢状面（a）和轴位（b，c）T₂加权像。注意脊髓内的囊肿（C₆椎体水平）（空心箭头）和伴随的肌肉定位（右颞肌和颈部肌肉）（实心箭头）（由印度，加尔各答Prasad Krishnan医师提供）

治疗

治疗脑实质内囊虫病的主要方法是驱虫剂治疗，包括吡喹酮和阿苯达唑。激素可能有助于减轻严重的脑水肿和预防脑梗死、急性脑积水和脊髓肿胀。

手术偶尔可用于脑组织活检（立体定向手术）或切除脑实质内的囊性病变。

合并蛛网膜下隙脑囊虫病的患者需要用驱虫剂和激素进行数月的治疗以避免并发症的发生。若药物治疗失败，可考虑手术治疗（显微镜下局部切除病变）。脑脊液分流术对症状性脑积水患者是必要的。分流功能障碍的发病率很高。

脑室内脑囊虫病需要驱虫剂药物治疗、脑脊液分流、和（或）手术切除囊性病变（特别是神经内镜下切除）。在脊髓硬膜内病变（蛛网膜下隙或少量髓内）患者中，如果出现脊髓压迫应进行手术。

术前癫痫患者需要长期抗癫痫治疗。

预后

脑实质内脑囊虫病的预后是最好的，死亡率低于10%。脑实质外的囊虫病，特别是蛛网膜下隙和脑室内病变，死亡率较高。并发症包括慢性脑膜炎、脑积水、痴呆、血管炎（诱发脑梗死）和脑炎。最常见的后遗症是癫痫发作，需要长期的抗癫痫治疗。

预防的重点是避免寄生虫的传播，改善猪的管理和疫苗接种。

（田　野译　江荣才校）

推荐阅读

Ahmad R, Khan T, Ahmad B, Misra A, Balapure AK. Neurocysticercosis: a review on status in India, management, and current therapeutic interventions. Parasitol Res. 2017;116:21–33.

Akhaddar A, Boucetta M. Parasitic infections of the central nervous system. In: Hall WA, Kim PD, editors. Neurosurgical infectious disease. Surgical and nonsurgical management. New York: Thieme; 2014. p. 81–94.

Aygun N, Shah G, Gandhi D. Pearls and pitfalls in head and neck and neuroimaging: variants and other difficult diagnoses. Cambridge: Cambridge University Press; 2013. p. 194–7. https://doi. org/10.1017/CBO9781139208420.038

Bazan R, Hamamoto Filho PT, Luvizutto GJ, Nunes HR, Odashima NS, dos Santos AC, et al. Clinical symptoms, imaging features and cyst distribution in the cerebrospinal fluid compartments in patients with extraparenchymal neurocysticercosis. PLoSNegl Trop Dis. 2016;10:e0005115. doi:10.1371/journal.pntd.0005115.

Cantey PT, Coyle CM, Sorvillo FJ, Wilkins PP, Starr MC, Nash TE. Neglected parasitic infections in the United States: cysticercosis. Am J Trop Med Hyg. 2014;90:805–9. doi:10.4269/ajtmh.13-0724.

Cárdenas G, Guevara-Silva E, Romero F, Ugalde Y, Bonnet C, Fleury A, et al. Spinal Taenia solium cysticercosis in Mexican and Indian patients: a comparison of 30-year experience in two neurological referral centers and review of literature. Eur Spine J. 2016;25:1073–81. doi:10.1007/s00586-015-4271-9.

Colli BO, Valença MM, Carlotti CG Jr, Machado HR, Assirati JA Jr. Spinal cord cysticercosis: neurosurgical aspects. Neurosurg Focus. 2002;12:e9. Coyle CM. Neurocysticercosis: an update. Curr Infect Dis Rep. 2014;16:437. doi:10.1007/s11908-014-0437-6.

Coyle CM, Tanowitz HB. Diagnosis and treatment of neurocysticercosis. Interdiscip Perspect Infect Dis. 2009;2009:180,742. doi:10.1155/2009/180742.

De Feo D, Colombo B, Dalla Libera D, Martinelli V, Comi G. Subarachnoid neurocysticercosis with spinal involvement presented with headache. Neurol Sci. 2013;34:1467–9. doi:10.1007/s10072-012-1219-2.

Del Brutto OH. Neurocysticercosis: a review. Sci World J. 2012;2012:159,821. doi:10.1100/2012/159821. Del Brutto OH, García HH. Taenia solium cysticercosis the lessons of history. J Neurol Sci. 2015;359:392–5. doi:10.1016/j. jns.2015.08.011.

Fleury A, Cardenas G, Adalid-Peralta L, Fragoso G, Sciutto E. Immunopathology in Taenia solium neurocysticercosis. Parasite Immunol. 2016;38:147–57. doi:10.1111/pim.12299.

Gripper LB, Welburn SC. Neurocysticercosis infection and disease- a review. Acta Trop. 2017;166:218–24. doi:10.1016/j. actatropica.2016.11.015.

Rajshekhar V. Surgical management of neurocysticercosis. Int J Surg. 2010;8:100–4. doi:10.1016/j.ijsu.2009.12.006.

Shah HC, Jain K, Shah JK. Endoscopic excision of intraventricular neurocysticercosis blocking foramen of Monro bilaterally. Asian J Neurosurg. 2016;11:176–7. doi:10.4103/1793-5482.175622.

Sotelo J. Clinical manifestations, diagnosis, and treatment of neurocysticercosis. Curr Neurol Neurosci Rep. 2011;11:529–35. doi:10.1007/s11910-011-0226-7.

Venkat B, Aggarwal N, Makhaik S, Sood R. A comprehensive review of imaging findings in human cysticercosis. Jpn J Radiol. 2016;34:241–57. doi:10.1007/s11604-016-0528-4.

Webb CM, White AC Jr. Update on the diagnosis and management of neurocysticercosis. Curr Infect Dis Rep. 2016;18:44.

第26章　脑包虫病

颅内棘球蚴病（又称包虫病）是一种罕见的寄生虫病，由细粒棘球绦虫的幼虫囊肿在人颅内发育而来。囊肿通常表现为幕上脑内皮层下的孤立球形病变，最常见于儿童或年轻男性。最常见的症状是颅内压增高、神经功能缺损、癫痫发作和精神改变。囊肿较局限，CT扫描显示囊肿与脑脊液等密度，MRI扫描显示囊肿与脑脊液等信号。手术完整切除囊肿是标准治疗方式。通常采用注水漂浮法摘除脑包虫内囊（Dowling技术）。应尽一切努力保证囊肿的完整性，切勿使其破裂。可考虑用驱虫药局限疾病，避免其扩散，并防止复发。大多数患者的神经功能缺失可恢复，死亡率低于10%。复发很常见，与去除原囊肿过程中导致的囊内容物溢出或多发囊肿有关。

流行病学和病因

狗和野生动物是细粒棘球绦虫的最终宿主，人类为中间宿主（图26.1~图26.3）。包虫感染主要为粪−口途径传播，通过摄入被含有虫卵的犬粪污染的食物而导致。

这种疾病流行于同时饲养牛和狗的地区（地中海国家、中东、大洋洲、南非和南美洲）。近年来，移民和旅游使得欧洲和北美地区的发病率增加，在欧洲和北美被认为是新出现或再次出现的疾病。肝脏（60%）和肺脏（30%）是常见的感染部位。中枢神经系统受累发生率低于3%，大脑感染的比例约为2%，而脊柱感染的患者不到1%。

在大脑中，囊肿通常呈白色球状，囊壁柔软光滑具有弹性。病变生长缓慢（每年1~5厘米），通常是孤立的，位于幕上皮质下。脑室、脑干、颅后窝、眼眶、硬膜下和硬膜外区域以及颅骨是少见发生部位。大多数患者是儿童或年轻男性。

临床表现

根据囊性病变所在位置及体积不同，症状表现多样，可以从单纯头痛到颞叶沟回疝。最常见的症状是头痛、四肢无力、癫痫、精神改变，特别在儿童中表现为头围的增加或颅骨畸形。颅内压升高的症状和体征常见。视神经乳头水肿可导致视神经萎缩出现单侧或双侧失明。精神症状较少见，可表现为在学习或工作中易发怒。

腹部或胸部包虫病外科治疗病史同时近期出现神经系统症状可高度提示脑包虫病。

影像学特征

脑包虫病的CT扫描特点：周围无水肿的球形、薄壁、局限、单房、低密度（近似于脑脊液密度）的病灶（图26.4~图26.19）。通常，注射造影剂后没有增强。同侧脑室可以受压，中线向对侧移位。偶可以观察到一个大的囊肿内部被分割为多个子囊。囊肿壁钙化很少见。

在MR T_1加权像、T_2加权像以及液体衰减反转恢复（FLAIR）像，囊肿与CSF呈等信号，T_1加权像和T_2加权像呈低信号边缘，病灶周围不存在水肿。在增强T_1加权像上并没有显示增强，但在囊肿

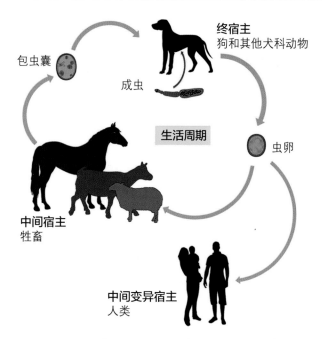

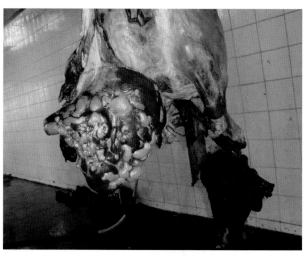

图26.3　在绵羊中浸润肝实质的细粒棘球绦虫的多个囊泡（图片由摩洛哥，拉巴特Dr. Y. Lhor，DVM，PhD提供）

图26.1　细粒棘球绦虫的生命周期示意图［来自Guisantes（2014）；经Springer授权］

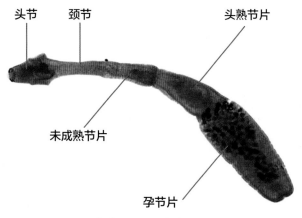

图26.2　细粒棘球绦虫的成年绦虫。长约4mm，由一个带有四个吸盘、众多钩子和三个节片的头节（头部）组成。妊娠节片含有虫卵（图片由摩洛哥，拉巴特Pr.A.Dakkak，DVM，PhD提供）

感染的情况下可观察到环状强化。质子磁共振波谱可用来识别囊肿的代谢物。

鉴别诊断包括囊性星形细胞瘤、蛛网膜囊肿、表皮样囊肿、脓肿、神经室管膜囊肿和脑穿通性囊肿（图26.20、图26.21）。

实验室检查

患者脑脊液中可能有嗜酸性粒细胞增多。脑组织对包虫病几乎没有免疫反应，因此血清学检查对诊断这种疾病的价值不大。并发症如破裂、感染是导致血清学检查阳性的最重要因素。

在显微镜检查中，囊内所包含的发芽寄生颗粒称为棘球蚴砂。

治疗

手术完整切除囊肿是治疗的主要手段。应尽一切努力防止囊液溢出并彻底清除囊肿。

通常采用Dowling手术步骤：大骨窗开颅并适度切开皮层，在脑实质内注入一定压力的盐溶液来漂浮包虫囊（注水漂浮法）（图26.7~图26.9）。外科水分离术是通过用软尖导管轻柔冲洗囊肿与脑组织接触面完成的。这项技术取决于囊肿壁和大脑表面之间的粘连程度。用高渗盐水或含氧水进行灌注手术野可用于预防局部复发。

如果发生囊肿意外破裂，邻近的组织将被污染，未来可能再次发生多个囊肿。过敏反应（过敏性休克）是术中囊肿溢出发生时的另一种并发症。

驱虫药物（主要是阿苯达唑和甲苯达唑）可用于围手术期预防复发，但其在中枢神经系统的功效尚未确定。

术前癫痫发作患者需要长期抗癫痫治疗。

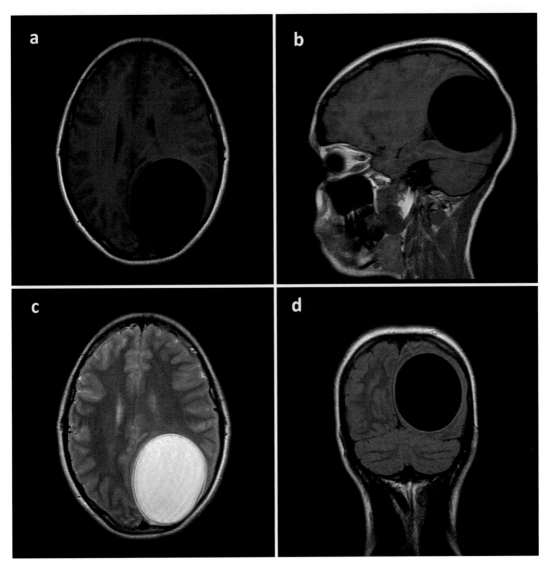

图26.4　病例26.1。脑包虫囊肿。左侧顶枕部的大的、界限清楚的单房囊性病变，无边缘水肿。MR轴位（a）和矢状位（b）T₁加权像，MR轴位T₂加权像（c）和FLAIR序列（d）

预后

大多数患者的神经功能缺损可恢复。术后并发症包括硬膜下积液、硬膜外血肿和感染，但死亡率低于10%。

复发是常见的并发症，与去除原囊肿过程中导致的囊内容物溢出或多发囊肿有关，因此需要长时间的随访。

大规模预防计划的目标应是打破寄生虫的生命周期并对流行地区的农民进行健康教育。

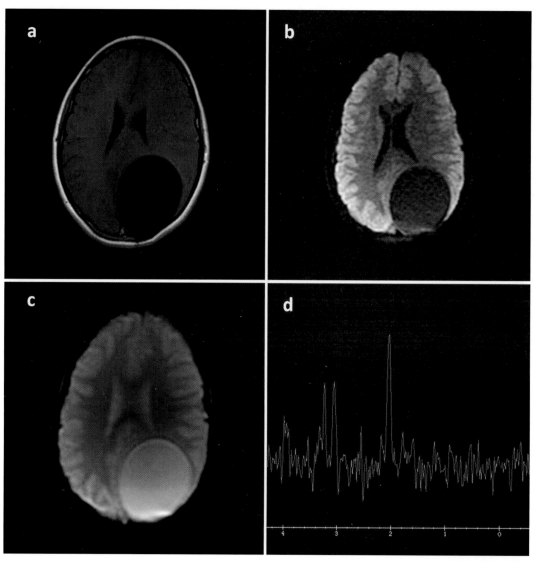

图26.5 病例26.1。脑包虫囊肿。轴位T₁加权像（a），DWI像（b），表观扩散系数图（c）和MR波谱（d）

图26.6 病例26.1。这名患者同时有一个孤立的肝包虫囊肿。腹部MR轴位T₂加权像

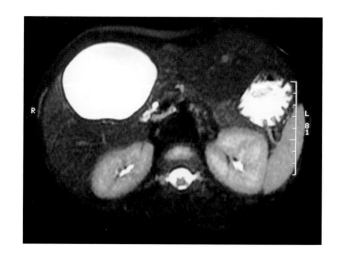

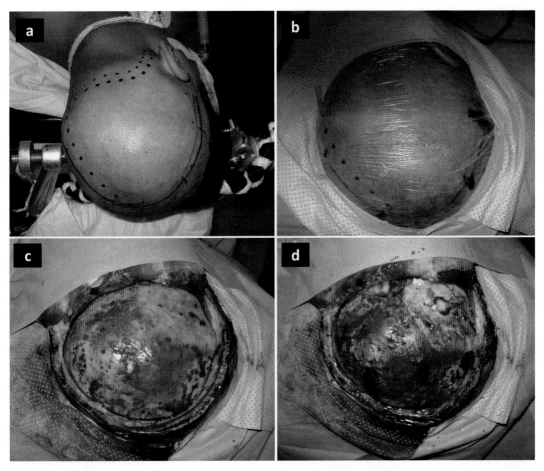

图26.7　病例26.1。手术视图。患者的头位（a），手术区域消毒和铺巾区（b），掀开的大皮瓣（c），大骨窗钻孔开颅术（d）

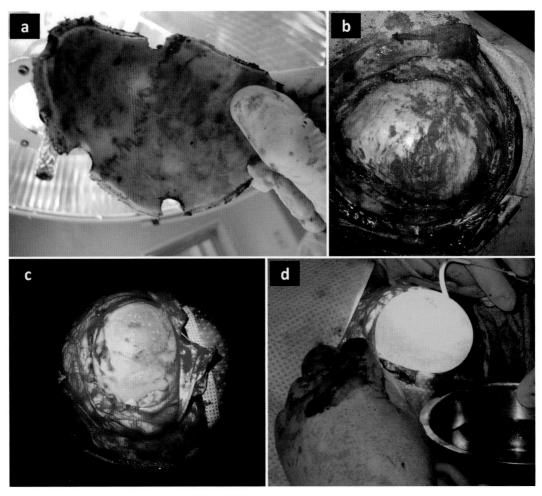

图26.8　病例26.1。手术视图。去除的大骨瓣（a）。高张力的硬脑膜（b）。整个囊壁暴露（c）。Dowling手术方式：通过注水漂浮法排出完整的包虫囊（d）

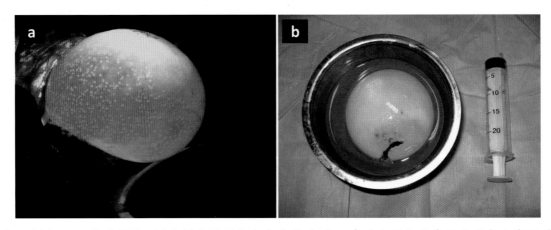

图26.9　病例26.1。手术视图。逐渐排出的完整包虫囊肿（a）。在盛水的水盆中的完整包虫囊肿（b）

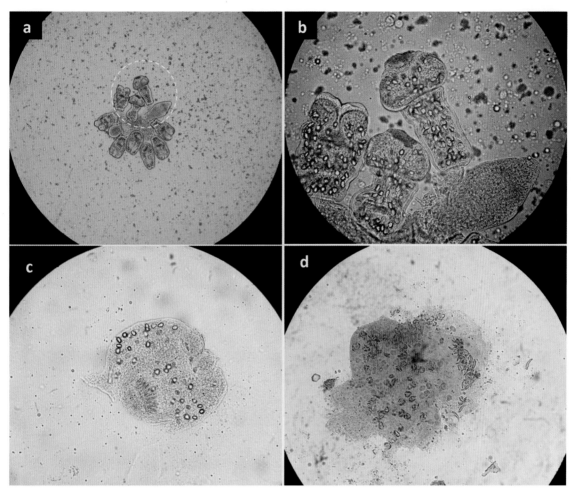

图26.10 病例26.1。在低倍镜（a）和高倍镜（b）下的脑包虫囊肿中的各种原头蚴。用亚甲蓝（c）和刚果红（d）染色的原头蚴（由摩洛哥，拉巴特Pr. B. Lmimouni，Pharm D提供）

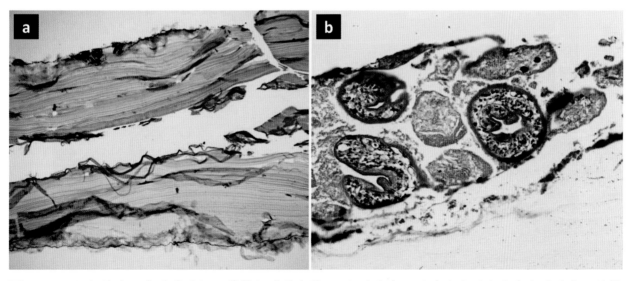

图26.11 细粒棘球蚴囊肿壁的组织学特征（苏木精–伊红染色）：具有角皮层和内生发层的囊状结构（低倍镜下）（a）。显示各种原头节的显微照片（中等倍镜下）（b）

图26.12 头颅侧位X线显示前额钙化包虫囊肿［来自Hossain（2014）；经Springer许可］

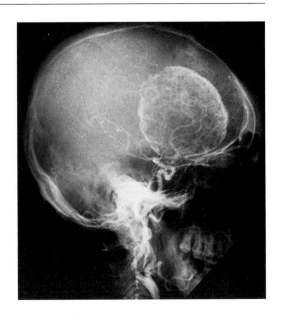

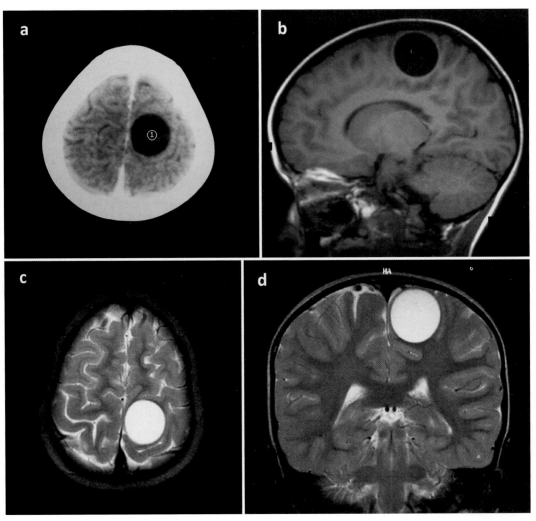

图26.13 儿童脑包虫囊肿。MR轴位CT扫描（a），矢状位（b）T₁加权像，轴位（c）和冠状位（d）T₂加权像，显示左额外侧裂区有一个清晰的孤立的囊性病变，压迫周围脑实质但无周围水肿

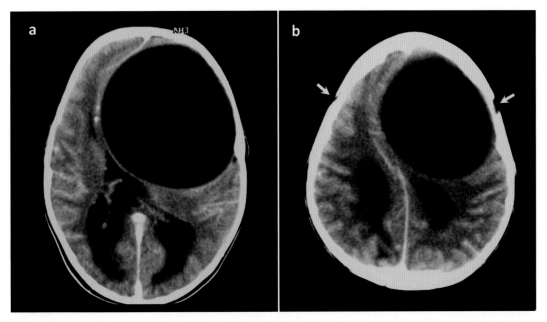

图26.14 （a，b）一位儿童进行轴位增强CT扫描，显示巨大的脑包虫囊肿挤压中线结构产生移位。注意冠状缝的分离（箭头）

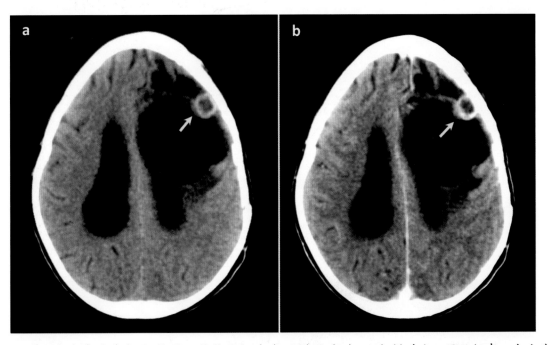

图26.15 左额包虫囊肿手术后6个月，轴位平扫（a）及增强（b）CT扫描对比。显示仍有一个小残余囊肿，或术后复发（箭头）

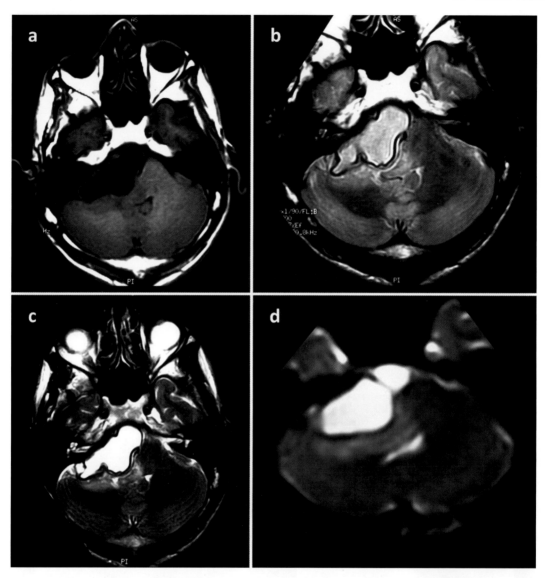

图26.16　病例26.2。右侧小脑桥脑角区的包虫囊肿伴脑干受压。轴位MR T₁加权像（a），FLAIR序列像（b），T₂加权像（c）以及表观扩散系数图（d）

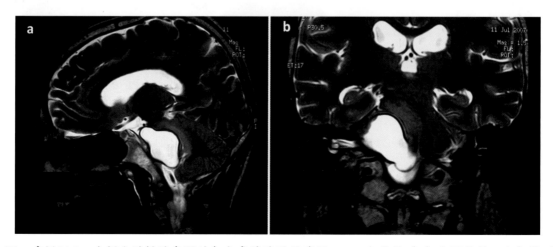

图26.17　病例26.2。右侧小脑桥脑角区的包虫囊肿伴脑干受压。MR矢状位（a）和冠状位T₂加权像（b）

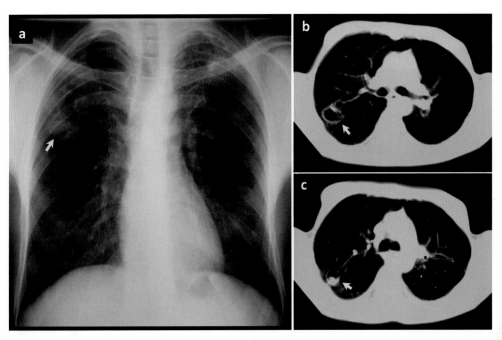

图26.18 病例26.2。在胸部X线（a）和胸部轴位CT扫描（b，c）上可见该患者还有一个孤立的肺包虫囊肿（箭头）

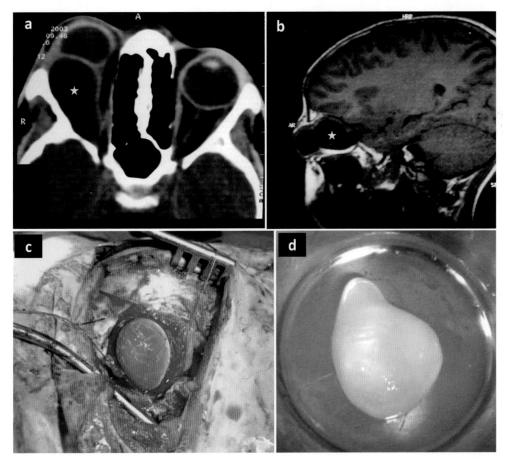

图26.19 右侧眶腔中的包虫囊肿。MR轴位CT扫描（a）和矢状位T₁加权像（b）显示眼球后囊肿样巨大肿块（星号）。通过外侧眶切开术去除寄生虫囊肿的手术视图（Kronlein方法）（c）。眼眶包虫囊肿被完整取出而没有破裂（d）（由摩洛哥，梅克内斯A. Taous医师提供）

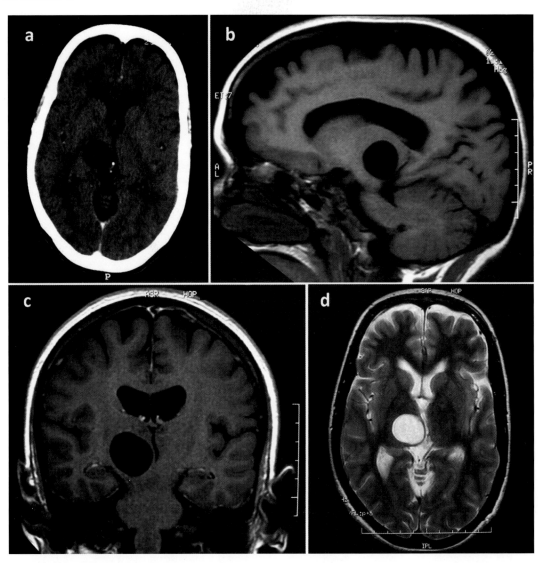

图26.20　包虫囊肿形态相似的丘脑-中脑神经上皮囊肿。轴位增强CT（a），MR矢状位（b）和冠状位（c）T$_1$加权像，MR轴位T$_2$加权像（d）

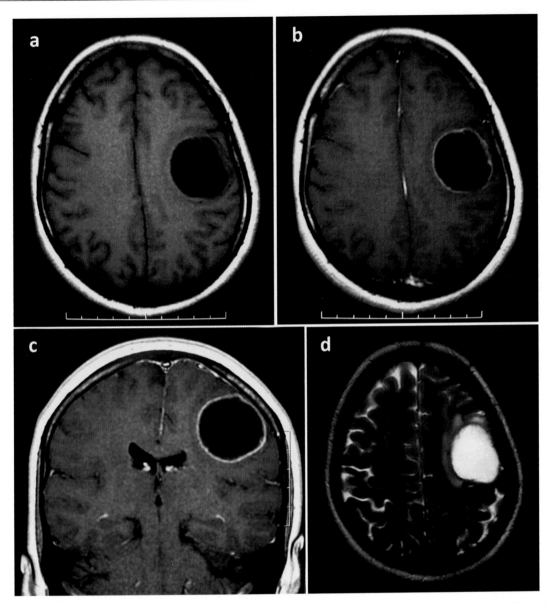

图26.21　左额近中央沟的良性囊性星形细胞瘤，与包虫囊肿相似。MR轴位平扫（a）和增强（b）T₁加权像，冠状位增强T₁加权像（c），轴位T₂加权像（d）。注意强化后的环状病灶增强及轻度的周围性水肿

（骆宏亮　译　江荣才　校）

推荐阅读

Akhaddar A. Unusual pathogens. In: Akhaddar A, editor. Cranial osteomyelitis. Diagnosis and treatment. Switzerland: Springer International Publishing; 2016. p. 259–83. doi:10.1007/978-3-319-30268-3_14.

Akhaddar A, Mahi M, Amarti A, el Quessar A, el Hassani MY, Chakir N, et al. Simple cyst of the cerebellum. Report of a case. J Neuroradiol. 2001;28:209–14.

Arana-Iñiguez R, López-Fernández JR. Parasitosis of the nervous system, with special reference to echinococcosis. Clin Neurosurg. 1966;14:123–44.

Bükte Y, Kemaloglu S, Nazaroglu H, Ozkan U, Ceviz A, Simsek M. Cerebral hydatid disease: CT and MR imaging findings. Swiss Med Wkly. 2004;134:459–67.

Dakkak A. Echinococcosis/hydatidosis: a severe threat in Mediterranean countries. Vet Parasitol. 2010;174:2–11. doi:10.1016/j. vetpar.2010.08.009.

Duishanbai S, Jiafu D, Guo H, Liu C, Liu B, Aishalong M, et al. Intracranial hydatid cyst in children: report of 30 cases. Childs Nerv Syst. 2010;26:821–7. doi:10.1007/s00381-009-1008-2.

Guisantes JA. Control and prevention of hydatidosis. In: Turgut M, editor. Hydatidosis of the central nervous system. Berlin: Springer International Publishing; 2014. p. 306.

Hossain Z. Hydatidosis of the skull. In: Turgut M, editor. Hydatidosis of the central nervous system. Berlin: Springer International Publishing; 2014. p. 56.

Iraqi W. Diagnostic value of semi-purified antigens of hydatid cyst fluid in human cystic echinococcosis. Acta Parasitol. 2016;61:144–50. doi:10.1515/ap-2016-0019.

Kovoor JM, Thomas RD, Chandrashekhar HS, Jayakumar PN, Pillai S, Shankar SK. Neurohydatidosis. Australas Radiol. 2007;51:406–11.

Luo K, Luo DH, Zhang TR, Wen H. Primary intracranial and spinal hydatidosis: a retrospective study of 21 cases. Pathog Glob Health. 2013;107:47–51. doi:10.1179/2047773213Y.0000000072.

Mohindra S, Savardekar A, Gupta R, Tripathi M, Rane S. Varied types of intracranial hydatid cysts: radiological features and management techniques. Acta Neurochir. 2012;154:165–72. doi:10.1007/ s00701-011-1181-4.

Nourbakhsh A, Vannemreddy P, Minagar A, Toledo EG, Palacios E, Nanda A. Hydatid disease of the central nervous system: a review of literature with an emphasis on Latin American countries. Neurol Res. 2010;32:245–51. doi:10.1179/016164110X12644252260673.

Osborn AG, Preece MT. Intracranial cysts: radiologic-pathologic correlation and imaging approach. Radiology. 2006;239:650–64.

Panda NB, Batra Y, Mishra A, Dhandapani S. A giant intracranial hydatid cyst in a child: intraoperative anaesthetic concerns. Indian J Anaesth. 2014;58:477–9. doi:10.4103/0019-5049.139018.

Pedrosa I, Saíz A, Arrazola J, Ferreirós J, Pedrosa CS. Hydatid disease: radiologic and pathologic features and complications. Radiographics. 2000;20:795–817.

Turgut M, editor. Hydatidosis of the central nervous system: diagnosis and treatment. Berlin: Springer International Publishing; 2014. doi:10.1007/978-3-642-54359-3.

第27章　脊柱包虫病

脊柱包虫病是一种罕见的寄生虫性疾病，由细粒棘球绦虫幼虫囊肿在人类脊髓中生长发展而来。其囊肿通常多泡、多发并具有侵袭性。常见症状为慢性背痛、神经根病、下肢无力、括约肌障碍以及脊柱畸形。在CT及MRI影像中，囊肿（与脑脊液信号相似）呈多房性，具有不规则分支且表现骨侵袭性。脊柱包虫病的治疗目标是去除病变、缓解疼痛、避免神经损伤和维持脊柱稳定性。但是与大多数脑包虫病不同的是，该病几乎不可能在不造成囊肿破裂的情况下切除囊肿。脊柱包虫病具有高复发率，会导致脊柱渐进性破坏和神经功能恶化。因此，脊柱包虫病的预后很差且常被当作脊柱恶性疾病。

流行病学和病因

如第26章所述，包虫病是由细粒棘球绦虫的幼虫囊肿导致，经由粪-口途径摄入被含有虫卵的犬类粪便污染的食物而感染人体（图26.1）。该疾病在地中海国家、中东地区、大洋洲、非洲和南美洲等地流行，但是近年来随着移民和旅行人口的增多导致其在欧洲和北美洲的发病率上升，并成为了新发或再发疾病。

肝脏（60%）和肺脏（30%）是最常见的感染部位，只有0.5%~2%的病例侵及骨骼，而仅有不到1%的患者累及脊柱。脊柱包虫病与脑包虫病发病比例为1∶2。脊柱的破坏会导致稳定性下降并继发神经损伤。

在脊柱中，囊肿通常表现为多泡性、多发性和侵袭性。习惯上将脊柱包虫病分为5种类型：髓内型、髓外硬膜下型、硬膜外型、脊柱型及椎旁型（图27.1）。有时可以见到哑铃状表现。哑铃型是指在椎管及椎旁空间均有病灶并由包虫囊肿穿过椎间孔连接起来的一类脊柱包虫病。伴有硬膜外扩张的椎体病变是最常见的类型，在该类型中，神经、椎体、骨质和软组织同时受累（图27.2~图27.5）。硬膜内包虫病是一种罕见类型，最常见的发病部位是下胸段和腰段脊柱。该病以男性患者为主。

临床表现

通常，脊柱包虫病发病隐匿，无症状期较长。该病的症状和体征取决于累及部位、病灶大小、数目及囊性病变的延伸范围；病变的临床表现多样，轻至佝偻病，重则完全性截瘫或四肢瘫。

该病最常见的临床症状是慢性背痛、神经根病、下肢无力、括约肌障碍和脊柱畸形。脊柱损伤可以导致病理性骨折伴急性神经症状。其他症状及体征与肝脏和肺脏受累有关。既往包虫病史有利于诊断。

影像学特征

平片可能表现为多发的、界限清楚的、溶骨性的、膨大的脊柱空洞区域（"虫蚀"样病变）且不伴有骨膜反应或硬化。胸部X线可以显示并发的肺泡性囊肿（图27.6）。

脊柱包虫病的形态学分类

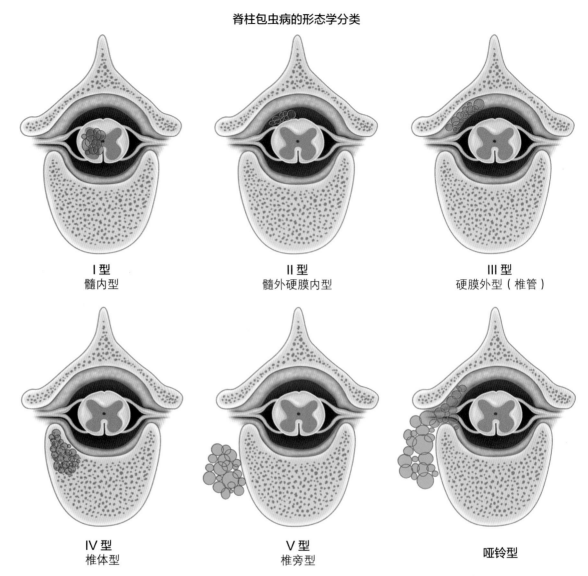

Ⅰ 型
髓内型

Ⅱ 型
髓外硬膜内型

Ⅲ 型
硬膜外型（椎管）

Ⅳ 型
椎体型

Ⅴ 型
椎旁型

哑铃型

图27.1　脊柱包虫病的形态学分类

　　CT扫描显示椎体、后神经弓和（或）肋骨的不规则的骨质侵蚀（图27.7）。典型的球形病变并伴随卫星囊肿常见于脊柱旁软组织。强化少见且通常与合并细菌感染有关。

　　脊柱CT扫描或许是更有效的方法，因为它可以显示骨质的细节和囊壁的压迫情况。而脊髓造影存在因囊肿破裂而导致疾病扩散的风险。

　　在MR影像上，囊肿表现为多腔性，囊壁薄且有不规则分支，就如一串葡萄一样（图27.8和图27.9）。这些液性病变在T$_1$加权像上呈低信号，在T$_2$加权像上呈高信号。信号强度的改变反映囊肿活性的变化。钆增强T$_1$加权像无法显示增强影像。在

感染的囊肿中可以观察到环状强化或肉芽肿病变。硬膜内的脊柱包虫囊肿会呈现为椭圆形，形态似香肠。弥散加权像有助于区分包虫囊肿、脓肿和其他囊性病变。

　　脊柱旁病变及腹部相关病变可通过超声或CT来进行评估。

　　鉴别诊断可包括发育性囊肿（表皮样囊肿、皮样囊肿、畸胎瘤囊肿、神经管原肠囊肿）、脑脊膜膨出、蛛网膜囊肿、Tarlov囊肿、滑膜囊肿、血管瘤、转移瘤、浆细胞瘤、神经鞘瘤、动脉瘤性骨囊肿、囊虫病和Pott病。

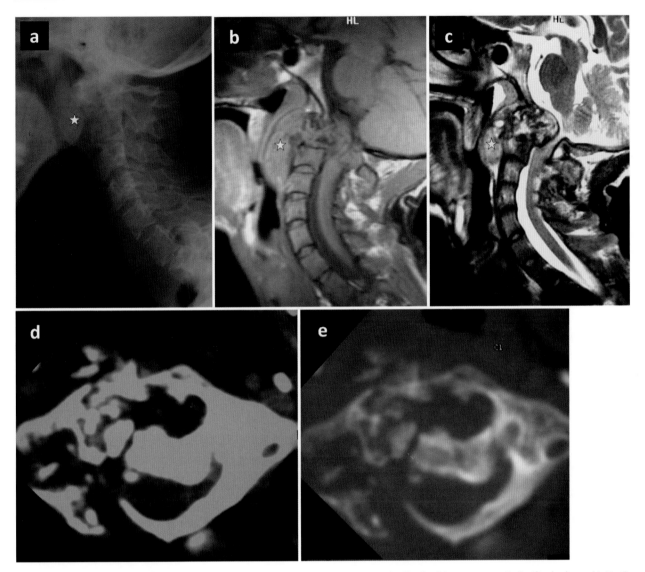

图27.2　包虫病累及颅颈关节。侧面观（a），MR矢状位T_1加权像（b），MR T_2加权像（c），轴位平扫CT骨窗（d），薄壁组织窗（e）。囊性病变累及枢椎齿突、C_2椎体和C_1前外侧部及咽后部（星号）和骨内沟管延伸。注意枕骨下脱臼和延髓受压

实验室检查

　　血清学检查结果阴性对脊柱包虫病没有意义。嗜酸性粒细胞反应阳性会适当增加诊断效率。存在并发症（破裂或感染）是导致血清学阳性的最重要因素。

　　在显微镜下囊肿包含有萌发的寄生性颗粒，称为棘球蚴砂。

治疗

　　脊柱包虫病的首选治疗方式是外科神经减压术，并在可能的情况下完整切除囊肿。然而与大多数脑包虫病不同的是，在不造成囊壁破裂的情况下进行全囊肿切除是不现实的。手术可应用各种脊柱入路，包括前入路、后入路、后外侧入路或复合式入路。为了预防潜在的神经系统并发症，应对脊柱不稳定性及畸形进行处理。不论是否感染都应使用融合和（或）器材（板、棒及钩子）固定。

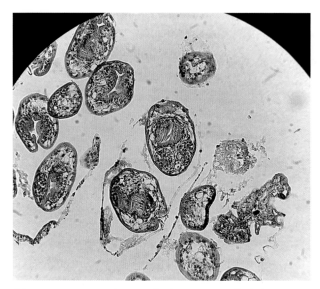

图27.3 显微照片显示多样化的原头节（中倍镜；过碘酸希夫反应染色）（由摩洛哥，马拉喀什 Pr.R.Moutaj,PharmD提供）

使用杀疥螨溶液（高渗盐水或含氧水）冲洗术野可能有助于预防局部复发。而当发生术中渗漏时可以观察到过敏反应这一并发症的发生。

围手术期给予驱虫类药物（阿苯达唑和甲苯达唑）可能有助于预防复发，但是其有效性尚不明确。

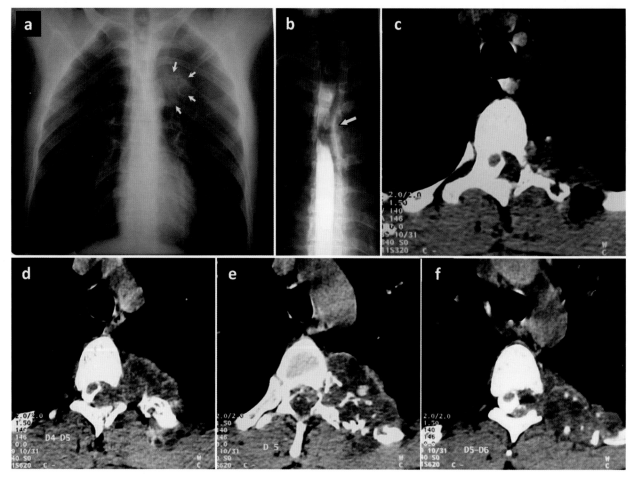

图27.4 左侧胸部椎内及椎旁硬膜外包虫囊肿（哑铃型），导致脊膜和脊髓受压。普通胸片（a），脊髓造影（b），脊髓造影后CT平扫（c~f）

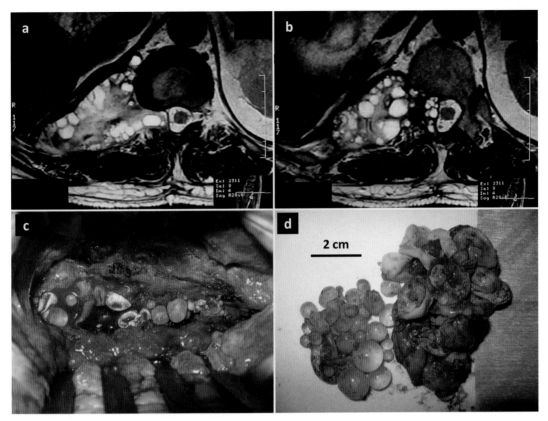

图27.5 右胸腰部椎内及椎旁硬膜外包虫囊肿（哑铃型），导致脊髓受压。MR轴位 T_2 加权像（a，b）。后腰背部暴露并椎板切除术术中视角，显示硬膜外多发椎体囊肿（c）。一系列多发包虫囊肿（d）

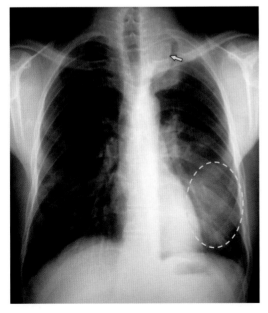

图27.6 病例27.1。普通胸片显示左侧胸肺区域多发包虫囊肿：上胸部椎旁（箭头）和心脏后方（椭圆形虚线）

预后

大多数经过早期治疗的患者能够从神经功能缺损中恢复，但是因为该病的高复发率，脊柱包虫病的预后很差且常被当作脊柱恶性疾病（被称作"白癌"）。因此，该病患者需经过长期随访，并且常需要进行再次手术（图27.10~图27.17）。

半身不遂患者可因压疮这一并发症而导致死亡。身体其他部位的棘球蚴病变也应当作为预后因素考虑（图27.18）。

卫生预防应当着眼于打断寄生链和加强流行地区的农村人口教育。

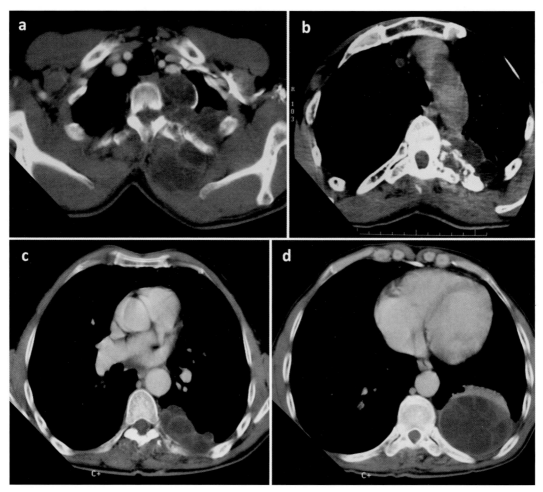

图27.7　病例27.1。（a~d）胸部轴位增强CT显示伴有后部肋骨骨质溶解的低密度、多腔性左胸部椎旁病变

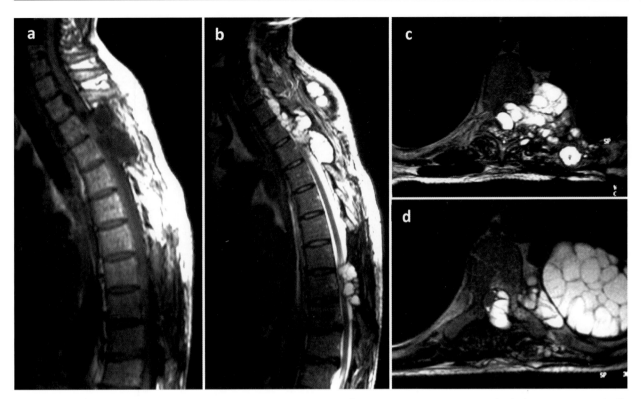

图27.8　病例27.1。MR对于椎内囊肿伴脊髓受压显示更清晰。MR矢状位T₁加权像（a），MR T₂加权像（b），MR轴位T₂加权像（c，d）。所有囊肿与脑脊液等信号

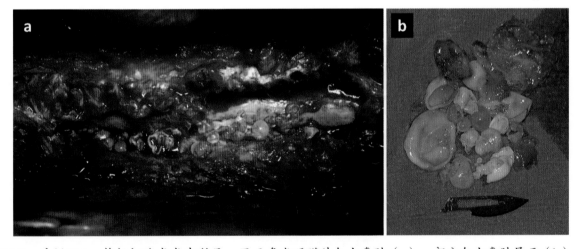

图27.9　病例27.1。椎板切除术术中所见，显示多发硬膜外包虫囊肿（a）。部分包虫囊肿展示（b）

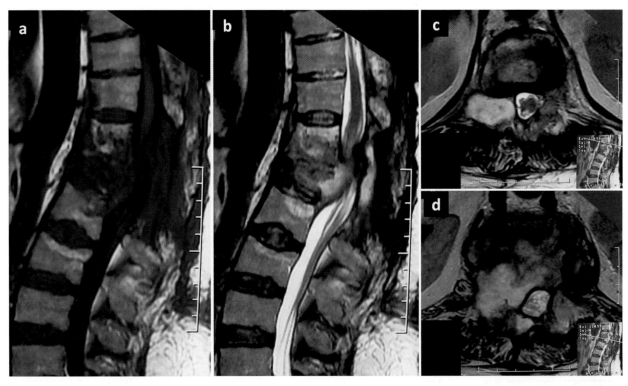

图27.10 女性患者，既往9年经历了后椎板切除术、清创术和胸腰椎融合术，MR矢状位T$_1$加权像（a），矢状位T$_2$加权像（b），轴位T$_2$加权像（c, d）显示囊肿复发且并发感染，脊髓圆锥和马尾受压

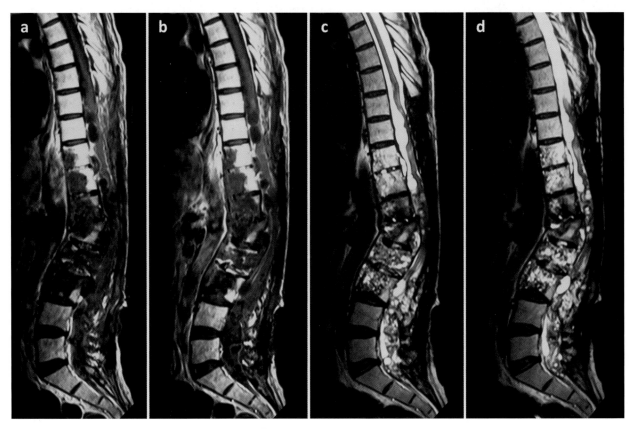

图27.11 经历多次手术的脊柱胸腰部包虫囊肿累及硬膜外和蛛网膜下隙的患者。MR矢状位T$_1$加权像（a, b）和矢状位T$_2$加像权（c, d）

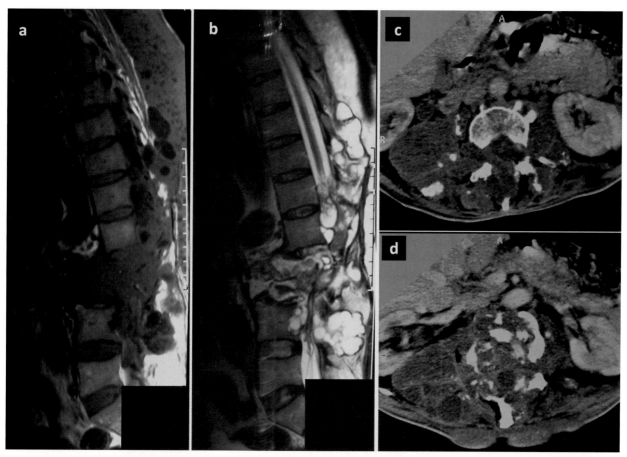

图27.12 MR矢状位T₁加权像（a）和矢状位T₂加权像（b）显示混合型广泛胸腰椎部多椎体病变，伴L₂~L₃椎体脱白。轴位增强CT（c，d）显示L₂、L₃椎体和后神经弓骨质侵蚀，伴广泛椎内和椎旁囊性病变

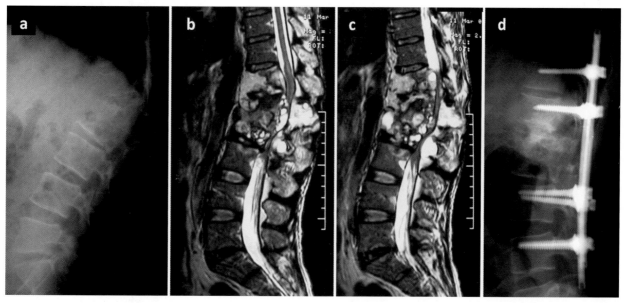

图27.13 脊柱胸腰段X线侧位片（a）和MR矢状位T₂加权像（b，c）显示T₁₂、L₁、L₂椎体骨质溶解伴脊柱下脱白和脊髓受压。经减压及器材固定术后侧面观（d）

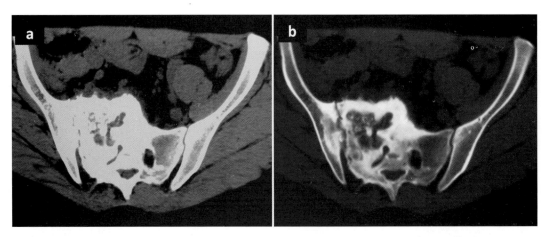

图27.14　轴位平扫CT组织窗（a）与骨窗（b）显示累及骶髂关节的右侧髂骨包虫囊肿

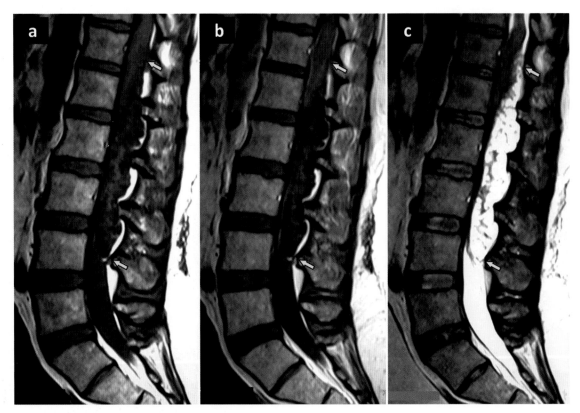

图27.15　病例27.2。MR矢状位平扫（a）和增强（b）T_1加权像，T_2加权像（c），显示T_{12}~L_4脊椎（箭头）多腔性包虫病变，不伴骨质溶解

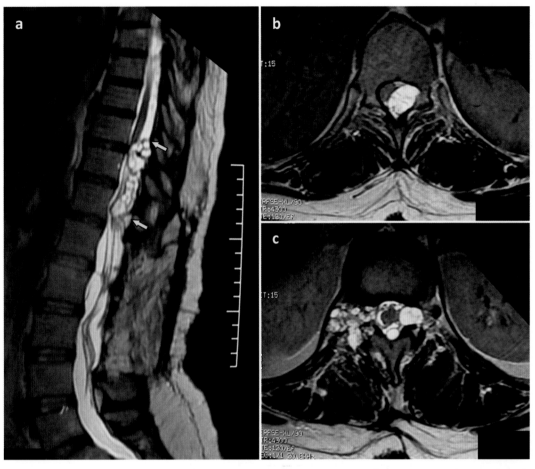

图27.16　病例27.2。该患者既往行局限性后椎板切除术（L₃~L₁）及清创术。20个月后因囊肿未完整切除（箭头）再次复发，影像如MR矢状位（a）和轴位T₂加权像所示（b，c）。再行T₁₂~T₁₀椎板切除术后恢复良好

图27.17　MR矢状位T₂加权像示颈椎后部硬膜外囊肿病变伴C₄~C₆脊髓轻度受压（箭头）

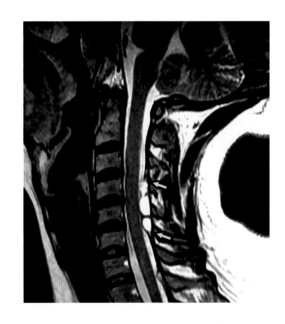

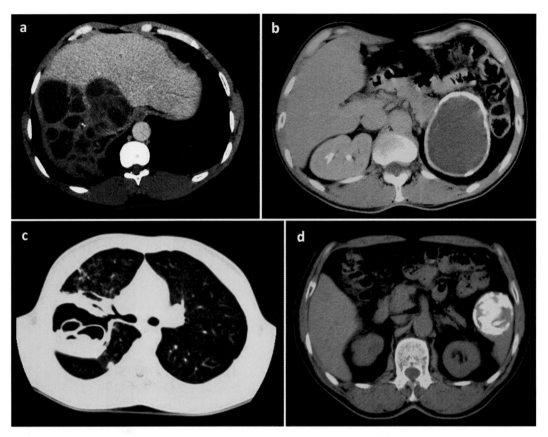

图27.18 轴位平扫CT示肝脏（a）、左肾（b）、右肺（c）和脾（钙化）（d）包虫病

（郭林月 译 江荣才 校）

推荐阅读

Akhaddar A, Boucetta M. Parasitic infections of the central nervous system. In: Hall WA, Kim PD, editors. Neurosurgical infectious disease. Surgical and nonsurgical management. New York: Thieme; 2014. p. 81–94.

Akhaddar A, Gourinda H, el Alami Z, el Madhi T, Miri A. Hydatid cyst of the sacrum. Report of a case. Rev Rhum Engl Ed. 1999;66:289–91.

Arana-Iñiguez R, López-Fernández JR. Parasitosis of the nervous system, with special reference to echinococcosis. Clin Neurosurg. 1966;14:123–44.

Braithwaite PA, Lees RF. Vertebral hydatid disease: radiological assessment. Radiology. 1981;140:763–6.

Chakir N, Akhaddar A, El Quessar A, El Ouahabi A, El Hassani MR, El Khamlichi A, et al. Primary intradural extramedullary hydatidosis. Case report and review of the literature. J Neuroradiol. 2002;29:177–82.

Dakkak A. Echinococcosis/hydatidosis: a severe threat in Mediterranean countries. Vet Parasitol. 2010;174:2–11. doi:10.1016/j. vetpar.2010.08.009.

Doganay S, Kantarci M. Role of conventional and diffusion-weighted magnetic resonance imaging of spinal treatment protocol for hydatid disease. J Spinal Cord Med. 2009;32:574–7.

Kafaji A, Al-Zain T, Lemcke J, Al-Zain F. Spinal manifestation of hydatid disease: a case series of 36 patients. World Neurosurg. 2013;80:620–6. doi:10.1016/j.wneu.2013.06.013.

Luo K, Luo DH, Zhang TR, Wen H. Primary intracranial and spinal hydatidosis: a retrospective study of 21 cases. Pathog Glob Health. 2013;107:47–51. doi:10.1179/2047773213Y.0000000072.

Neumayr A, Tamarozzi F, Goblirsch S, Blum J, Brunetti E. Spinal cystic echinococcosis - a systematic analysis and review of the literature: part 1. Epidemiol Anat PLoS Negl Trop Dis. 2013;7:e2450. doi:10.1371/journal.pntd.0002450.

Nourbakhsh A, Vannemreddy P, Minagar A, Toledo EG, Palacios E, Nanda A. Hydatid disease of the central nervous system: a review of literature with an emphasis on Latin American countries. Neurol Res. 2010;32:245–51. doi:10.1179/016164110X12644252260673.

Pamir MN, Ozduman K, Elmaci I. Spinal hydatid disease. Spinal Cord. 2002;40:153–60.

Prabhakar MM, Acharya AJ, Modi DR, Jadav B. Spinal hydatid disease: a case series. J Spinal Cord Med. 2005;28:426–31.

Swanson KI, Resnick DK. Vertebral column infections. In: Hall WA, Kim PD, editors. Neurosurgical infectious disease. Surgical and nonsurgical management. New York: Thieme; 2014. p. 147–62.

Turgut M, editor. Hydatidosis of the central nervous system: diagnosis and treatment. Berlin: Springer International Publishing; 2014.

第28章　中枢神经系统其他寄生虫感染

许多寄生虫感染都可累及中枢神经系统。虽然它们在临床上并不常见，但是知道这些疾病，并在适当病例的鉴别诊断中考虑到它们是很重要的。大多数感染用药物治疗即可，是不需要外科干预的。神经外科医师在大多数神经寄生虫病患者的治疗中的任务是，为诊断提供病理组织，为症状性脑积水的患者行脑脊液（CSF）分流，有时需处理脑脊髓占位效应或脊柱不稳定。可能需要神经外科干预的最常见寄生虫病是囊虫病、弓形虫病、包虫病、阿米巴病和血吸虫病。早期诊断和积极治疗对于取得最佳预后是很重要的。对于寄生虫病流行地区需要采取控制和预防方案来减少发病率。

囊虫病

脑囊虫病见第25章。

弓形虫病

弓形虫病是一种由胞内球虫原生弓形虫引起的世界范围的寄生虫感染。致病病原体的感染主要通过食用未充分煮熟的肉、意外摄入受污染的猫粪便（污染的水、土壤、蔬菜和水果）或通过母婴传播。可以从小肠传播到所有器官，包括大脑、心脏、眼睛、骨骼肌、胎盘和胎儿。大多数弓形虫感染是无症状的，神经弓形虫病主要分为3种类型：先天性弓形虫病、免疫力正常宿主的弓形虫病和免疫功能低下患者的机会性感染，包括获得性免疫缺陷综合征（AIDS）、恶性肿瘤或器官移植的患者。第30章描述了有关AIDS患者感染弓形虫病的资料，以及与弓形虫病有关的肉芽肿和脑炎的影像（图30.3~图30.13）。

中枢神经系统侵袭可表现为占位性病变（弓形虫脓肿）、脑病或脑膜脑炎。脑膜脑炎是AIDS患者感染弓形虫病最常见、最严重的表现。相反，先天性弓形虫病表现为脉络膜视网膜炎、脑脊髓炎、脑积水和小头畸形。脓肿形成表现为病灶部位相关的局灶性神经功能缺损。而脊髓受累（脊髓炎）不常见。

诊断需要血清学检查（血液和脑脊液）和组织活检相结合。在组织病理学研究中，用Giemsa染色组织切片观察寄生虫最清楚，可见组织坏死区被单核反应所分隔。

神经影像学表现多样。先天性弓形虫脑病在新生儿中表现为脑积水、小头畸形和钙化（主要见于脑室周围区、基底节区和皮质下区）。弓形虫脓肿常为双侧和多发的。CT扫描和MRI检查可见局灶性圆形病灶伴周围水肿和环形强化（图28.1~图28.4）。大多数病灶位于皮质下（基底节区与皮髓质交界处）。尤其是免疫功能低下的神经弓形虫病患者，需要与以下疾病鉴别诊断：淋巴瘤、进行性多灶性白质脑病、巨细胞病毒脑炎、脓肿、结核球和其他机会性感染（如真菌病原体）。

先天性弓形虫病的治疗需要应用乙胺嘧啶和磺胺嘧啶。对磺胺嘧啶过敏的患者，可应用克林霉素、阿托喹和甲氧苄啶/磺胺甲噁唑。对于免疫功能低下的患者，应将叶酸添加到乙胺嘧啶/磺胺嘧啶中，疗程应为4~6周。螺旋霉素是治疗孕妇患者

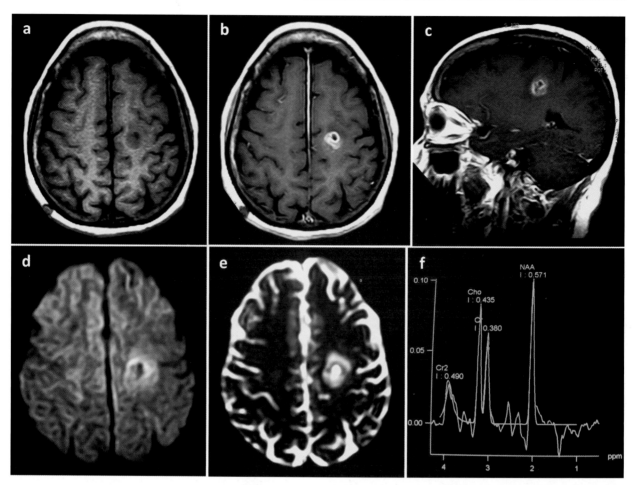

图28.1 弓形虫病致脑肉芽肿。MR轴位平扫（a）和增强（b）T$_1$加权像。MR矢状位增强T$_1$加权像（c），扩散加权像（d），表观扩散系数图（e），磁共振波谱（f）显示左额叶有一个伴有周围水肿的单发环形强化病变

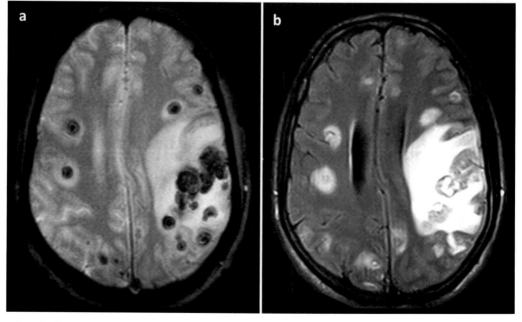

图28.2 质子密度加权像（a）和衰减反转恢复（FLAIR）序列（b）显示弓形虫引起的多发性脑肉芽肿性病变。重要的是有广泛性灶周水肿

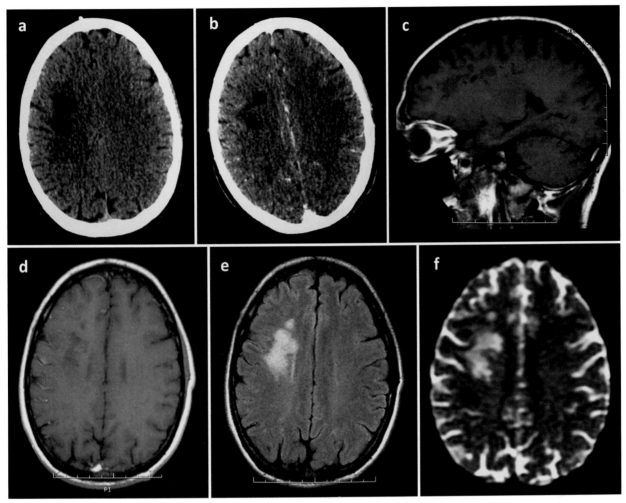

图28.3 一位43岁男性患者，以癫痫发作为特征的局限性右额叶皮质下脑炎。弓形虫病的诊断采用脑脊液血清学检测。所示分别为头颅轴位平扫（a）和增强（b）CT、MR矢状面平扫T$_1$加权像（c）、MR轴位增强T$_1$加权像（d）、FLAIR序列（e），以及表观扩散系数图（f）

的最佳方法。手术适用于具有明显占位效应和那些对药物治疗无效的脑部病变，也用于活检和症状性脑积水患者的脑脊液分流。

脑积水、永久性局灶性运动感觉障碍或癫痫发作是最常见的后遗症，尤其是免疫功能低下的宿主。对于未经治疗的婴儿，先天性弓形虫病会造成严重的神经损伤和失明。在AIDS患者中，神经弓形虫病相关死亡率极高。与死亡和神经后遗症相关的最重要因素是年龄、意识水平低下和认知障碍。总之，总体预后取决于脑受累的严重程度和基础疾病。在AIDS人群中，甲氧苄啶/磺胺甲噁唑用于预防性治疗弓形虫脑炎。

包虫病

脑和脊柱包虫病见第26章和第27章。

阿米巴病

阿米巴病是由溶组织内阿米巴原虫（图2.25）、福（勒）氏耐格里阿米巴、阿斯特罗尼棘阿米巴和狒狒巴拉姆希阿米巴引起的一种广泛的寄生虫病。人类在接触到受污染的水时会被感染。中枢神经系统感染很罕见，但有生命危险。阿米巴病在热带发展中国家最常见。健康人和免疫功能低下的人都可能被感染。主要有3种类型的阿米巴感

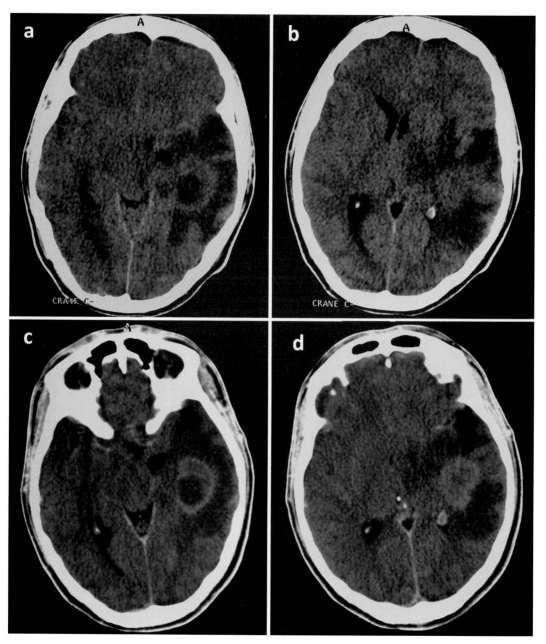

图28.4 30岁男性患者，左颞叶弓形虫脓肿，表现为行为障碍。头颅轴位平扫（a，b）和增强（c，d）CT呈环状强化肉芽肿样病变，伴周围水肿。

染：脑脓肿（由溶组织内阿米巴原虫引起）、原发性阿米巴脑膜脑炎（由福氏耐格里阿米巴引起）和肉芽肿性脑膜脑炎（由阿斯特罗尼棘阿米巴和狒狒巴拉姆希阿米巴引起）。

脑脓肿的主要症状是由颅内压升高、局部占位效应和伴或不伴发热的假性脑膜炎引起，可能伴随有肝脓肿。肉芽肿性阿米巴脑膜脑炎（GAM）症状不明显，常导致典型的亚急性脑炎，出现头痛、发热、癫痫、偏瘫和精神状态改变，可见皮

肤病变（紫色结节）。原发性阿米巴脑膜脑炎（PAM）以嗅觉或味觉改变为特征，并迅速发展为昏迷和死亡。患者近期常有游泳史。

通过培养、血清学检查、脑脊液或脑组织活检免疫荧光检测或聚合酶链反应来诊断。神经影像学检查没有特异性。在PAM病例中，CT扫描和MRI显示非特异性脑肿胀，强化后显示颅前窝周围的软脑膜和脑池增强。在GAM病例中，神经影像学检查可发现多个伴有周围水肿的点状、结节状

或小的环状强化病灶，主要位于额叶、顶叶和基底节区。

除了由溶组织内阿米巴原虫引起的脑脓肿（甲硝唑疗法），中枢神经系统阿米巴病的治疗常常是姑息的和非特异性的。目前还没有一种行之有效的疗法。即使积极使用两性霉素B、利福平、氟康唑、潘他米丁或甲硝唑，死亡率仍然很高。必要时可以使用类固醇和抗惊厥药物。局部病变可能需要手术引流或切除。症状性脑积水患者应行脑脊液分流。

除了溶组织内阿米巴外，其他阿米巴感染很难治疗，在90%以上的患者中是致命的，即使免疫力正常的患者也是如此。幸存者的长期患病率通常较低。需要强制性预防阿米巴病和适当管理痢疾。

血吸虫病

血吸虫病是由血吸虫属扁形吸虫引起的一种寄生虫感染。感染人类的血吸虫有5种：曼氏血吸虫、埃及血吸虫、日本血吸虫、湄公河血吸虫和刚果血吸虫。血吸虫病是世界上第三大常见的寄生虫病。这种感染普遍存在于热带和亚热带地区。在人类（具有免疫力的宿主），寄生虫通过水中的幼虫接触皮肤侵入人体。转化的幼虫（成虫）到达肠系膜静脉。幼虫也可以迁移到脑血管（日本血吸虫）和脊髓（曼氏血吸虫和埃及血吸虫），但只有不到5%的病例会累及中枢神经系统。

中枢神经系统感染主要有3种类型：

- 急性血吸虫性脑膜脑炎（ASM）
- 假瘤性脑血吸虫病（PES）
- 脊髓血吸虫病（SCS）

ASM（又称钉螺热）的相关症状有发热、头痛、癫痫、视力减退、假性脑膜炎、精神状态改变和局灶性神经功能缺损。由于存在脑血管炎，可能导致出血性卒中。PES可表现为伴有头痛、癫痫发作和进展性局灶性神经功能缺损的肿瘤样病变。SCS有3种临床表现：髓质、髓鞘和马尾圆锥综合征。脊髓下半部和圆锥最常受累。可同时存在皮肤过敏症状、发热、血尿和肝脾肿大。

该病难以确诊。外周嗜酸性粒细胞增多、尿或粪便中有寄生虫卵的证据都是不规律的。直肠活检可能对虫卵的鉴别有帮助。脑脊液检查是非特异性的，但ELISA法检测血液或脑脊液中的抗体是特异的。确诊依靠活组织病理检查发现脑或脊髓组织中存在寄生虫卵。颅脑CT扫描和MRI表现为水肿、肉芽肿、肿瘤样病变和脑内血肿（非常罕见）等非特异性征象。肉芽肿性病变多位于小脑。椎管内病变MRI表现为脊髓非特异性局灶性肿大伴异质性钆强化。

治疗依靠抗血吸虫药物（吡喹酮或牛磺酸）和皮质类固醇。在大脑中，如果肉芽肿很大并引起占位效应、使用抗寄生虫药物后神经症状体征进一步加重，或诊断不确定时，需要考虑手术治疗。减压性椎板切除术在某些脊髓压迫的情况下可能有效。

脑血吸虫病的预后通常较好。潜在的神经后遗症是难治性癫痫发作和认知障碍，尤其是儿童患者。脊髓型预后较差，常见明显的感觉和运动损伤可能需要长期康复。在流行区域，需要用预防性措施来减少这种疾病的发生。

（龚之涛 译　江荣才 校）

推荐阅读

Akhaddar A, Boucetta M. Parasitic infections of the central nervous system.Hall WA, Kim PD, Neurosurgical infectious disease. Surgicaland nonsurgical management. New York: Thieme; 2014. 81–94.

Cope JR, Ratard RC, Hill VR, Sokol T, Causey JJ, Yoder JS, et al. Thefirst association of a primary amebic meningoencephalitis deathwith culturable Naegleria fowleri in tap water from a US treatedpublic drinking water system. Clin Infect Dis. 2015;60:e36–42.doi:10.1093/cid/civ017.

Coyle CM. Schistosomiasis of the nervous system. Handb Clin Neurol.2013;114:271–81. doi:10.1016/B978-0-444-53490-3.00022-4.

Ferrari TC, Moreira PR. Neuroschistosomiasis: clinical symptomsand pathogenesis. Lancet Neurol. 2011;10:853–64. doi:10.1016/S1474-4422(11)70170-3.

Hourani RG, Tamraz J. Imaging of parasitic diseases of the central nervoussystem. In: Haddad MC, Tamraz J, Abd El Bagi ME, editors.Imaging of parasitic diseases. Berlin: Springer; 2008. p. 7–31.

Hutson SL, Wheeler KM, McLone D, Frim D, Penn R, Swisher CN,et al. Patterns of hydrocephalus caused by congenital Toxoplasmagondii infection associated with parasite genetics. Clin Infect Dis.2015;61:1831–4. doi:10.1093/cid/civ720.

Ibebuike K, Mantanga L, Emereole O, Ndolo P, Kajee A, Gopal R,et al. Cerebellar toxoplasmosis in HIV/AIDS infant: case report andreview of the literature. Neurol Sci. 2012;33:1423–8.

Itoh K, Yagita K, Nozaki T, Katano H, Hasegawa H, Matsuo K, et al.An autopsy case of Balamuthia mandrillaris amoebic encephalitis,a rare emerging infectious disease, with a brief review of the casesreported in Japan. Neuropathology. 2015;35:64–9. doi:10.1111/neup.12151.

Lykins J, Wang K, Wheeler K, Clouser F, Dixon A, El Bissati K, et al.Understanding toxoplasmosis in the United States through "largedata" analyses. Clin Infect Dis. 2016;63:468–75. doi:10.1093/cid/ciw356.

Petri WA, Haque R. Entamoeba histolytica brain abscess.Handb Clin Neurol. 2013;114:147–52. doi:10.1016/B978-0-444-53490-3.00009-1.

Stidd DA, Root B, Weinand ME, Anton R. Granulomatous amoebicencephalitis caused by Balamuthia mandrillaris in an immunocompetentgirl. World Neurosurg. 2012;78(715):e7–12. doi:10.1016/j.wneu.2011.10.040.

Wei HX, Wei SS, Lindsay DS, Peng HJ. A systematic review andmeta-analysis of the efficacy of anti-Toxoplasma gondii medicinesin humans. PLoS One. 2015;10:e0138204. doi:10.1371/journal.pone.0138204.

第29章　中枢神经系统真菌感染

尽管中枢神经系统（CNS）感染大多属于细菌性，真菌感染亦不应被忽视。近年来，CNS真菌感染的发病率和死亡率都明显增高，越发受到关注。其临床表现可以是急性暴发性的，也可是慢性进展的。CNS受累通常以脑膜炎、脑实质肉芽肿或脓肿的形式出现。尽管免疫功能正常的个体也可以被感染，大多数真菌感染患者都存在免疫功能不全。曲霉菌病、念珠菌病和毛霉菌病几乎均发生于免疫受损或严重衰弱的患者。隐球菌感染在既往健康和免疫受损的患者都可能发生，芽生菌病和组织胞浆菌病通常感染健康人群。一般通过血清学测试、组织学检查和真菌培养来诊断，但通常诊断较困难，可能需要外科活检来帮助确诊。此外可能还需要治疗颅内高压、实施脊髓减压术及脑脊液分流术。主要依赖内科治疗，但抗真菌药物的应用和控制合并症常常需很长的疗程。患者的初始临床表现和潜在伴随疾病是临床预后的主要影响因素。本章重点介绍与神经外科诊疗相关的真菌感染，包括曲霉菌病、囊胚真菌病、念珠菌病、隐球菌病、组织胞浆菌病和毛霉菌病（接合菌）等。

曲霉菌病

曲霉菌是普遍存在的丝状真菌，人体感染主要在免疫抑制条件下发生。易感因素包括HIV感染、器官移植、恶性肿瘤、静脉用药、结核、肝硬化、长期抗生素治疗和应用皮质类固醇。健康人群很少感染该菌。烟曲霉是临床上曲霉菌病的最常见病原菌，其次是黄曲霉和黑曲霉，土曲霉很少见。

侵袭性曲霉菌病在大多数器官都可发生，机会性感染主要发生在呼吸系统。播散性曲霉病患者CNS受累约占肺外感染的50%。神经系统曲霉菌病可以各种形式出现，特别是脑脓肿、脑膜炎、脑膜脑炎、脑室炎或肉芽肿（曲霉菌球或真菌球），可并发或不并发鼻窦炎。

CNS曲霉菌病临床表现可为急性坏死性感染或进展性慢性肉芽肿。眼眶感染可导致眼球突出、视力改变、视丘麻痹及眶尖综合征。血管并发症（如真菌性动脉瘤、出血性脑梗死）较少见。CNS曲霉菌病在CT或MRI上无特异性表现。

这种真菌感染诊断困难，通常通过直接检查病灶及病原菌培养（立体定向组织活检）来确定诊断（图2.26）。病理组织学检查可显示炎性肉芽肿，其中含有呈锐角和二叉分枝形态规则间隔的菌丝（图29.1）。血和脑脊液培养阳性率较低。血清或脑脊液中半乳甘露聚糖或β-葡聚糖抗原的检测可能有帮助，但敏感性较低。

抗真菌治疗以伏立康唑为基础，伊曲康唑、泊沙康唑和两性霉素B可作为二线选择。如果有条件，应考虑根治性手术切除脑脓肿。事实上，有占位性病变的患者中，手术治疗可提高存活率。其他手术包括脑活检、脑室分流和真菌性动脉瘤夹闭。

颅内曲霉菌病患者预后较差，生存率低于5%，预后不良最重要的因素是诊断不及时及抗真菌治疗启动太迟。

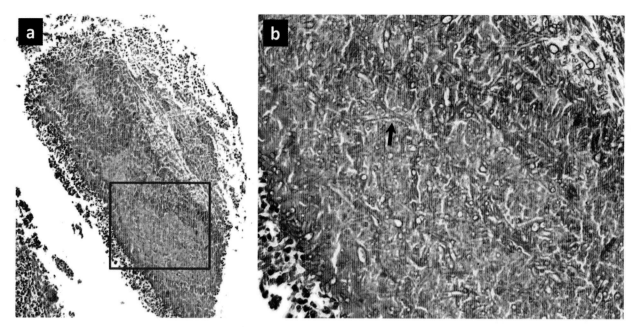

图29.1 低倍显微镜下显示坏死碎片（a）。高倍显微镜下显示分隔及约45°角的二叉分枝，与曲霉属（b）一致（苏木精–伊红染色）

芽生菌病

芽生菌病，也称为Gilchrist病，是由双态型微真菌皮炎芽生菌引起的真菌感染。这种微生物在北美洲和非洲部分地区流行。肺和皮肤是最常受累的器官，其次是生殖泌尿系统和骨骼。CNS感染少见（约不到播散性芽生菌病的5%），可能由血行播散或由颅内或椎管内直接感染，可表现为脑实质肉芽肿（芽生菌瘤）或慢性脑膜炎，可伴或不伴脑积水。直接感染可导致颅内或椎管内硬膜外脓肿的形成，并具有占位效应。

芽生菌瘤可能无症状，也可因受累中枢神经不同部位导致相应的临床症状及体征。CT及MRI扫描可见脑芽生菌瘤表现为单个或多发性肉芽肿，呈均匀或环状增强，周围伴有不同程度的水肿。CNS芽生菌病既无肺部感染也没有明显占位效应时很难诊断。当发展为慢性脑膜炎时，通过显微镜或追踪其脑脊液培养结果则容易识别其病原体。

两性霉素B是CNS芽生菌病的主要治疗药物，因为唑类药物很难透过血–脑屏障。然而，当没有侵袭到CNS时，可以应用伊曲康唑和酮康唑治疗系统性芽生菌病。CNS芽生菌病的主要神经外科手术指征是：活检取病变进行组织学诊断，症状性脑积水时脑脊液分流，脓肿形成后引流，以及脑实质内肉芽肿存在占位效应时手术切除。当发生骨髓炎时，可进行颅骨和脊柱清创术。

总的来说，免疫正常的患者预后相对较好，但免疫低下的患者死亡率可达到50%。

念珠菌病

念珠菌病被认为是CNS最常见的真菌感染，但在尸检前很少确诊。念珠菌与人类共生，是口腔、皮肤、胃肠道和泌尿生殖道的正常菌群。约50%的念珠菌患者有CNS受累，而这些患者的死亡率非常高（80%~95%）。其中白色念珠菌最常见，其他包括光滑假丝酵母菌、热带假丝酵母菌、近平滑假丝酵母菌和克柔念珠菌。除了继发于血行传播的CNS感染外，CNS念珠菌病也可来自外源性感染，如发生于手术、外伤或植入分流管和导管等情况。脑实质和脑膜均可受累。脑实质受累常表现位于皮质下或基底节区及颅后窝的多发性微脓肿和肉芽肿（图29.2、图29.3），也可表现为慢性脑膜炎、脑炎、真菌性动脉瘤、硬膜下积脓、孤立或多发脓肿和脑室内真菌球（图29.4、图29.5）。

脑实质病变的体征和症状与进展性脑病相似，罕见局灶性神经功能缺失。当脑膜受累时，临床表现类似细菌性脑膜炎，伴有发热、头痛、畏光、呕吐和颈项强直。罕见缺血性或出血性卒中，但血管受累时可见。

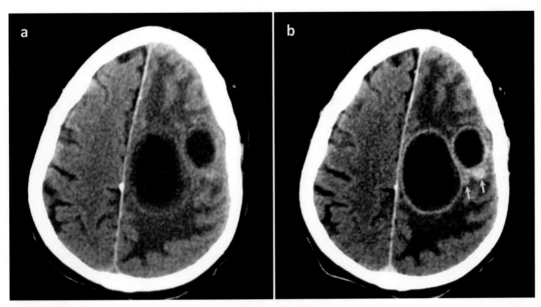

图29.2　病例29.1。颅脑轴位CT平扫（a）和增强（b）显示左额叶两个脑脓肿环状强化伴有周围水肿。箭头指示毗邻肉芽肿

神经影像学表现多样，无特异性，但仍可通过观察病灶辅助诊断。微脓肿往往由于太小，即使MR增强也难以发现，但一些在T_2或质子密度加权像上呈高信号的病变则有提示意义。慢性脑膜炎时脑脊液检查有白细胞轻度增多、蛋白增高和葡萄糖低等炎症表现。脑脊液涂片或培养可发现病原体（图2.27和图2.28）。播散性感染患者血培养阳性率为40%~50%。念珠菌无法检测时，脑脊液甘露聚糖抗原检测和聚合酶链反应（PCR）可能有帮助。脑实质性病变的诊断往往更迟。

CNS念珠菌病的标准治疗包括两性霉素B给药数周后替换为氟康唑。必须去除所有感染植入物。可能需要手术治疗来控制颅内压增高、切除或外引流脓肿或行脑脊液分流和真性动脉瘤治疗。抗真菌治疗期间，可应用脑脊液及神经影像学检查监测治疗效果。

未治疗或治疗疗程不足患者的死亡率约为80%。脑实质内念珠菌病患者的预后仍然较差，但脑膜炎患者可能会有较好的生存率。尽管有一些患者疗效较好，仍常遗留神经系统后遗症（如脑瘫、精神运动障碍、脑积水和失明），尤其在儿童患者更多见。

隐球菌病

隐球菌病是由包囊酵母新生隐球菌或格特隐

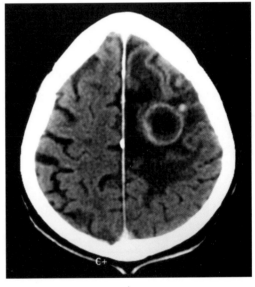

图29.3　病例29.1。立体定向脑脓肿穿刺术后增强CT扫描。微生物学检查确诊白色念珠菌感染。该老年患者不幸死于系统性念珠菌病

球菌引起的感染。这些真菌存在于土壤中，通常与鸟类粪便或桉树相关。隐球菌属的感染途径是通过呼吸道，定植于肺，继而播散至全身，有时会播散到CNS。虽然大多数患者存在免疫缺陷（尤其是HIV患者、器官移植受者和免疫抑制治疗或恶性肿瘤患者），但是健康和看似健康的个体者也可能被感染。有研究报道，系统性感染患者中有30%~50%存在中枢神经系统受累。脑实质和脑膜

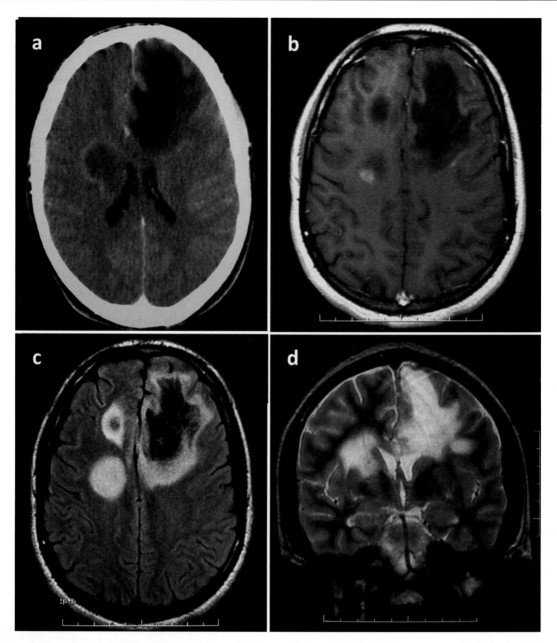

图29.4 病例29.2。颅脑轴位增强CT（a），颅脑MR增强T_1加权像（b）、FLAIR序列（c）和冠状位T_2加权像（d）提示白色念珠菌引起的急性播散性真菌性脑炎

均可受累。脑膜炎和脑膜脑炎是CNS受累时最常见的表现，但偶尔也可发展成肉芽肿性病变伴囊性改变（隐球菌或黏液性假性囊肿）。

隐球菌性脑膜炎通常表现为严重亚急性或慢性的头痛，伴有或不伴有发热，也可能出现呕吐、视力模糊和意识混乱。当脑膜脑炎进展时，除了脑膜炎综合征外，还可有癫痫发作、局灶性神经功能缺损和意识障碍等其他症状。脑实质内隐球菌瘤临床表现与颅内占位相似。

神经影像学对隐球菌病无特异性，CT扫描或

MRI表现与神经系统结核相似，如脑膜增强、脑积水、环状肿块伴有周围水肿（图29.6和图29.7）。大多数典型的黏液性假性囊肿发生在基底节。脑脊液检查表现为非特异性脑膜炎。血和脑脊液中隐球菌抗原的检测可能有助于诊断，但隐球菌病的诊断主要是通过CSF或手术活检获得的标本进行病理切片及培养发现隐球菌（图2.29）。播散性隐球菌病患者血培养结果可能为阳性。黏霉素染色有助于区分隐球菌与其他真菌感染。

CNS隐球菌病的一线治疗是静脉应用两性霉素

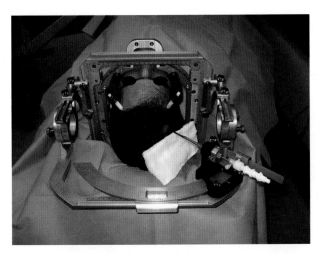

图29.5　病例29.2。应用Radionics™ CRW™框架在局部麻醉下行CT引导立体定向活检术（右额叶病变伴周围强化），通过组织病理学确诊白色念珠菌感染

B和口服氟胞嘧啶。对于病情严重者，一线治疗必须续贯口服氟康唑（氟康唑不能耐受时可予伊曲康唑）。与其他CNS真菌感染一样，手术可以帮助获得用于组织诊断的标本，进行脑脊液分流治疗症状性脑积水（尽管有隐球菌性腹膜炎的风险），引流脓肿以及切除有占位效应的脑实质内肉芽肿。

最重要的预后因素仍然是基础疾病的严重程度。接受治疗的患者，死亡率一般在30%~60%之间。如果不治疗，CNS隐球菌病必然死亡。在所有接受治疗的患者中神经系统后遗症（包括视力丧失、颅神经麻痹、神经功能缺失或精神障碍）发生率为40%~50%，复发率为20%~25%。

组织胞浆菌病

组织胞浆菌病是一种由组织胞浆菌感染引起的真菌感染，在北美洲，特别是在河谷区域流行。这种微生物常在鸟类或蝙蝠排泄物污染的土壤中发现。免疫功能正常和免疫功能低下的患者均可感染。组织胞浆菌病通常局限于肺，但在播散性感染的患者中有20%存在CNS受累。CNS感染最常见的形式是慢性脑膜炎，通常并发交通性脑积水，也常表现为急性脑膜炎、脑炎、脑或脊髓多发占位、脑脓肿和缺血性卒中。

CNS受累的临床表现与其他慢性真菌性脑膜炎相似，如头痛、发热、嗜睡和精神异常。基底节区的脑膜炎可能与颅神经麻痹、癫痫、脑积水后颅内压升高有关。形成肉芽肿性病变（组织胞浆菌瘤）可导致局灶性神经系统表现。

CT和MRI表现不特异。大多数组织胞浆菌瘤表现为"肉芽肿性病变"，可有强化并伴有不同程度的周围水肿。即便有真菌培养及组织病理学检查，CNS受累仍难以确诊。脑脊液和血液中抗组织胞浆抗体检查，尿液和血液中的组织胞浆抗原检查，以及PCR检查组织胞浆DNA可能有帮助。

神经组织胞浆菌病复发率较高，在治疗患者中达50%，因此需要长期积极治疗。治疗上一般是基于两性霉素B，随后替换为伊曲康唑至少1年，直到脑脊液化验及组织胞浆抗原恢复正常。手术干预包括切除孤立性脑实质内占位或脑脊液分流术治疗症状性脑积水。

毛霉菌病（接合菌病）

毛霉菌病或接合菌病是一种机会性、暴发性真菌感染，主要感染免疫缺陷个体。这种迅速致命的疾病日益增多，成为免疫低下和糖尿病患者中第三常见的机会性真菌感染。根霉是最常见的病原菌，其次是毛霉和犁头霉。感染通常涉及肺、胃肠道和皮肤。在所有类型的毛霉菌病中，鼻颅区感染是最罕见的，但它却是最致命的机会性感染。大脑受累通常是由面部感染（尤其是鼻窦和眶）或鼻咽部直接蔓延引起。真菌侵入动脉，形成血栓，导致颅底软组织及颅骨坏死。

CNS毛霉病的常见症状是头痛、恶心、发热、面部或眶周肿胀、眼球突出、精神异常、脑膜炎、视觉障碍、多发性颅神经麻痹、局灶性神经功能缺损及癫痫。在进展期，侵犯颅底重要结构，患者可发展为视力丧失、尿崩症、双额脓肿、海绵窦血栓形成、颈动脉闭塞和真菌性动脉瘤（罕见）。

神经影像学表现特异性不强，与感染部位相关。CT扫描和MRI可显示鼻窦炎伴黏膜增厚及颅底侵蚀。严重的感染可存在大脑和眼眶受累。糖尿病酮症酸中毒患者面部、眼眶或鼻咽感染时应考虑毛霉菌性真菌病可能。血液和脑脊液培养为阴性。血清学试验和分子生物学检查对诊断无益。诊断常通过组织病理学检查或组织浸润培养证实。其致病特征是存在侵袭性、大于其他丝状真菌的非丝状菌丝，菌丝呈直角及无序分支状（图2.30）。

为避免感染的扩展，最好早期就积极手术切除所有感染和失活的组织。抗真菌药物首选两性霉

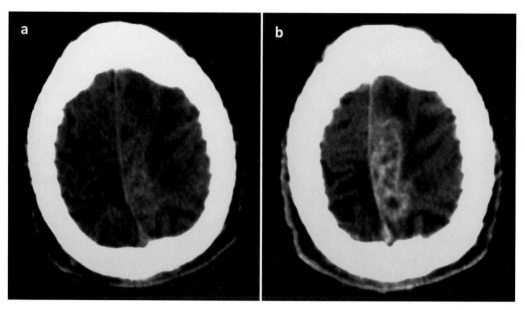

图29.6 病例29.3。颅脑轴位平扫CT（a）及增强CT（b）提示左侧额顶区外伤性颅内镰旁真菌性肉芽肿，可疑隐球菌病的诊断

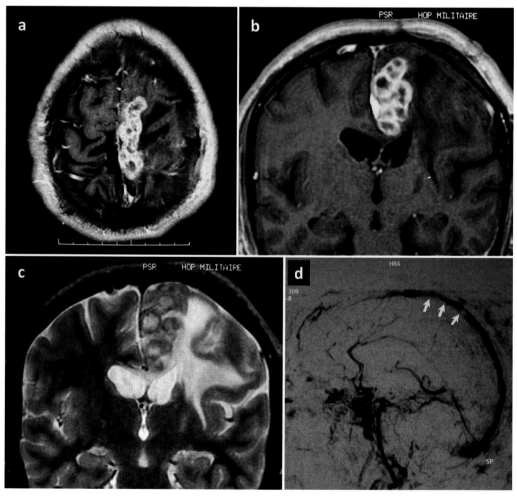

图29.7 病例29.3。颅脑MR轴位增强（a）和冠状位（b）T₁加权像、冠状位T₂加权像（c）和MRV提示肉芽肿性病变伴周围水肿。箭头示病变毗邻上矢状窦血栓形成（可疑神经隐球菌病）

素B。也可考虑泊沙康唑。高压氧治疗也可以作为辅助手段。

CNS毛霉病因其基础疾病重、局部感染较广、诊断和治疗延迟以及手术切除不完全而预后差。鼻脑型毛霉菌病患者的死亡率为60%~80%。糖尿病患者似乎比其他免疫缺陷患者死亡率低。生存者术后可能残留严重的面部畸形及永久性失明。

（安　硕译　江荣才校）

推荐阅读

Akhaddar A, Gazzaz M, Albouzidi A, Lmimouni B, Elmostarchid B,Boucetta M. Invasive Aspergillus terreus sinusitis with orbitocranialextension: case report. Surg Neurol. 2008;69:490–5. doi:10.1016/j.surneu.2007.02.059.

Baallal H, El Asri AC, Eljebbouri B, Akhaddar A, Gazzaz M, ElMostarchid B, et al. Cryptococcal meningitis in a patient with a ventriculoperitoneal shunt and monitoring for pulmonary sarcoidosis. Neurochirurgie. 2013;59:47–9. doi:10.1016/j.neuchi.2012.06.005.

Black KE, Baden LR. Fungal infections of the CNS: treatmentstrategies for the immunocompromised patient. CNS Drugs.2007;21:293–318.

Dubey A, Patwardhan RV, Sampth S, Santosh V, Kolluri S, NandaA. Intracranial fungal granuloma: analysis of 40 patients and reviewof the literature. Surg Neurol. 2005;63:254–60.

Fennelly AM, Slenker AK, Murphy LC, Moussouttas M, DeSimone JA. Candida cerebral abscesses: a case report and review of the literature. Med Mycol. 2013;51:779–84. doi:10.3109/13693786.2013.789566.

Grannan BL, Yanamadala V, Venteicher AS, Walcott BP, Barr JC. Useof external ventriculostomy and intrathecal anti-fungal treatment incerebral mucormycotic abscess. J Clin Neurosci. 2014;21:1819–21.doi:10.1016/j.jocn.2014.01.008.

Hall WA, Kim PD. Fungal infections of the central nervous system.In: Hall WA, Kim PD, editors. Neurosurgical infectious disease.Surgical and nonsurgical management. New York: Thieme; 2014.p. 68–80.

Kourbeti IS, Mylonakis E. Fungal central nervous system infections:prevalence and diagnosis. Expert Rev Anti-Infect Ther.2014;12:265–73. doi:10.1586/14787210.2014.874282.

Kourkoumpetis TK, Desalermos A, Muhammed M, MylonakisE. Central nervous system aspergillosis: a series of 14 casesfrom a general hospital and review of 123 cases from the literature.Medicine (Baltimore). 2012;91:328–36. doi:10.1097/MD.0b013e318274cd77.

McCarthy M, Rosengart A, Schuetz AN, Kontoyiannis DP, WalshTJ. Mold infections of the central nervous system. N Engl J Med.2014;371:150–60. doi:10.1056/NEJMra1216008.

Murthy JM, Sundaram C. Fungal infections of the central nervoussystem. Handb Clin Neurol. 2014;121:1383–401. doi:10.1016/B978-0-7020-4088-7.00095-X.

Naik V, Ahmed FU, Gupta A, Garg A, Sarkar C, Sharma B, Mahapatra AK. Intracranial fungal granulomas: a single institutional clinicopathologicstudy of 66 patients and review of the literature. World Neurosurg. 2015;83:1166–72. doi:10.1016/j.wneu.2015.01.053.

Rajshekhar V. Surgical management of intracranial fungal masses.Neurol India. 2007;55:267–73.

Raman Sharma R. Fungal infections of the nervous system: current perspectiveand controversies in management. Int J Surg. 2010;8:591–601. doi:10.1016/j.ijsu.2010.07.293.

Skaf GS, Kanafani ZA, Araj GF, Kanj SS. Non-pyogenic infections ofthe spine. Int J Antimicrob Agents. 2010;36:99–105. doi:10.1016/j.ijantimicag.2010.03.023.

Starkey J, Moritani T, Kirby P. MRI of CNS fungal infections: reviewof aspergillosis to histoplasmosis and everything in between. Clin Neuroradiol. 2014;24:217–30. doi:10.1007/s00062-014-0305-7.

第30章　HIV患者的中枢神经系统感染

获得性免疫缺陷综合征（AIDS）是由于感染了人类免疫缺陷病毒（HIV）所致。尽管自1995年以来，高效抗逆转录病毒疗法（HAART）和预防性抗菌药物开始得到应用，机会性感染仍然对艾滋病病毒感染者造成毁灭性影响，尤其是那些晚期确诊或治疗不充分的患者。每年每1000名患者有1~10人发生中枢神经系统机会性感染，尸检发现只有不到5%的AIDS患者的大脑结构是正常的。在正常情况下（具有免疫功能的宿主），机会性微生物感染的毒力不强，不容易感染个体，但免疫功能缺陷个体则容易被分枝杆菌、病毒、真菌和某些寄生虫感染。在AIDS的任何阶段，甚至在确诊为HIV感染之前，都可以发生神经系统感染。中枢神经系统感染的临床表现为脑实质和软脑膜受累，但由于宿主对病原体反应的差异可使得临床症状和体征不典型。因此，持续保持对AIDS群体广泛的监查十分重要。这类神经感染主要适用内科治疗。常常需要神经外科干预如手术活检明确诊断，脑脊液分流和病变切除术。在HIV患者中多见难治性微生物感染或者多种微生物感染，而这又是HIV感染复发率居高不下的原因。复发率高的另一原因则是抗生素选择欠佳或疗程不足。在AIDS患者中发生的难治性微生物和多种微生物感染复发率相应增加。与其他中枢神经系统和脊髓感染性疾病一样，早期诊断和有效治疗可以降低HIV患者的（并发症）发病率和死亡率，从而提高患者的整体生活质量。

本章重点介绍AIDS最常见的中枢神经系统感染并发症：

- 进行性多灶性白质脑病
- 弓形体病
- 隐球菌病
- 巨细胞病毒感染
- 结核病

进行性多灶性白质脑病

进行性多灶性白质脑病（PML）是乳头多瘤空泡病毒（JCV）重新激活引起的中枢神经系统脱髓鞘疾病。原发性JCV感染通常无症状，病毒在儿童和青壮年人的肾脏、骨髓和淋巴组织中保持潜伏状态。据估计，AIDS患者的PML发病率为每年每千HIV人群发生1.3例。在大脑中，JCV主要感染少突胶质细胞和星形胶质细胞，有时也感染小脑颗粒细胞和皮质锥体神经元。病变在白质中呈多灶性。中枢神经系统的任何部分都可能受累，特别是额叶、顶叶、枕叶和小脑脚。脊髓很少受累。大多数AIDS患者的CD4（分化群集4）细胞计数高于200/mm³。

该病临床病程通常达数周至数月，呈隐匿性进展。虽然病变是多灶性的，但其临床症状上通常来自一个主病灶。常见体征和症状包括头痛、视觉异常、运动无力、偏瘫、偏身感觉障碍、共济失调以及痴呆和癫痫（不太常见）。罕见脑膜炎综合征。

PML病变在CT扫描中表现为对称或不对称的多灶性白质脱髓鞘区域，没有水肿、增强或占位效应。在MR上，T₁加权像上病灶呈低信号，T₂加

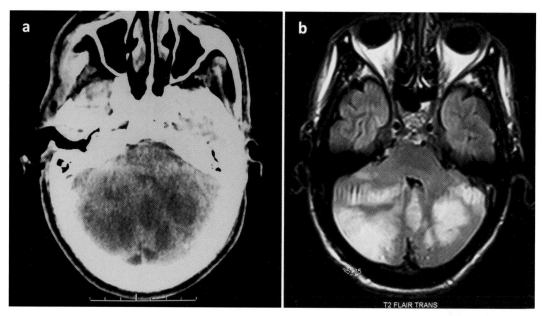

图30.1   病例30.1。小脑进行性多灶性白质脑病。头颅轴位增强CT（a）和MRI液体衰减反转恢复（FLAIR）序列（b）显示两侧小脑半球的白质呈现不对称的低密度（a）和高信号（b）病变区，第四脑室受压

权像和液体衰减反转恢复（FLAIR）序列呈高信号（图30.1和图30.2）。MR检查结果结合相应的临床表现，具有高度的诊断提示性。常规CSF检查没有特异性。PML的神经病理学是一个综合变化，包括发生脱髓鞘、出现多形浓染核的巨型星形细胞和含有嗜酸性核内包涵体的变异少突胶质细胞。应用聚合酶链反应（PCR）发现脑脊液或活检脑组织中的JCV，可以确诊PML。

目前尚无治疗JCV感染的有效药物。PML的基本治疗是联合抗逆转录病毒疗法的免疫重建。这种方法显著降低PML的发病率并改善其预后。皮质类固醇可能对脑部炎症有一定的积极作用。生存率为50%~75%。CD4计数的升高可作为评估免疫功能恢复的重要指标，它在从CSF中清除JCV的过程中发挥了关键作用。

弓形体病

弓形体病在第28章中讨论过。在本章中，图30.3~图30.13用来说明HIV患者中弓形虫病相关肉芽肿和脑炎。

隐球菌病

隐球菌病在第29章中讨论过。

巨细胞病毒感染

巨细胞病毒（CMV）是属于疱疹病毒家族的DNA病毒。CMV在全世界范围内流行，通常无症状或具有轻微的临床症状。大多数人在成年之前就已经感染了CMV。CMV是感染HIV患者中最常见的机会性感染病毒之一，每年每100人中约有5例感染。神经系统的CMV感染通常发生在CD4细胞计数低于50/mm³、CMV病毒血症和全身其他部位感染的个体中。在中枢神经系统，该病通常表现为脑膜脑炎，多发性脊髓神经根炎或两者兼有。

临床上，CMV脑膜脑炎患者可能出现发热、嗜睡和意识错乱，更严重的会出现颅神经麻痹、脑干综合征甚至昏迷。典型神经影像通常表现为脑室周围和脑膜增强（图30.14）。脑脊液检查显示细胞增多，以淋巴细胞为主，葡萄糖降低，蛋白质正常或增加。一些CMV脑炎患者可能同时累及肾上

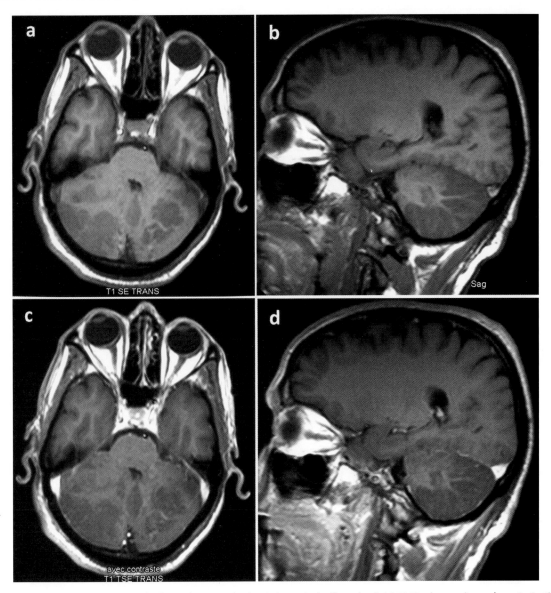

图30.2　病例30.1。MR轴位（a）和矢状位（b）平扫T₁加权像及相应增强像（c，d）。在T₁加权像上病灶呈低信号，无强化

腺（低钠血症）或视网膜（飞蚊症，周边视力丧失或中央暗点）。CMV脑炎的神经病理学表现多样，从孤立的无炎症或坏死的CMV包涵体到严重的坏死性脑炎形式不一，但最常见的病理表现是小胶质结节性脑炎。

另一方面，多发性脊髓神经根炎的临床表现与Guillain-Barré综合征相似，双侧肢体远端无力逐渐加重，反射减退或反射消失，以及小便和（或）大便失禁。MR可以显示钆增强和明显增厚的神经根。

脑脊液检查显示多形核白细胞增多，葡萄糖降低和蛋白升高。中枢神经系统CMV感染的诊断依靠CSF或脑组织的PCR结果。定量PCR结果还可以帮助评估疾病严重程度，并对抗病毒疗法的反应进行筛选。

AIDS患者CMV感染尚缺乏有效治疗方法。抗巨细胞病毒治疗（更昔洛韦、缬更昔洛韦或西多福韦）联合抗逆转录病毒疗法被广泛应用。这种治疗应持续到神经症状消失。

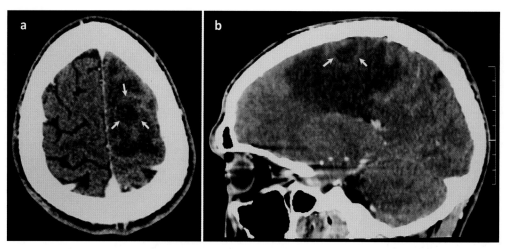

图30.3　病例30.2。HIV患者脑弓形虫肉芽肿。轴位（a）和矢状位（b）增强CT显示左额的环形增强病灶（箭头）

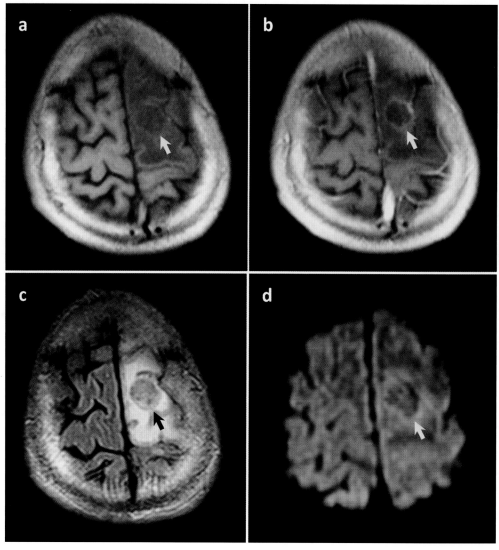

图30.4　病例30.2。MR轴位平扫（a）和增强（b）T$_1$加权像，FLAIR序列（c）和扩散加权像（d）。孤立局限的肉芽肿（箭头）伴周围广泛水肿

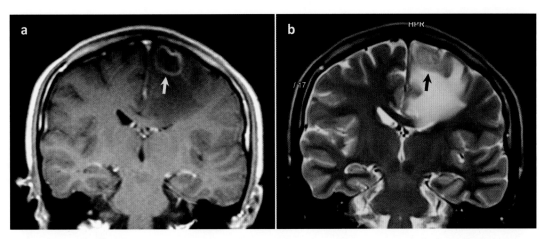

图30.5 病例30.2。MR冠状位T$_1$加权像（a）和T$_2$加权像（b）显示左额矢状窦旁肉芽肿（箭头）伴有水肿和脑室受压

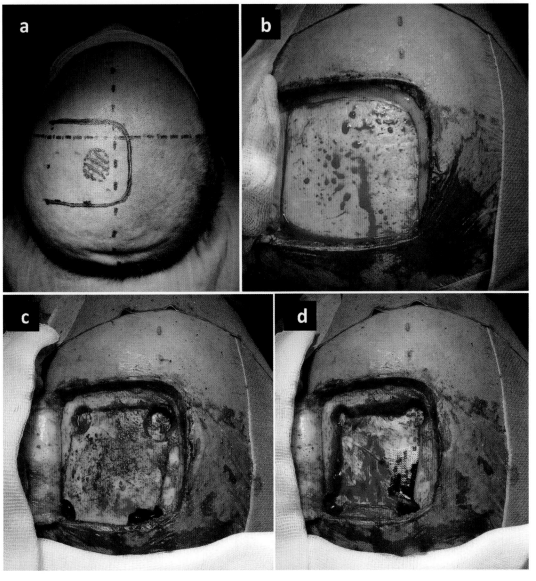

图30.6 病例30.2。患者手术采取左侧顶后矢状窦旁入路（a）。术中步骤：掀开皮瓣（b），进行钻孔开颅（c）和去除游离骨瓣（d）

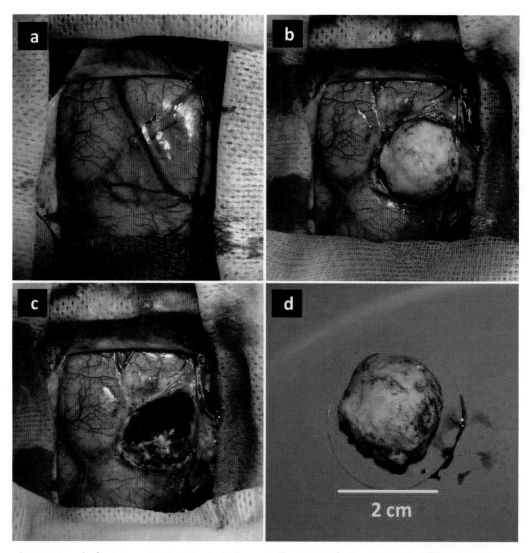

图30.7　病例30.2。术中可见：打开硬脑膜（a），肉芽肿界限清楚，从脑实质内完全去除（b）。止血后的大脑残腔（c）。肉芽肿肉眼所见（d）

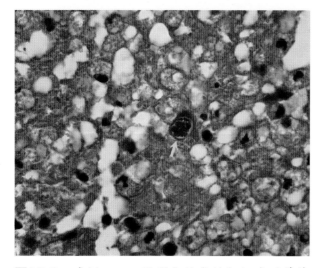

图30.8　病例30.2。弓形虫脑炎的组织病理学特征。在坏死性脑肉芽肿病变中观察到弓形虫包囊（箭头），中倍镜放大（苏木精–伊红染色）

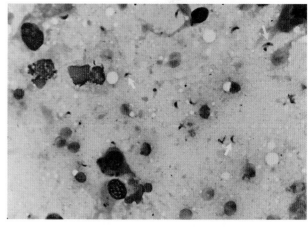

图30.9　病例30.2。用May–GrünwaldGiemsa（MGG）染色显示从脑肉芽肿中获得弓形虫滋养体（箭头）。中倍镜放大（由摩洛哥，马拉喀什Pr. R. Moutaj，PharmD提供）

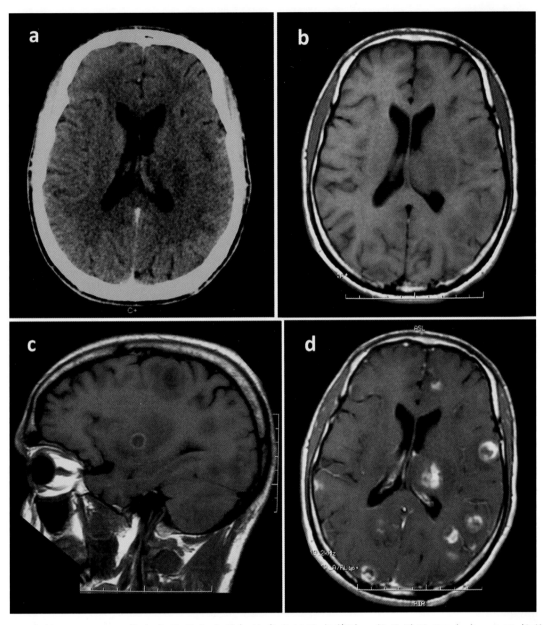

图30.10 病例30.3。AIDS患者由弓形虫病引起的多发性脑肉芽肿。轴位增强CT（a），MR轴位（b）和矢状位（c）平扫T$_1$加权像，轴位增强T$_1$加权像（d）。增强T$_1$加权像可见肉芽肿（小结节状和环形增强病变）（d）

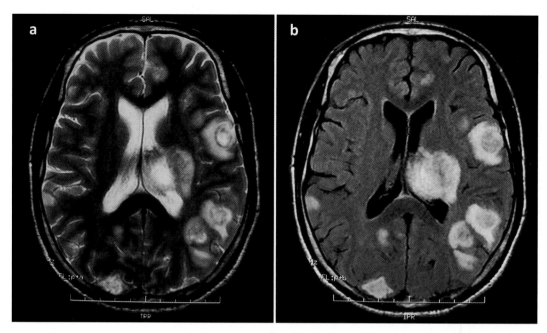

图30.11 病例30.3。MR轴位T$_2$加权像（a）和FLAIR序列（b）中的相同肉芽肿病灶周围广泛水肿

结核病

结核病在第23章中讨论过。在本章中，图30.15说明HIV感染患者的小脑结核瘤。

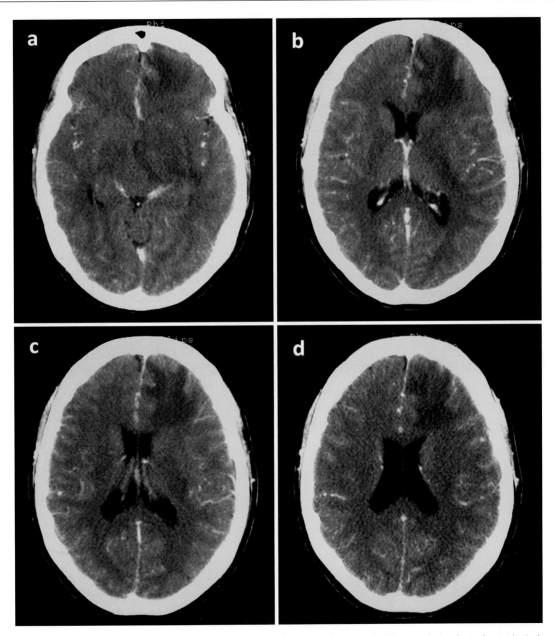

图30.12　病例30.4。HIV相关的弓形虫脑炎。（a~d）头颅增强CT扫描显示左额为主广泛的脑炎，增强不明显

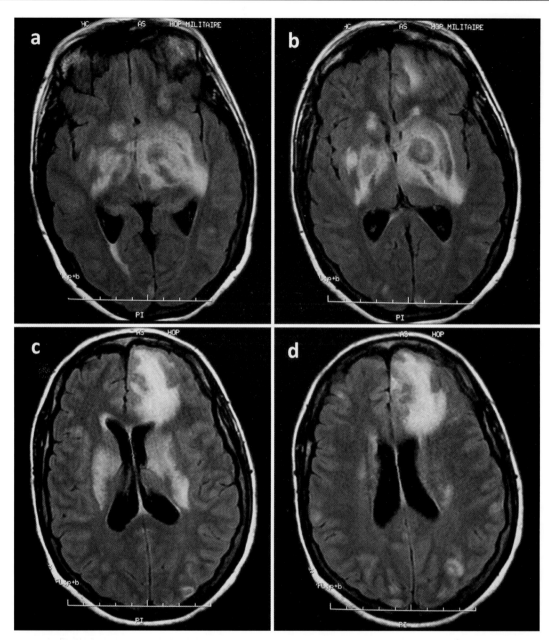

图30.13 病例30.4。HIV相关的弓形虫脑炎。（a~d）MR轴位FLAIR序列上，相同的病灶显示广泛的非特异性白质异常（深部和皮质下），在基底节区和脑室周围区域也有同样表现

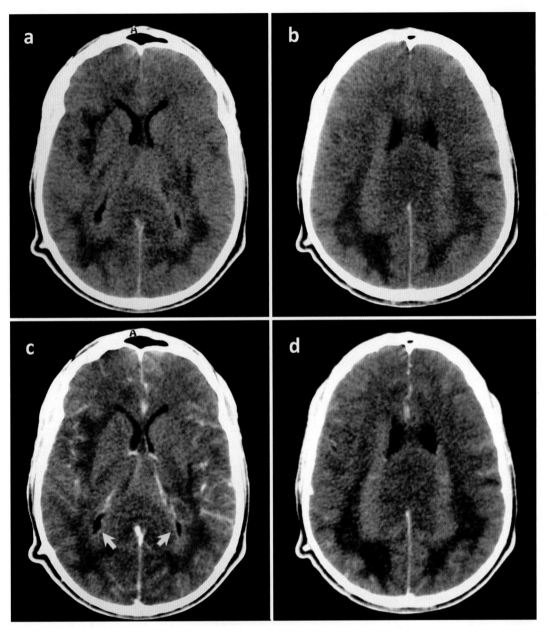

图30.14　HIV感染患者弥漫性急性巨细胞病毒脑膜脑炎。颅脑轴位平扫（a，b）和增强（c，d）CT示弥漫性、非特异性白质异常，表现为脑室周围和脑膜低密度区和轻度室管膜增强（箭头）。该患者的临床状况不支持MR检查

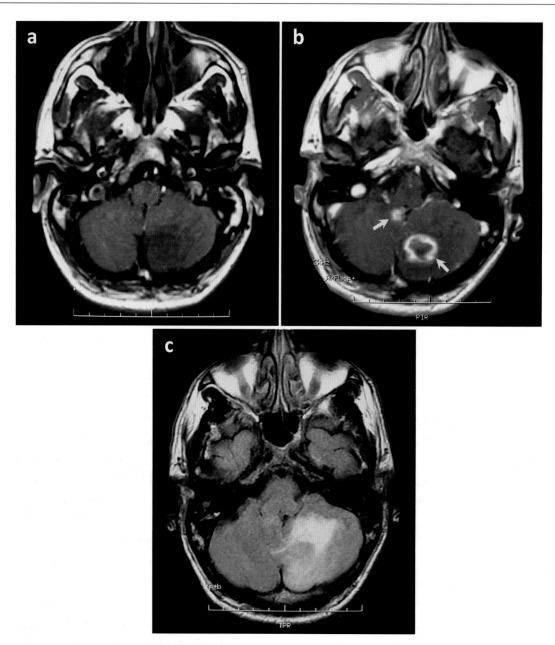

图30.15　HIV相关小脑结核瘤。MR轴位平扫（a）和增强（b）T₁加权像和FLAIR序列（c）显示颅后窝的两个肉芽肿性病变（结节和环状增强）（箭头），病变周围水肿

（孙　健　译　江荣才　校）

推荐阅读

Aksamit AJ Jr. Progressive multifocal leukoencephalopathy.Continuum (Minneap Minn). 2012;18:1374–91. doi:10.1212/01. CON.0000423852.70641.de.

Albarillo F, O' Keefe P. Opportunistic neurologic infections in patientswith acquired immunodeficiency syndrome (AIDS). Curr Neurol Neurosci Rep. 2016;16:10. doi:10.1007/s11910-015-0603-8.

Bowen LN, Smith B, Reich D, Quezado M, Nath A. HIV-associated opportunistic CNS infections: pathophysiology, diagnosis and treatment. Nat Rev Neurol. 2016;12:662–74. doi:10.1038/nrneurol.2016.149.

Hogan C, Wilkins E. Neurological complications in HIV. Clin Med(Lond). 2011;11:571–5.

Ibebuike K, Mantanga L, Emereole O, Ndolo P, Kajee A, Gopal R,et al. Cerebellar toxoplasmosis in HIV/AIDS infant: case report andreview of the literature. Neurol Sci. 2012;33:1423–8.

Lee AM, Bai HX, Zou Y, Qiu D, Zhou J, Martinez-Lage Alvarez M,et al. Safety and diagnostic value of brain biopsy in HIV patients: acase series and meta-analysis of 1209 patients. J Neurol Neurosurg Psychiatry. 2016;87:722–33. doi:10.1136/jnnp-2015-312037.

Loignon M, Toma E. Treatment options for progressive multifocalleukoencephalopathy in HIV-infected persons: current status andfuture directions. Expert Rev Anti-Infect Ther. 2016;14:177–91. Doi:10. 1586/14787210.2016.1132162.

Manzardo C, Del Mar Ortega M, Sued O, García F, Moreno A, MiróJM. Central nervous system opportunistic infections in developed countries in the highly active antiretroviral therapy era. J Neurovirol.2005;11(Suppl 3):72–82.

Nissim O, Greenberg G, Cohen ZR, Spielgelmann R. Central nervous system infections in immunocompromised hosts. In: Hall WA, KimPD, editors. Neurosurgical infectious disease. Surgical and nonsurgical management. New York: Thieme; 2014. p. 247–68.

Rosenow JM, Hirschfeld A. Utility of brain biopsy in patients with acquired immunodeficiency syndrome before and after introduction of highly active antiretroviral therapy. Neurosurgery. 2007;61:130–40.

Singer EJ, Valdes-Sueiras M, Commins D, Levine A. Neurologic presentations of AIDS. Neurol Clin. 2010;28:253–75. doi:10.1016/j.ncl.2009.09.018.

Tan IL, Smith BR, von Geldern G, Mateen FJ, McArthur JC. HIV-associated opportunistic infections of the CNS. Lancet Neurol.2012;11:605–17. doi:10.1016/S1474-4422(12)70098-4.

Tate DF, Khedraki R, McCaffrey D, Branson D, Dewey J. The roleof medical imaging in defining CNS abnormalities associated with HIV-infection and opportunistic infections. Neurotherapeutics. 2011;8:103–16. doi:10.1007/s13311-010-0010-4.

Tavazzi E, White MK, Khalili K. Progressive multifocal leukoencephalopathy:clinical and molecular aspects. Rev Med Virol.2012;22:18–32. doi:10.1002/rmv.710.

Yan J, Huang B, Liu G, Wu B, Huang S, Zheng H, et al. Meta-analysisof prevention and treatment of toxoplasmic encephalitis in HIV-infected patients. Acta Trop. 2013;127:236–44. doi:10.1016/j.actatropica.2013.05.006.